U0189161

国际经典眼科学译著

MANUAL SMALL INCISION CATARACT SURGERY

手法小切口白内障手术技巧

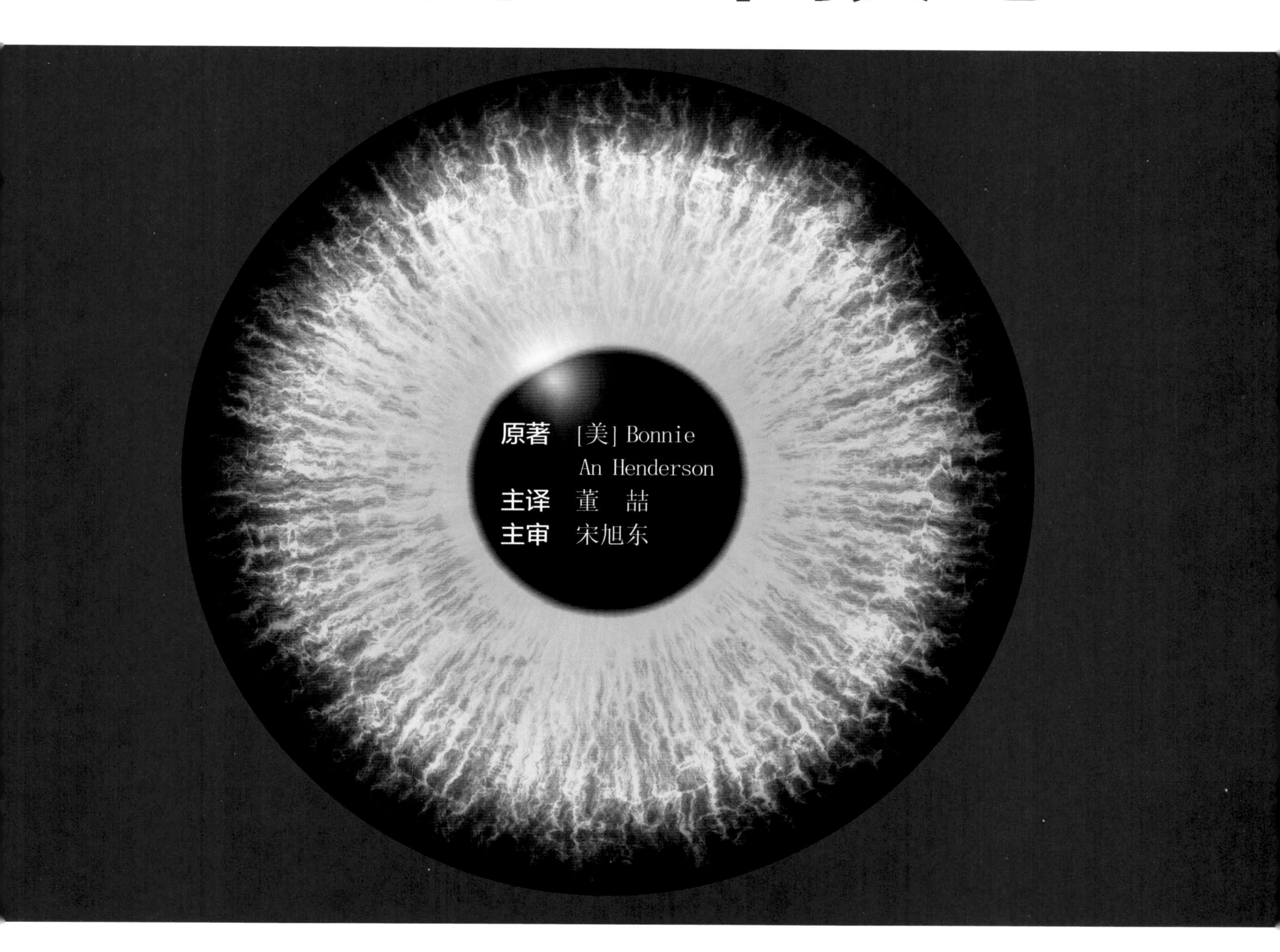

原著 [美] Bonnie An Henderson
主译 董 喆
主审 宋旭东

中国科学技术出版社
·北 京·

图书在版编目（CIP）数据

手法小切口白内障手术技巧 / (美) 邦妮・安・亨德森（Bonnie An Henderson）原著；董喆主译. — 北京：中国科学技术出版社, 2019.8

ISBN 978-7-5046-8299-4

Ⅰ. ①手… Ⅱ. ①邦… ②董… Ⅲ. ①白内障摘除术 Ⅳ. ①R779.66

中国版本图书馆CIP数据核字(2019)第109465号

著作权合同登记号：01-2019-2532

策划编辑	王久红　焦健姿
责任编辑	黄维佳
装帧设计	佳木水轩
责任校对	龚利霞
责任印制	李晓霖

出　　版	中国科学技术出版社
发　　行	中国科学技术出版社有限公司发行部
地　　址	北京市海淀区中关村南大街16号
邮　　编	100081
发行电话	010-62173865
传　　真	010-62179148
网　　址	http://www.cspbooks.com.cn

开　　本	889mm × 1194mm　1/16
字　　数	223千字
印　　张	10.5
版　　次	2019年8月第1版
印　　次	2019年8月第1次印刷
印　　刷	北京威远印刷有限公司
书　　号	ISBN　978-7-5046-8299-4 / R・2413
定　　价	98.00元

（凡购买本社图书，如有缺页、倒页、脱页者，本社发行部负责调换）

Translators List
译者名单

主　译　董　喆
主　审　宋旭东
译　者　（以姓氏笔画为序）
　　　　丁　宁　王　瑾　宋旭东　张　青　董　喆
审　校　刘丽娟

Abstract
内容提要

本书引进自德国Springer出版社，就进行手法小切口白内障手术的必要性进行了详细阐述，对进行手法小切口白内障手术所需的设备、器械进行了具体介绍，还对术中与超声乳化白内障手术不同的技巧及方法进行了细致讲解，并针对开展手法小切口白内障手术的操作步骤，如切口构建、囊膜开口制作、娩核、人工晶状体植入及皮质吸除等进行了更为翔实的讲解。本书内容实用，阐释具体，特别适合广大白内障医师及眼科医师学习参考。

Perface
序

在眼科诊疗技术飞速发展的今天，有些诊疗技术的进步着实令人不可思议，白内障手术就是其中最为显著的一类。30 年前，白内障手术还是采用冷冻、针拨、囊外等方式进行，耗时长而又无法获得很好的视力提高。而现在的白内障手术，只需要几分钟的时间，极大减少了患者的痛苦，而且效果也从单纯提高视力跨越到提高视功能，成为一种屈光性手术。

手法小切口白内障手术 (MSICS) 是除超声乳化手术外，在发展中国家受到广泛认可的一种白内障手术技术。与超声乳化手术相比，两者手术耗时相近，但 MSICS 的费用更低廉，其优势更在于硬核白内障，是每一位白内障医生应该认真掌握的一门技术。对于经验不是很丰富的年轻医生，MSICS 是除超声乳化手术之外的最佳选择。

本书原著对 MSICS 的整个过程介绍得非常详尽，翻译过程中又融入不少北京同仁医院白内障专家的宝贵经验，确为一部非常实用的白内障手术技术参考书。

目前，包括中国在内的很多发展中国家和地区，仍有很大一批需要救治的白内障人群，在等待快捷、方便、经济、实惠的救治。相信通过这本书能够让更多白内障医生对 MSICS 有所体会、有所领悟，进而帮助更多白内障患者重见光明。这也是这本书真正价值的体现。

希望每一位眼科医生都能达成为患者带来光明的夙愿。

首都医科大学附属北京同仁医院

Foreword by Translators
译者前言

在发展中国家，75% 的盲是由白内障所致。据估计，全世界 90% 的视觉障碍者居住在发展中国家，尤其是在经济和社会条件相对较差的地区。盲人及其护理人员因其创造力缺失而对社会经济产生广泛影响，复明性质的白内障手术是具有最佳社会成本 – 收益效果的医疗干预行为。白内障手术率（cataract surgical rate，CSR）是一个重要的公共卫生指标，是指每年每百万人口中进行白内障手术的例数。发展中国家需要增加 CSR 来减少积压的致盲性白内障数量。为了防止积压的致盲性白内障数量的增加，CSR 至少应该与每年新增加的重度白内障患者例数持平。在发展中国家，导致白内障手术率低下的原因很多。除了手术费用问题，也与基层医生缺乏足够的手术培训及实践有关。与超声乳化手术相比，手法小切口手术的操作时间相近，但费用较低，而且对于经验不太丰富的医生更容易学习，在成熟性白内障的应用中也更为安全，发生晶状体脱位至玻璃体腔的概率也相对较低。

结合目前我国的白内障手术开展情况，以及每年各级“光明行”项目完成的手术量及对当地白内障医生的培训情况，我们认为仍有必要在当前超声乳化广泛开展之时，继续开展手法小切口白内障手术的培训及应用推广。在缺乏超声乳化设备、缺乏眼后端手术医生进行相关并发症处理，而白内障患者基数较高的地区，手法小切口白内障手术的开展是非常有意义的。

本书就手法小切口白内障手术开展所需的设备、器械进行了具体介绍，对手术的具体操作步骤及手法也进行了翔实的讲解。翻译并引进本书，相信可以为更多的基层白内障医生开展手法小切口白内障手术提供具体帮助。

在本书翻译过程中，我们发现书中有部分观点及内容与目前国内白内障开展情况或操作常规有所不同，中文翻译版中对此都进行了注释。对于书稿中可能存在的欠妥及不足之处，敬请读者批评指正。

董　喆

Contents
目　录

第3章　小切口白内障手术麻醉（Anesthesia for Small-Incision Cataract Surgery）

第4章　准备/铺巾（Prep/Drape）

第5章　切口（Incision）

第6章　晶状体囊膜开口（The Capsular Opening）

第7章　水分离（Hydrodissection）

目

录

第1章

Manual Small-Incision Cataract Surgery
手法小切口白内障手术概述

Venkatesh Rengaraj, Steven S.Ma, David F.Chang，著

董　喆，宋旭东，译

一、为什么要进行手法小切口白内障手术

白内障位居世界可避免盲的首位，约占所有盲的一半（47.8%）[1]。根据世界卫生组织统计，大约两千万人的致盲原因是双侧白内障[2]。这既是发展中国家公共卫生方面的最大挑战，也是发达国家将逐渐面对的经济挑战。

Tabin 等认为在发展中国家，75% 的盲是由白内障所致[3]。据估计，世界 90% 的视觉障碍者居住在发展中国家[4]。尤其在经济和社会条件不好的国家，盲和残疾及过高的死亡率是伴随的[5]。这些统计说明了盲人及其护理人员由于创造力缺失而对社会经济产生了广泛的影响。由于盲人生活质量的显著降低，复明性质的白内障手术无疑是具有最佳社会成本 - 收益效果的医疗干预行为。仅白内障术后一年所增加的社会经济产出就较其手术费用要高出 15%[6]。

在发达国家，由于寿命的延长及较高的婴儿出生率，白内障手术的需求也相应较高。此外合法驾车的要求及患者对改善视力以提高生活质量的要求，都增加了对白内障手术的需求。2004 年，美国对年龄 40 岁以上的人群进行单眼白内障手术的约 2050 万；到 2020 年，这个数据会达到约 3010 万[7]。

在美国，会有更多的眼科手术医生需要面对这个手术需求。在 20 世纪 90 年代，眼科手术医生的手术培训是从手法白内障手术向超声乳化转变。手术医生对于超声乳化手术广泛接受，而进行手法白内障培训的医生在逐渐减少，使得在发达国家，超声乳化成

为白内障手术的主流模式[8]。在美国，许多针对住院医生进行的技术培训项目也仅是超声乳化操作[9]。超声乳化技术被广泛接受，以往简单的操作平台也逐渐发展到现在的智能微控操作平台，并且出现了设计复杂的灌注液流系统，及各种各样的手柄和针头。研发成本都用在超声乳化操作平台及其操作步骤中相应配套所需的消耗品上。

白内障手术率（cataract surgical rate，CSR）是一个重要的公共卫生指标，它是指每年在每百万人口中进行的白内障手术例数。不同国家的 CSR 值差别显著。在国内生产总值（gross domestic product，GDP）最高的国家，CSR 也最高。在经济发达国家，CSR 一般是每年每百万人口中 4000 ～ 6000 例。最近的美国 ROCHEST 经济计划数据报道，2011 年明尼苏达州的 CSR 为 11 000，在趋于平稳前，较 2005 年有所增长[8]。印度在近 20 年间，CSR 从小于 1500 增长到约 4000。在拉丁美洲及亚洲的一些中等收入国家，CSR 从 500 到 2000 不等。在非洲大部分国家及亚洲的一些贫困国家，CSR 尚不足 500[6，10]。

因此，在 CSR 较低的国家，面临着致盲性白内障的问题。显然发展中国家需要增加 CSR 来减少积压的致盲性白内障数量。为了防止积压的致盲性白内障的增加，CSR 至少应该和每年新增加的重度白内障例数持平。在发展中国家，有许多导致白内障手术率低下的原因。除了比较明显的原因，如缺乏护理无法就医以外，还包括惧怕手术、文化因素、无法语言沟通，以及由于医生缺乏足够的手术培训及实践所导致的术后视力低下等[10，11]。

发达国家将超声乳化手术视为白内障的标准操作，但在发展中国家，尽管一部分白内障患者可以承担该操作费用，但仍然有许多不利情况。

相对于手法囊外白内障手术（extracapsular cataract surgery，ECCE），超声乳化需要较多的资金用于设备投入，并且每例手术的花费也更高。此外，白内障手术医生的学习曲线也更长，对发展中国家的许多教育受限的医生而言，是一个挑战。在贫困地区，成熟性白内障是非常多见的，除非是由经验丰富的医生使用性能良好的超声乳化设备进行手术，否则超声乳化手术的并发症相对较高。在一些发展中国家，即使医生掌握了该项技术，由于费用问题也会影响其使用。

由于以上这些进行超声乳化手术所要面临的挑战，可选择性的白内障手术技术如无缝线的手法小切口白内障手术（manual small incision cataract surgery，MSICS）在发展中国家受到认可。较之超声乳化手术，MSICS 的手术操作时间相似，但费用更低。除了可行性以外，MSICS 对于经验不太丰富的医生而言更容易学习，并且用于成熟性白内障也更安全。此外，在许多发展中国家会有缺乏后节医生的情况下，MSICS 手术过程中很少发生晶状体核脱入玻璃体腔这也是另一个重要优势。

二、MSICS 技术起源

（一）经典的布鲁门萨技术

20 世纪 80 年代超声乳化手术得到了极大普及，同时，使用小切口的 ECCE 技术也得到了进一步的研究和倡导。1987 年布鲁门萨第一次介绍了在 ECCE 术中缩小手术切口，并使用前房维持器（anterior chamber maintainer，ACM) 的操作 [12]。在 MSICS 术中使用 ACM，可以使手术的每一步骤都在一定的正压下完成。放置 ACM 后，完成侧切口构建，并完成囊膜切开操作。完成巩膜隧道切口及水化步骤后，在滑板的引导下将核娩出。由于 ACM 所产生的正压作用，这个步骤会比较顺利。皮质通过吸引管道从侧切口被吸除，灌注由 ACM 提供。在 IOL 植入后，取出 ACM 并完成切口水密。

（二）MSICS 技术的改良

Ruit 等在后期对 MSICS 技术进行了重要的改良 [13]。在角巩缘后 2mm 的颞侧完成一个 6.5 ～ 7mm 宽的巩膜隧道，切口为直线型（straight incision）。做侧切口以便于进一步的眼内操作。完成一个 V 形的囊膜切开及水分离。在晶状体核的上、下方均注入黏弹剂，后者会弥散进入前房。在将晶状体核从巩膜隧道娩出前，将表面呈锯齿状的 SIMCOE 灌注套管置于晶状体核的下方。残留的皮质也通过 SIMCOE 注 – 吸管道去除。将 PMMA 材料的人工晶状体植入囊袋内后，完成无缝线巩膜切口的水密。

其他关于 MSICS 的改良技术在切口构建及娩核相关内容中有文字描述。

1. *不同的切口*　Richard Kratz 是第一位将白内障手术切口从角膜缘后移至巩膜的医生，该方法可促进伤口的愈合并减少散光发生。Girard 和 Mailman 确定了巩膜隧道切口这个名词 [14]。Singer[15] 将弧度与角膜缘弧度相反的这种改良的巩膜袋切口描述为“反眉形切口”。这种切口可以减少伤口引起的散光。Lam 等 [16] 推行的无缝线大切口手法白内障摘除技术也是一种改良的手法 ECCE 技术，其设计目的主要是为了使经验不足的医生能够在手术中顺利将晶状体核从自闭式的巩膜兜袋形切口中顺利娩出。这一改良技术的明显特点包括：①线形长度约 8mm 的巩膜袋式切口可以使晶状体核顺利安全地娩出。②较长的角巩膜隧道可以做到无缝线切口自闭。③位于角膜缘后 2mm 的反眉形切口设计可以中和散光。④术中使用前房维持物有助于晶状体核娩出。Gokhale 等 [17] 对 MSICS 手术中不同位置的切口（上方、颞上方、颞侧）所诱发的散光进行了比较，发现颞侧及颞上方切口引起的散光较上方切口小。

2. *不同的出核方法*

(1) 水压出核及黏弹剂出核法：Corydon 和 Thim[18] 介绍了这一方法，即通过水化或黏弹剂对晶状体核施加压力，使其能借助于特殊设计的弯套管从连续环形撕囊孔中脱出。该方法的效果得到了一些研究的认同[19，20]。

(2) 三明治技术：Bayramlar 等[21]使用这个三明治技术在 37 眼进行了 MSICS。在撕囊、水分离及水分层后，晶状体核脱入前房，再由灌注针和虹膜铲像三明治一样上下夹住晶状体核块将其娩出。

(3) 改良的鱼钩技术：Hennig 等[22]报道了 500 例使用鱼钩技术进行娩核的 MSICS。该方法通过角巩膜隧道、囊膜切开、水分离，以及通过用针头弯成的锐利钩娩核等步骤完成。平均手术过程仅 4min。

(4) 使用前房维持器（ACM）：Blumenthal 和 Moisseiev[11]描述了在术中使用前房维持器，以增加手术的安全性，其作用在其他研究中也得到了肯定[23，24]。

(5) 灌注管方法：Nishi[25]使用灌注管进行娩核。该灌注管是由一个 20G 的针头和与其 90° 方向垂直的带有液流孔的扁平插入头组成。在持续灌注的情况下将其插入晶状体核的下方，通过灌注液将核娩出。

(6) 手法碎核：Bartov 等[26]将常规手法 ECCE 和小切口 ECCE 相结合，构建一个足够宽的巩膜隧道，可以允许任何大小的晶状体核纳入隧道。做一个 5.0mm 宽的像雪佛龙 V 标形状的切口，进入巩膜隧道内的晶状体核的外露部分可以通过这个切口被手法分裂成很小的核块后取出。经过对 30 例手术患者手术前及术后 3 个月的分析发现，该方法引起的散光改变为 0.54D ± 0.58D。

(7) 三分核法：Kansas 和 Sax[27]使用 Kansas 分核器将晶状体核手法分为三块，再通过黏弹剂的压力将其从小的手术切口中挤出。Hepsen 等[28]使用这种手法分核技术对 54 例患者的 59 眼进行了 MSICS。具体操作是：完成撕囊和水分离后，核块从前囊口脱入前房，再使用上方的三角形分核器和下方的圈套器将核分为 3 块。

(8) 线圈技术处理法：Keener[29]是第一位在 1983 年使用线圈法将核块分为两部分并将其从角巩膜切口中娩出的医生。不锈钢材料的线圈由两个套管组成，其中第一个套管的头端有一个金属丝环。当抽第二根套管的时候，金属丝环会缩小。金属丝环套住核块并收紧后，核块就可以被切分成两块了。

(9) Sinskey 钩法：Rao 和 Lam[30]使用两个 Sinskey 钩将晶状体核从囊袋内取出，两把 Sinskey 钩分别从两个切口进入，左手的钩滑至撕囊口下方，并通过旋转将核的上方部分托向手术切口。右手将另一个钩置于上方翘起的晶状体核的下方，以防止其在第一个钩撤出时脱回囊袋。

三、MSICS的利弊

为对MSICS和超声乳化手术进行评估，需要进行以下方面的检查：手术引起的散光、术中及术后并发症、对过熟期白内障的适宜性、手术操作时间及费用等。

（一）手术源性散光

表1-1显示的是一些研究机构对超声乳化和MSICS在术后6周及6个月时手术源性散光的比较数据。Ruit等[31]在6个月时进行的随访显示，超声乳化组的散光为0.7D，MSICS组为0.88D，差异无统计显著性。Gogate等[32]在术后6周时的随访显示，超声乳化组的散光为1.1D，MSICS组为1.2D。差异无显著性。这两个研究中超声乳化组使用的都是折叠人工晶状体。Venkatesh等[28]和George[33]都报道了在术后6周时超声乳化引起的散光较MSICS小。这可以解释在术后6周时MSICS组的未矫视力相对较差。另一个随机试验[34]进行了超声乳化和MSICS手术组在术后6周及6个月的术源性散光比较，结果显示差异均无显著性。Muralikrishnan等[33]报道，大切口的ECCE可以引起约4.0D的散光，而MSICS和超声乳化手术仅引起约1D的散光。

其他的关于MSICS的研究报道了由于手术切口大小及隧道构建类型不同引起的散光（表1-2）。一项日本的前瞻性研究对3.2mm和5.5mm切口的MSICS引起的散光进行了比较，结果显示使用3.2mm切口，术源性散光会减少0.3D[35]。另外一些研究表明颞侧及颞上方的手术切口引起的散光较上方的手术切口引起的散光小[16, 36]。

表1-1　超声乳化和MSICS手术引起的散光（D）对比

研　究	术后6周		术后6个月	
	白内障超乳手术	MSICS	白内障超乳手术	MSICS
Venkatesh[32]	0.80	1.20	—	—
Gogate[31]	1.10	1.20	—	—
George[28]	0.77	1.17	—	—
Ruit[30]	—	—	0.70	0.88
Muralikrishnan[33]	1.10	1.12	1.11	1.33

表1-2　不同类型手术隧道引起MSICS的术源性散光对比

研　究	上　方（D）	颞上方（D）	颞　侧（D）
Venkatesh[32]	1.08	—	0.72
Kimura[34]	1.41	1.02	—

（续　表）

研　究	上　方（D）	颞上方（D）	颞　侧（D）
Gokhale [16]	1.28	0.20	0.37
Reddy [35]	1.92	—	1.57

这一现象的发生，可能是因为颞侧切口受瞬目及眼睑重力的影响小。

总之，两组的术源性散光在术后早期大致相似，MSICS 组略高，并且手术切口的部位是一个重要的影响因素。当切口较小，且切口位于颞侧的时候，MSICS 组手术引起的散光和超声乳化组近似。有前瞻性研究表明，经过术后 6 个月的长期随访，超声乳化引起的散光和颞侧切口的 MSICS 引起的散光无显著性差异 [30]。

（二）术中及术后并发症

关于超声乳化及 MSICS 的并发症发生率比较，既有前瞻性研究，也有回顾性研究。有三项前瞻性研究对两组的后囊破裂（posterior capsule rupture，PCR）发生率进行了比较（表 1–3）。在针对全白性白内障的研究中，Venkatesh 等 [30] 报道超声乳化手术的 PCR 发生率为 2.2%，MSICS 为 1.4%；Ruit 等 [30] 报道超声乳化中 PCO 的发生率为 1.85%，MSICS 为 0。在对棕黑核性白内障的回顾性研究中，Gogate 等 [31] 报道 MSICS 术中 PCO 的发生率为 6%，超声乳化术中为 3.5%。应该注意到，这些前瞻性研究中样本量都比较小。对照研究中，数据最大做得最好的是 Haripriya 等 [37] 进行的回顾性研究，该研究对 Madurai Aravind 眼科医院一年内连续完成的 79 777 例患者进行了分析。其中 20 438 例（26%）施行超声乳化手术，53 603 例（67%）施行 MSICS，5736 例（7%）施行大切口 ECCE。眼内炎的总发生率为 0.04%，超声乳化组和 MSICS 组之间差异无显著性（表 1–4）。在由正式医生完成手术中，两种手术方式并发症的发生率均低于 1%；而由正在接受培训的医生（住院医、学者、访问学者）完成的手术中，超声乳化的并发症（4.8%）明显高于 MSICS（1.46%）（$P < 0.001$），例如 PCO 伴有玻璃体脱出的发生率在超声乳化组为 3.8%，在 MSICS 组为 0.67%（$P < 0.001$）。建议在研究中由有经验的医生来完成手术。

表 1–3　与超声乳化和 MSICS 相关的术中和术后并发症发生率

并发症	研　究	白内障超声乳化吸除术	MSICS
后囊膜破裂	Venkatesh [32]	2.2	1.4
	Gogate [31]	3.5	6.0
	Haripriya(staff)[37]	0.65	0.5
	Haripriya(trainees)[37]	4.6	0.84
	Ruit[30]	1.85	0

（续 表）

并发症	研 究	白内障超声乳化吸除术			MSICS		
术后6个月出现后发障	Ruit[30]	无	1+	2+	无	1+	2+
		85.4	14.6	0	56.5	26.1	17.4
内皮细胞计数	George[28]	4.21			5.41		
前房污染	Parmar[36]	2.7			4		
眼内炎	Haripriya[37]	0.05			0.03		

表1-4 三种手术技术中不同术者组的术中并发症发生率比较[37]

术者类别	手术总量	术中并发症发病率			
		Phaco	MSICS	ECCE	合 计
正式医师	52 274	174（0.9%）	225（0.71%）	13（1.03%）	412（0.79%）
研究员	11 324	15（2.06%）[a]	85（0.94%）[a]	35（2.30%）[a]	135（1.19%）[a]
住院医师	14 818	10（8.2%）[a]	216（1.75%）[a]	79（3.39%）[a]	305（2.06%）[a]
进修医师	1361	28（11.2%）[a]	18（3.68%）[a]	22（3.54%）[a]	68（5.0%）[a]
总计	79 777	227（1.11%）	544（1.01%）	149（2.60%）	920（1.15%）

摘自Haripriya[37]。Phaco.白内障超声乳化吸除术；MSICS.手法小切口白内障手术；ECCE.囊外白内障摘除术。a表示与正式医师相比各类术式的并发症发生率 $P < 0.05$

Ruit的研究[30]表明，后囊膜混浊（posterior capsule opacification，PCO）在MSICS组较超声乳化组更高。经过术后6个月的随访，MSICS组有26.1%发生了1度PCO，在超声乳化组的发生率为14.6%。2级PCO的发生率在MSICS组的发生率为17.4%，在超声乳化组为0。在该研究中，超声乳化组使用的IOL是可折叠方边IOL，MSICS组用的是圆边设计的PMMA材料的IOL，并且只有超声乳化组进行了撕囊。

总之，如果是由有经验的医生进行手术，两组之间在并发症及眼内炎的发生率上基本相似。但是对于经验不足的医生，MSICS会更安全。

（三）适合过熟期白内障的操作

过熟期白内障和复杂性白内障往往多见于贫困人群。有文献报道对于复杂性白内障，例如棕黑核性白内障[38]、全白性白内障[32, 39]、并发晶状体溶解性或瞳孔阻滞性青光眼的白内障[40, 41]，进行MSICS的术后视力恢复情况及并发症发生率。

对于能够熟练进行大切口ECCE的医生而言，MSICS的学习曲线要较超声乳化的学习曲线短。膨胀期白内障和成熟期白内障会增加PCO、晶状体核脱位、角膜失代偿的风险。在发展中国家，进行玻璃体切割术或角膜移植术的条件有限，也是一个需要考虑的重要情况。

（四）手术时机

另一个需要考虑的问题是发展中国家有大量白内障手术需要完成。就手术时间而言，即使是操作熟练的医生，MSICS 所需时间较超声乳化明显要少（表 1–5）。Ruit[30] 和 Gogate[31] 等对手术时间进行了比较，超声乳化的手术时间为 15.5min，MSICS 的手术时间为 8.5 ～ 9min。也有其他报道 MSICS 的手术时间为 4.5min[42，43]。在发展中国家，护理和手术步骤都必须发挥到极致，增加手术的效率可以使得极为稀缺的白内障医生完成更多工作。（译者注：目前国内熟练医生进行白内障超声乳化摘除术的操作时间为 4 ～ 6min。）

表 1–5　超声乳化及 MSICS 的平均操作时间（min）

研　究	白内障超声乳化术	MSICS
Ruit[30]	15.5	9
Gogate[31]	15.5	8.5
Trivedy[46]	—	4.25
Venkatesh[32]	12.2	8.8
Venkatesh[31]	—	3.75
Balent[39]	—	4

（五）费用

在发展中国家，每一例超声乳化手术的费用在 25.55 ～ 70 美元，MISCS 的费用在 15 ～ 17 美元（表 1–6）。超声乳化费用的波动在于不同患者使用的手术耗品不同。有报道，在印度一家高手术量的医院，每一例白内障手术的费用仅 25.55 美元。IOL 的费用对手术费用的影响很大，当每一例超声乳化手术的费用为 70 美元时，其中有 52 美元是用于支付丙烯酸酯折叠 IOL。而用于 MISCS 的 PMMA 材料的 IOL 仅 5 美元。如果便宜的 IOL 用于超声乳化，那么 Ruit 和 Muralikrishnan 等 [30，44] 估计超声乳化的手术费用为 25 美元左右。较之于超声乳化手术，MISCS 更适合成本 – 效益选择。超声乳化需要的启动资金较多，每一例的损耗较大（超声乳化针头、套帽及管道），以及较高的维护费用 [44]。在贫困地区另一个不利于超声乳化的因素是对于发电设备的要求较高。相反，MISCS 需要的最多资金是用于手术显微镜，后者通过电池或小型柴油发电机就可以保证其工作 [44]。

当然，除了消耗和设备的费用外，哪一种方法花费更低、成本 – 效益更好还取决于其他因素，包括技能培训费用、医护人员的工资开销、手术前后的医疗护理，以及随访等费用。在发展中国家，转诊系统有利于在进行大量手术中确认费用较低的同时，护理也非常有效。MSICS 可以完成更多的手术例数，在成本效益方面有更多的优势[45]。

四、结果

与超声乳化比较

在发展中国家进行的三项前瞻性随机试验中将超声乳化与 MSICS 进行了比较。其中，MSICS 在视力改善方面和超声乳化效果相似（表 1–7）[30，31，32]。Venkatesh 等[32]将连续就诊的 270 例全白的白内障患者随机分到超声乳化组和 MSICS 组，研究发现术后 6 周时，裸眼视力≥ 6/18 的术眼在超声乳化组占 87.6%，在 MSICS 组占 82%，最佳矫正视力≥ 6/18 的术眼在超声乳化组占 99%，在 MSICS 组占 98.2%。

表 1–6　超声乳化手术和 MSICS 的成本（美元）

研　究	白内障超声乳化术	MSICS
Muralikrishnan[45]	25.55	17.03
Gogate	42.10	15.34
Ruit[30]	70	15

表 1–7　超声乳化和 MSICS 术后视力情况分布（%）

视力	UDVA						CDVA					
	Venkatesh[32]（6 周）		Gogate[31]（6 周）		Ruit[30]（6 个月）		Venkatesh[32]（6 周）		Gogate[31]（6 周）		Ruit[30]（6 个月）	
	Phaco	MSICS	Phaco	MSICS	Phaco	MSICS	Phaco	MSICS	Phaco	MSICS	Phaco	MSICS
6/6 ～ 6/9	45.1	36.4	36.8	31.6	53.7	31.5	92.0	83.8	77.8	85.6	94.4	88.9
6/6 ～ 6/18	42.5	45.3	44.3	38.5	31.5	57.4	7.1	14.5	20.5	12.8	3.7	9.2
6/24 ～ 6/60	11.5	16.6	18.4	28.9	14.8	11.1	0.9	1.7	1.1	1.6	1.9	1.9
＜ 6/60	0.9	1.7	0.5	0			0	0	0.5	0		

UDVA. 裸眼远视力；CDVA. 矫正远视力；Phaco. 白内障超声乳化术

Gogate 等[31]进行了 400 眼的前瞻性随机研究，在术后 6 周时，裸眼视力≥ 6/18 的术眼在超声乳化组占 81.08%，在 MSICS 组占 71.1%；最佳矫正视力≥ 6/18 的术眼在超声乳化组占 98.4%，在 MSICS 组占 98.4%。这些研究表明，术后 6 周时，两种技术可以获得相似的术后最佳矫正视力。

Ruit 等[30]报道了在尼泊尔进行的对 108 眼更长时间的随机前瞻性研究，患者被随机分到超声乳化组和 MSICS 组，每组的手术均由擅长该技术的医生完成。术后 6 个月的最佳矫正视力≥ 6/18 的术眼在超声乳化组和 MSICS 组均占 98%，裸眼视力两组相似。

多项研究 [21，38，40，43，46] 都表明 MSICS 术后可以得到很好的视力（表 1-8）。

表 1-8　MSICS 术后视力情况分布

研究者	UDVA			CDVA		
	6/6~6/18	6/24~6/60	<6/60	6/6~6/18	6/24~6/60	<6/60
Venkatesh[38]	43.9	51	5.3	94.4	4.0	1.6
Hennig[21]	70.5	28	1.5	96.2	3.6	0.2
Trivedy[40]	81.8	15.7	5.2	NA	NA	NA
Gogate[48]	47.9	47.7	4.3	89.8	8.4	1.7
Venkatesh[43]	78.4	21.5	0	97.1	2.9	0

UDVA. 裸眼远视力；CDVA. 矫正远视力

五、总结

发达国家的医生倾向于进行超声乳化手术，但在许多发展中国家，MSICS 还是很普及的。在发展中国家，由于缺乏健康照料资源、缺乏资金、缺乏眼科手术医生等因素，仍然有许多积压的致盲性白内障。与购置及维护超声乳化设备的费用，每例 MSICS 都可以减少手术费用。虽然对于手术经验丰富的医生来说，两种技术在术后视力恢复及手术并发症发生率方面都相差不多，但对于初学者及经验不足的医生，MSICS 更为安全，尤其是考虑到成熟期白内障在贫困人群的高发率，这种差别更为明显。由于在发展中国家必须要进行大量新的白内障手术医生的培训，能够有一个相对容易学习的安全的方法是非常重要的，特别是对于过熟的或复杂的白内障，在缺乏眼后节医生对脱位的晶状体核进行处理的情况下尤为重要。基于以上的原因，我们相信对于发展中国家经验不足的医生，MSICS 是一个很好的选择。

熟练掌握 MSICS 后，许多发展中国家的医生最终能够接受并进行超声乳化手术。在具备两种手术技术后，当面对多数的过熟期或复杂性白内障，为减少手术风险，他们仍然会选择 MSICS。西方年轻的手术医生对于这样的技术转变是很羡慕的，因为他们缺乏足够的 ECCE 技术培训。

与许多国家的白内障手术医生所采用的飞秒激光技术比较，成本 – 效益显得尤为重要 [47，48]。世界人口的老龄化，使得任何社会对于白内障手术的需求都在增长。

☞ 参考文献

[1] Resnikoff S, Pascolini D, Etya'ale D, et al. Global data on visual impairment in the year 2002. Bull World Health Organ. 2004;82:844–51.

[2] Baltussen R, Sylla M, Mariotti SP. Cost-effectiveness analysis of cataract surgery: a global and regional analysis. Bull World Health Organ. 2004;82:338–45.

[3] Tabin G, Michael Chen M, Espandar L. Cataract surgery for the developing world. Curr Opin Ophthalmol. 2008;19:55–9.

[4] Thylefors B. A simplified methodology for the assessment of blindness and its main causes. World Health Stat Q. 1987;40:129–41.

[5] Frick KD, Foster A. The magnitude and cost of global blindness: an increasing problem that can be alleviated. Am J Ophthalmol. 2003;135:471–6.

[6] Lam DS, Li EY, Chang DF, Zhang MZ, Zhan HK, Pang CP. Project vision: a new and sustainable model for eliminating cataract blindness in China. Clin Experiment Ophthalmol. 2009; 37: 427–30.

[7] Congdon N, Vingerling JR, Klein BE, West S, Friedman DS, Kempen J, O'Colmain B, Taylor HR. Eye Diseases Prevalence Research Group. Prevalence of cataract and pseudophakia/aphakia among adults in the United States. Arch Ophthalmol. 2004;122:487–94.

[8] Gollogly HE, Hodge DO, St Sauver JL, Erie JC. Increasing incidence of cataract surgery: population-based study. J Cataract Refract Surg. 2013;39:1383–9.

[9] Bhagat N, Nissirios N, Potdevin L, Chung J, Lama P, Zarbin MA, Fechtner R, Guo S, Chu D, Langer P. Complications in resident-performed phacoemulsification cataract surgery at New Jersey Medical School. Br J Ophthalmol. 2007;91(10):1315–7.

[10] Foster A. VISION 2020: the cataract challenge. Community Eye Health. 2000;13:17–9.

[11] Zhang XJ, Jhanji V, Leung CK, Li EY, Liu Y, Zheng C, Musch DC, Chang DF, Liang YB, Lam DSC. Barriers for poor cataract surgery uptake among patients with operable cataract in a program of outreach screening and low cost surgery in rural China. Ophthalmic Epidemiol. 2014;21(3):153–60.

[12] Blumenthal M, Moisseiev J. Anterior chamber maintainer for extracapsular cataract extraction and intraocular lens implantation. J Cataract Refract Surg. 1987;13:204–6.

[13] Ruit S, Paudyal G, Gurung R, Tabin G, Moran D, Brian G. An innovation in developing world cataract surgery: sutureless extracapsular cataract extraction with intraocular lens implantation. Clin Experiment Ophthalmol. 2000;28:274–9.

[14] Girard LJ, Rodriguez J, Mailman ML. Reducing surgically induced astigmatism by using a scleral tunnel. Am J Ophthalmol. 1984;97(4):450–6.

[15] Singer JA. Frown incision for minimizing induced astigmatism after small incision cataract surgery with rigid optic intraocular lens implantation. J Cataract Refract Surg. 1991;17:677–88.

[16] Lam DS, Rao SK, Fan AH, Congdon NG, Wong V, Liu Y, Lam PT. Endothelial cell loss and surgically induced astigmatism after sutureless large-incision manual cataract extraction (SLIMCE). Arch Ophthalmol. 2009;127:1284–9.

[17] Gokhale NS, Sawhney S. Reduction in astigmatism in manual small incision cataract surgery through

change of incision site. Indian J Ophthalmol. 2005;53:201–3.

[18] Corydon L, Thim K. Continuous circular capsulorhexis and nucleus delivery in planned extracapsular cataract extraction. J Cataract Refract Surg. 1991;17:628–32.

[19] Thim K, Krag S, Corydon L. Hydroexpression and viscoexpression of the nucleus through a continuous circular capsulorrhexis. J Cataract Refract Surg. 1993;19:209–12.

[20] Bellucci R, Morselli S, Pucci V, Bonomi L. Nucleus viscoexpression compared with other techniques of nucleus removal in extracapsular cataract extraction with capsulorhexis. Ophthalmic Surg. 1994;25:432–7.

[21] Bayramlar H, Cekiç O, Totan Y. Manual tunnel incision extracapsular cataract extraction using the sandwich technique. J Cataract Refract Surg. 1999;25:312–5.

[22] Hennig A, Kumar J, Yorston D, Foster A. Sutureless cataract surgery with nucleus extraction: outcome of a prospective study in Nepal. Br J Ophthalmol. 2003;87:266–70.

[23] Hennig A, Kumar J, Yorston D, Foster A. Use of the anterior chamber maintainer in anterior segment surgery. J Cataract Refract Surg. 1996;22:172–7.

[24] Wright M, Chawla H, Adams A. Results of small incision extracapsular cataract surgery using the anterior chamber maintainer without viscoelastic. Br J Ophthalmol. 1999;83:71–5.

[25] Nishi O. A new type of irrigating cannula for lens nucleus delivery by extracapsular extraction. Ophthalmic Surg. 1986;17:47–9.

[26] Bartov E, Isakov I, Rock T. Nucleus fragmentation in a scleral pocket for small incision extracapsular cataract extraction. J Cataract Refract Surg. 1998;24:160–5.

[27] Kansas PG, Sax R. Small incision cataract extraction and implantation surgery using a manual phacofragmentation technique. J Cataract Refract Surg. 1988;14:328–30.

[28] Venkatesh R, Tan CSH, Sengupta S, Ravindran RD, Krishnan KT, Chang DF. Phacoemulsification versus manual small-incision cataract surgery for white cataract. J Cataract Refract Surg. 2010;36:1849–54.

[29] Keener GT. The nucleus division technique for small incision cataract extraction. In: Rozakis GW, editor. Cataract surgery: alternative small incision techniques. 1st ed. New Delhi: Jaypee Brothers; 1995. p. 163–91.

[30] Rao SK, Lam DS. A simple technique for nucleus extraction from the capsular bag in manual small incision cataract surgery. Indian J Ophthalmol. 2005;53:214–5.

[31] Ruit S, Tabin G, Chang DF, Bajracharya L, Kline DC, Richheimer W, Shrestha M, Paudyal G. A prospective randomized clinical trial of phacoemulsification vs manual sutureless smallincision extracapsular cataract surgery in Nepal. Am J Ophthalmol. 2007;143:32–8.

[32] Gogate PM, Kulkarni SR, Krishnaiah S, Deshpande RD, Shilpa A, Joshi SA, Palimkar A, Deshpande MD. Safety and efficacy of phacoemulsification compared with manual small- incision cataract surgery by a randomized controlled clinical trial: six-week results. Ophthalmology. 2005;112:869–74.

[33] George R, Rupauliha P, Sripriya AV, Rajesh PS, Vahan PV, Praveen S. Comparison of endothelial cell loss and surgically induced astigmatism following conventional extracapsular cataract surgery, manual small-incision surgery and phacoemulsification. Ophthalmic Epidemiol. 2005;12:293–7.

[34] Muralikrishnan R, Venkatesh R, Manohar BB, Venkatesh PN. A comparison of the effectiveness and

cost effectiveness of three different methods of cataract extraction in relation to the magnitude of post-operative astigmatism. Asia Pacific J Vol. 2003;15:33–40.

[35] Kimura H, Kuroda S, Mizoguchi N, Terauchi H, Matsumura M, Nagata M. Extracapsular cataract extraction with a sutureless incision for dense cataracts. J Cataract Refract Surg. 1999;25:1275–9.

[36] Reddy B, Raj A, Singh VP. Site of incision and corneal astigmatism in conventional SICS versus phacoemulsification. Ann Ophthalmol (Skokie). 2007;39:209–16.

[37] Haripriya A, Chang DF, Reena M, Shekhar M. Complication rates of phacoemulsification and manual small-incision cataract surgery at Aravind Eye Hospital. J Cataract Refract Surg. 2012;38:1360–9.

[38] Venkatesh R, Tan CSH, Singh GP, Veena K, Krishnan KT, Ravindran RD. Safety and efficacy of manual small incision cataract surgery for brunescent and black cataracts. Eye. 2009;23:1155–7.

[39] Venkatesh R, Das M, Prashanth S, Muralikrishnan R. Manual small incision cataract surgery in eyes with white cataracts. Indian J Ophthalmol. 2005;54:181–4.

[40] Venkatesh R, Tan CSH, Kumar TT, Ravindran RD. Safety and efficacy of manual small incision cataract surgery for phacolytic glaucoma. Br J Ophthalmol. 2007;91:279–81.

[41] Ramakrishanan R, Maheshwari D, Kadar MA, Singh R, Pawar N, Bharathi M. Visual prognosis, intraocular pressure control and complications in phacomorphic glaucoma following manual small incision cataract surgery. Indian J Ophthalmol. 2010;58:303–6.

[42] Venkatesh R, Muralikrishnan R, Balent LC, Prakash SK, Prajna NV. Outcomes of high volume cataract surgeries in a developing country. Br J Ophthalmol. 2005;89:1079–83.

[43] Balent LC, Narendran K, Patel S. High volume suture less intraocular lens surgery in a rural eye camp in India. Ophthalmic Surg Lasers. 2001;32:446–55.

[44] Muralikrishnan R, Venkatesh R, Venkatesh PN, Frick KD. Economic cost of cataract surgery procedures in an established eye care centre in southern India. Ophthalmic Epidemiol. 2004;11:369–80.

[45] Gogate P, Deshpande M, Nirmalan PK. Why do phacoemulsification? Manual small-incision cataract surgery is almost as effective, but less expensive. Ophthalmology. 2007;114:965–8.

[46] Trivedy J. Outcomes of high volume cataract surgeries at a Lions Sight first Eye Hospital in Kenya. Nepal J Ophthalmol. 2011;3:31–8.

[47] Abell RG, Vote BJ. Cost-effectiveness of femtosecond laser-assisted cataract surgery versus phacoemulsification cataract surgery. Ophthalmology. 2014;121:10–6.

[48] Gogate PM, Deshpande M, Wormald RP, Deshpande R, Kulkarni SR. Extracapsular cataract surgery compared with manual small incision cataract surgery in community eye care setting in western India: a randomised controlled trial. Br J Ophthalmol. 2003;87:667–72.

第2章

Instruments and Supplies
器械及设备

Divya Manohar，著
董　喆，译

本章将介绍开展小切口白内障手术（small incision cataract surgery，SICS）所需要的手术器械[5]。

一、开睑器

1. 开睑器的用途是将眼睑柔和地撑开，并且不能引起患者不适或影响手术操作。开睑器的使用可以使睑缘离开眼球，从而减少眼睑对眼球的压力；可以防止过多的眼睑碰触，从而防止术野污染。此外还有助于盖压睑缘的睫毛。开睑器可分为固定式开睑器和钢丝开睑器。

2. 理想的开睑器要能够为术者提供足够的手术操作空间。开睑器的种类很多，常用的有 Barraquer 钢丝开睑器和 Lieberman 螺丝固定式开睑器。

3. Lieberman 开睑器的一端设有螺丝，可以调整撑开睑裂的高度，结实稳固。其优点就是可以调整睑裂的大小，保证足够的手术空间（图 2–1）。

4. Barraquer 钢丝开睑器在 SICS 中常用，比较便宜易得，其缺点就是睑裂的高度不能调整（图 2–2）。

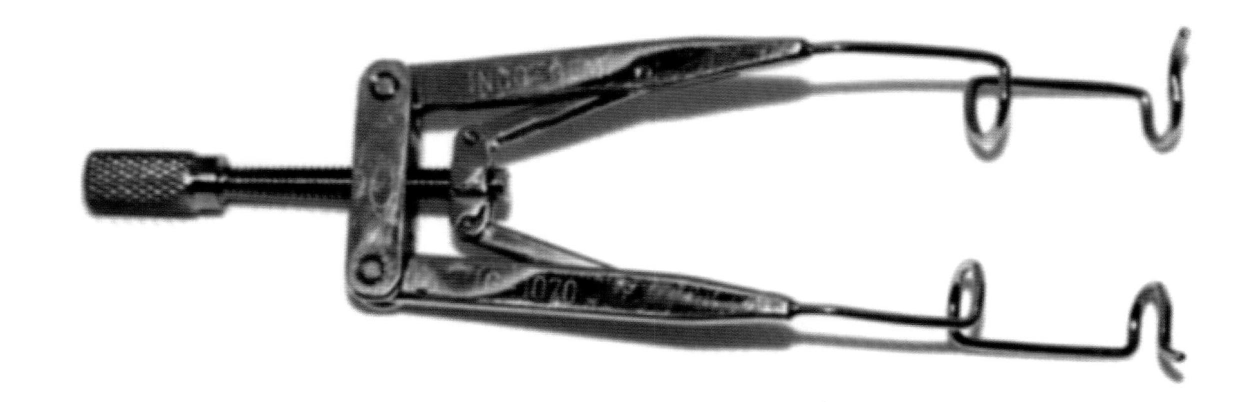

▲ 图 2-1　**Lieberman** 螺丝固定式开睑器

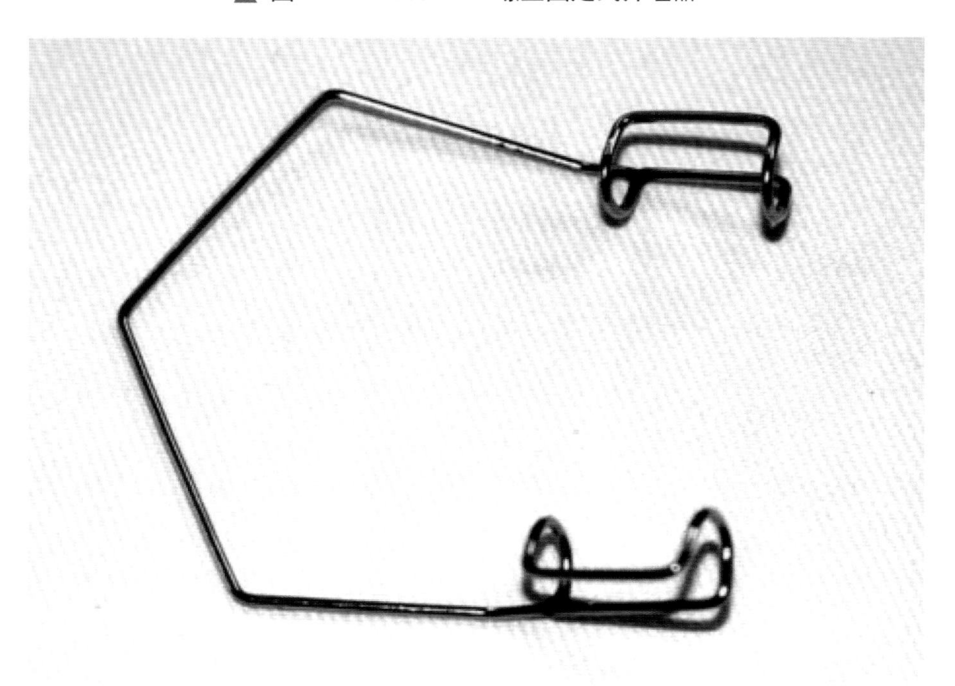

▲ 图 2-2　**Barraquer** 钢丝开睑器

二、规尺

1. 规尺由不锈钢材料制成，长度 8.5cm, 测量间隔为 0.5mm，以毫米为单位进行校准。两侧的最大测量范围是 20mm（图 2-3）。

2. 规尺在 SICS 中用于测量切口到角膜缘的距离。

3. 术中用到规尺进行测量的步骤包括：①白内障切口测量；②斜视手术测量；③小梁切除瓣的测量；④玻璃体注药；⑤视网膜手术定位。

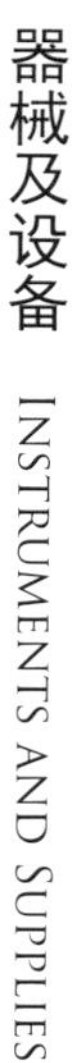

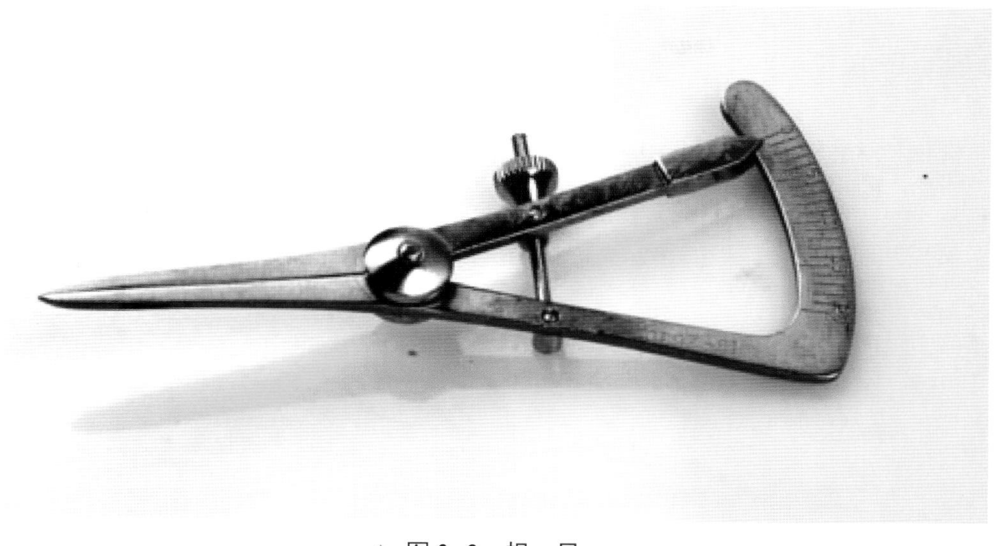

▲ 图 2-3 规 尺

三、血管钳

1. 可以用来固定手术巾或缝线。

2. 最常用的是头端有良好对合锯齿的直血管钳（图 2-4）。

3. SICS 手术中血管钳常用于将上直肌牵引缝线固定在手术巾上，以保证切口处的手术野相对固定。

4. 血管钳还可以将手术巾与集液袋固定在一起。

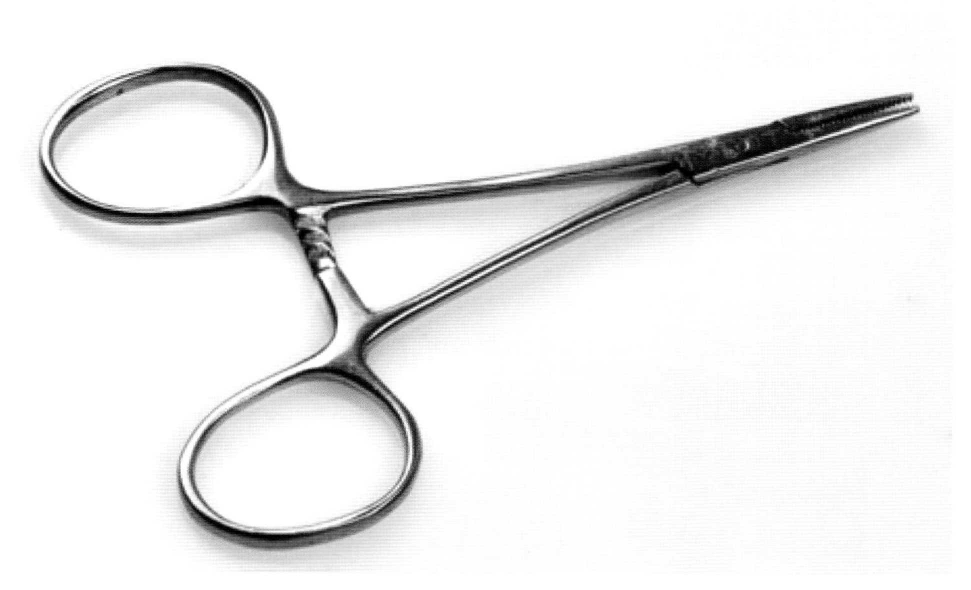

▲ 图 2-4 直血管钳

四、Silcock 持针器

1. 持针器在 SICS 中用于上直肌缝线牵引时的缝针夹持及固定。

2. 持针器上有一个锁扣设计用来夹持缝针，使用时大拇指放在锁扣的旁边以便于完成缝线牵引后可以松开缝针（图 2–5）。

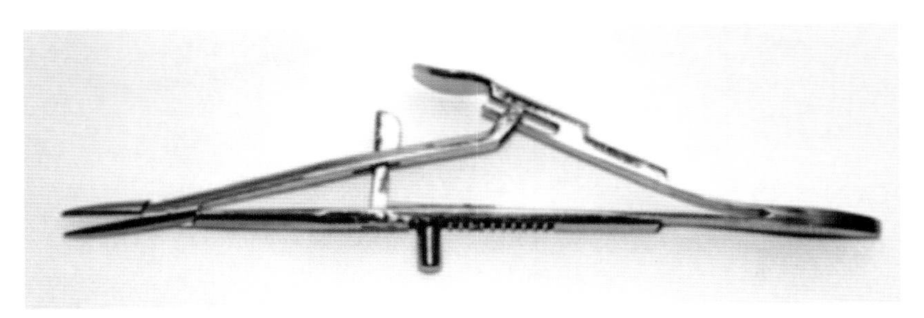

▲ 图 2–5　Silcock 持针器

五、上直肌镊

1. 为有较好的手术视野，上直肌镊设计成双角形（图 2–6），可以避免术者手指和器械出现在术野中。

2. 使用上直肌镊夹住上直肌后将牵引线穿过直肌下方。在角膜缘后 7.7mm 夹住上直肌。

3. 在有齿镊的配合下完成直肌固定，操作时直肌镊的尖端向下面对球结膜。在牵引缝线穿过直肌下方时，将直肌两侧牵拉一下以确定准确性，并让眼球作相应的转动，以免刺伤眼球及直肌，或避免仅牵引了球结膜或筋膜。

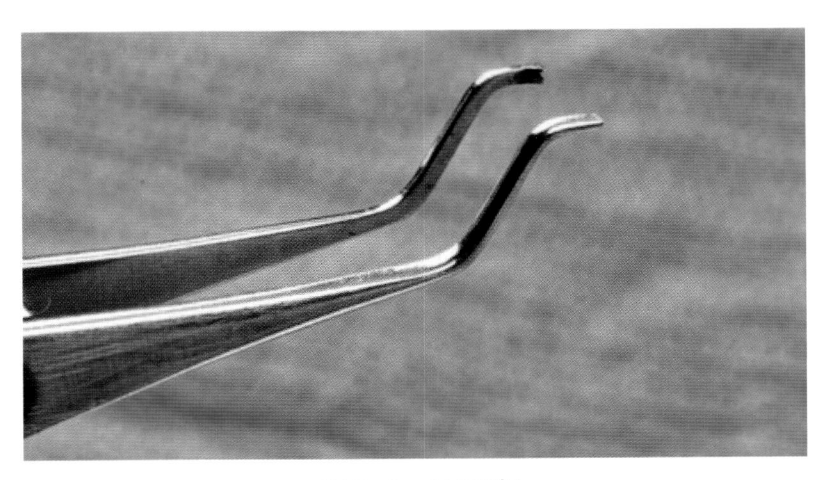

▲ 图 2–6　上直肌镊

六、Barraquer 持刀片器

1. 持刀片器可以保证医生所做的每例手术均使用新的、锋利的刀刃。该器械有一个弹簧锁扣（图 2-7）。

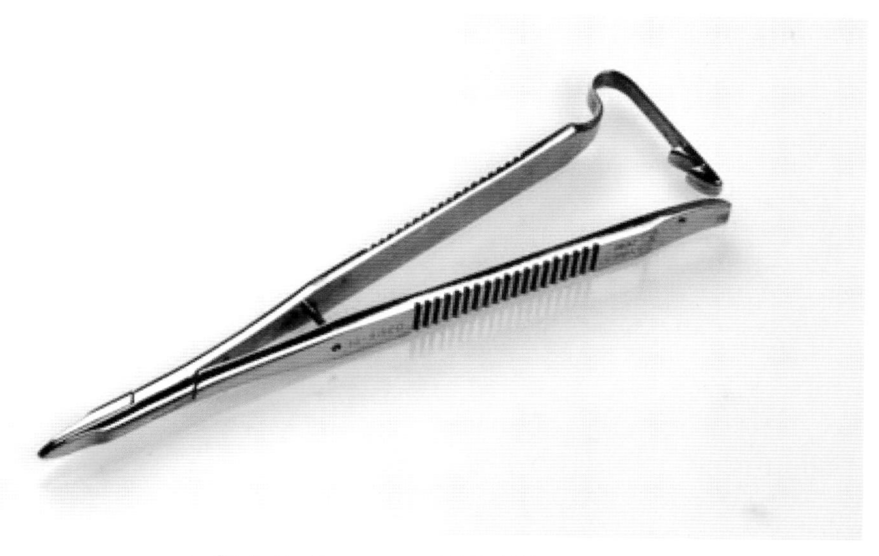

▲ 图 2-7　Barraquer 持刀片器

2. 夹持刀片的部位有一个直的狭口用来掰断刀片的头部，即将狭口闭合后手法掰断刀片。狭口的头部有锁扣锁紧，进行切口制作。

3. 当需要制作的瓣比较浅、比较长时，刀片距离切口的边缘要近。为了更好地握持，狭口设计为凹凸相对咬合。

4. 在使用前要检查刀刃的质量。

5. 正如 Troutman 指出的，好的刀片含碳量要高。

6. 除完成切口外，还可以用于睑板腺囊肿刮出、线结修剪和拆线。

七、月形刀

1. 月形刀用来完成板层分离和隧道构建。

2. 这是一种有角度的钢刀，装有刀柄或塑料手柄以便于握持。这个角度设计可以在进行巩膜切口的时候保证清晰的视野。头端圆钝，边缘锐利，以保证隧道的光滑 [4]。使用这种带角度的月形刀，可以完成三阶隧道的第二部分（图 2-8）。

3. 根据刀的斜面特点，月形刀有许多类型：①斜面向上；②斜面向下；③直面；④仅头端斜面向上。

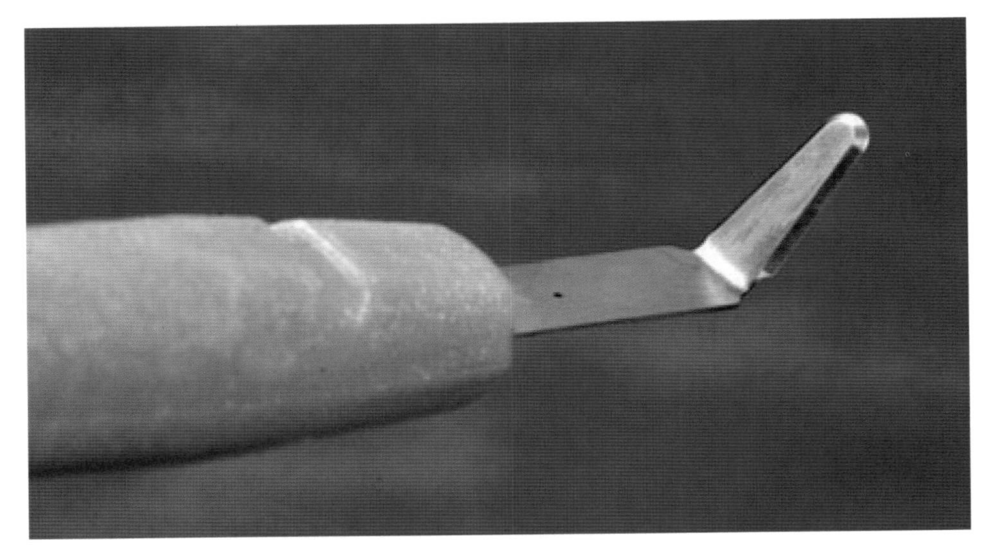

▲ 图 2-8　月形刀

八、侧切刀

1. 侧切口的构建使用 150 侧切刀。

2. 在角膜缘或角膜缘后 1.5 ～ 2mm 完成侧切口。

3. 侧切刀是一种直柄的尖头三角形刀，一侧边缘锐利。可以安装在刀片柄上，也可以和塑料手柄结合作为一次性使用。头部有一定的角度设计，便于构建侧切口时的操作可控性（图 2-9）。

4. 帮助形成前房，并且有利于第二把器械的使用。

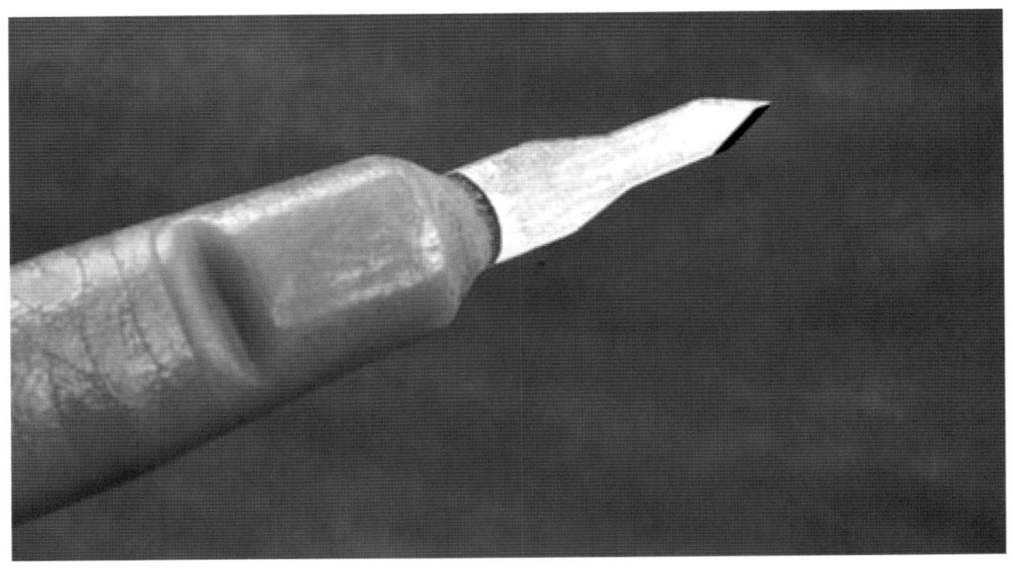

▲ 图 2-9　侧切刀

九、角膜刀

1. 在用月形刀完成隧道后，用角膜刀进入前房。

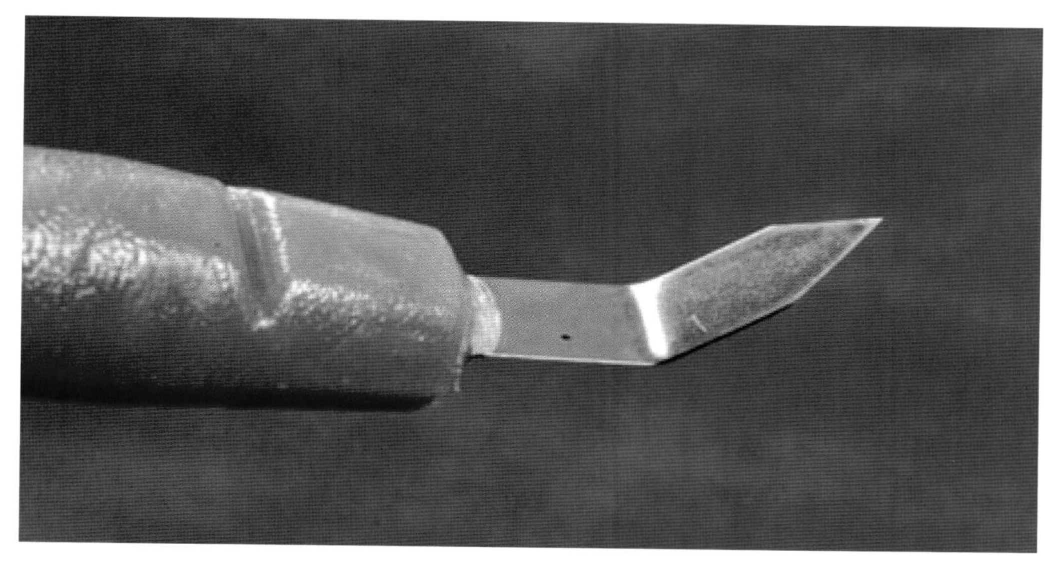

▲ 图 2–10 角膜刀

2. 角膜刀是一种直头刀，刀片可以安装在刀柄上，也可以固定在塑料刀把上。用于完成进入前房的切口，并且保证切口的内口较小，外口较大。两侧刀刃都很锋利，切口由进入点向切口两侧延伸。在隧道构建中，角膜刀可以形成第三个角度（图 2–10）。

3. 角膜刀型号包括：① 3.2mm 刀，用于进入前房；② 5.2mm 刀，在 SICS 中用于扩大隧道，在超声乳化手术中用于硬片 IOL 植入。

十、镊子

使用的镊子要求能够准确安全地保持最小的创伤[3]。各种精致的镊子，为了保证足够精细，会在长度上按比例缩减，但握持的时候会有一些不适。当器械的另一端可以置于拇指和示指之间的手背时，拇指、示指和中指握持器械的时候会比较轻松。镊子的柄比较硬，可以避免在镊子尖端出现叠交或钳夹。镊子有许多种类，在此仅介绍经常使用的。

1. 有齿镊　这种交错齿镊的手柄较长，在眼窝较深的患者手术时，可用来夹住球结膜（图 2–11）。

2. 角膜镊　这种交错齿镊是一种长手柄的直镊，在进行白内障、青光眼或角膜手术时用来夹住角膜、结膜（图 2–12A 和 B）。

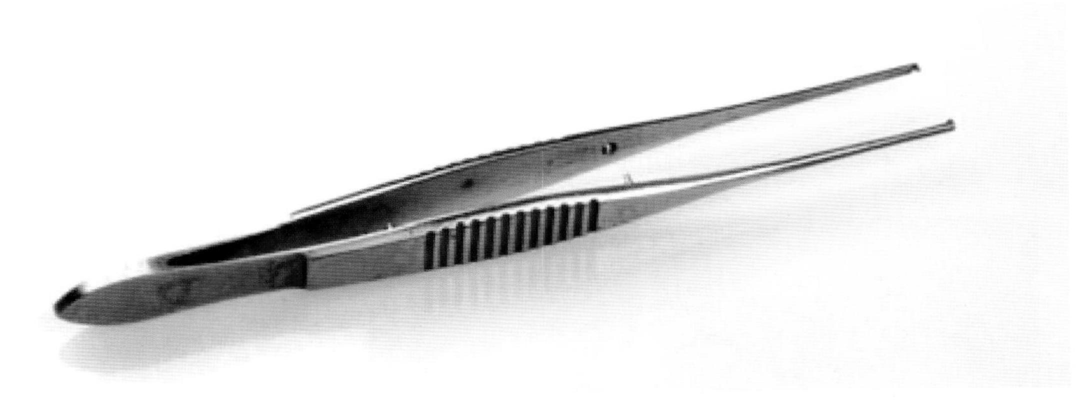

▲ 图 2-11　有齿镊

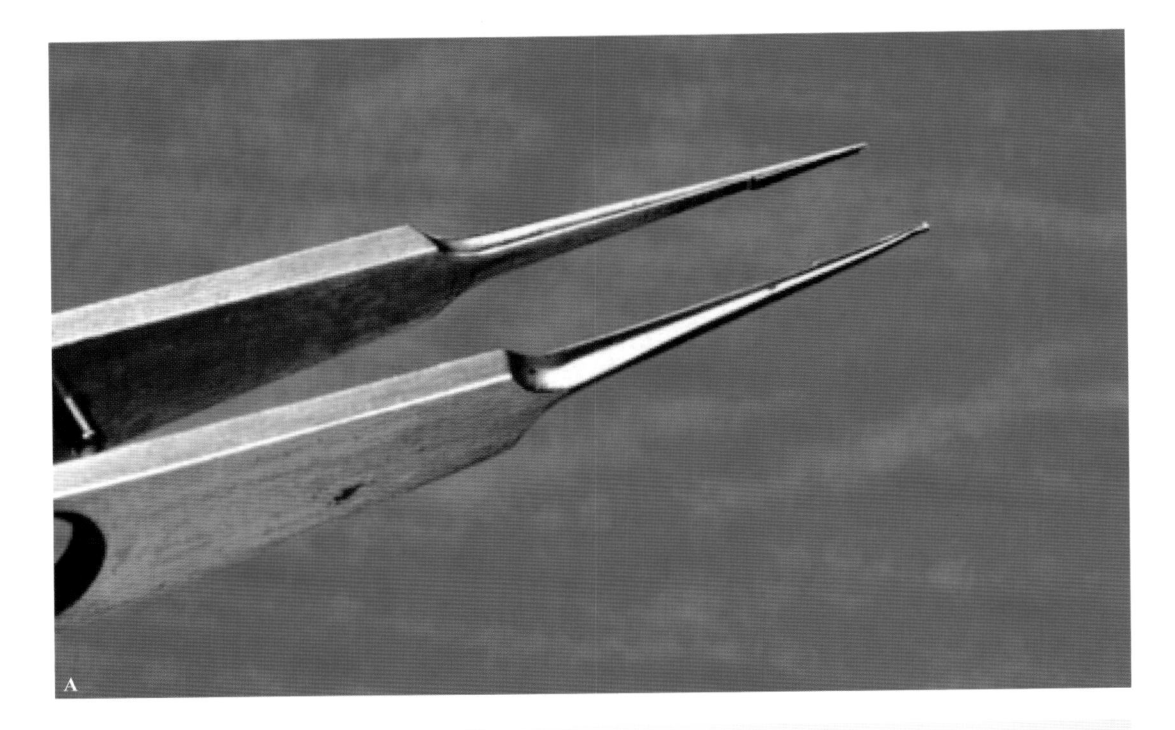

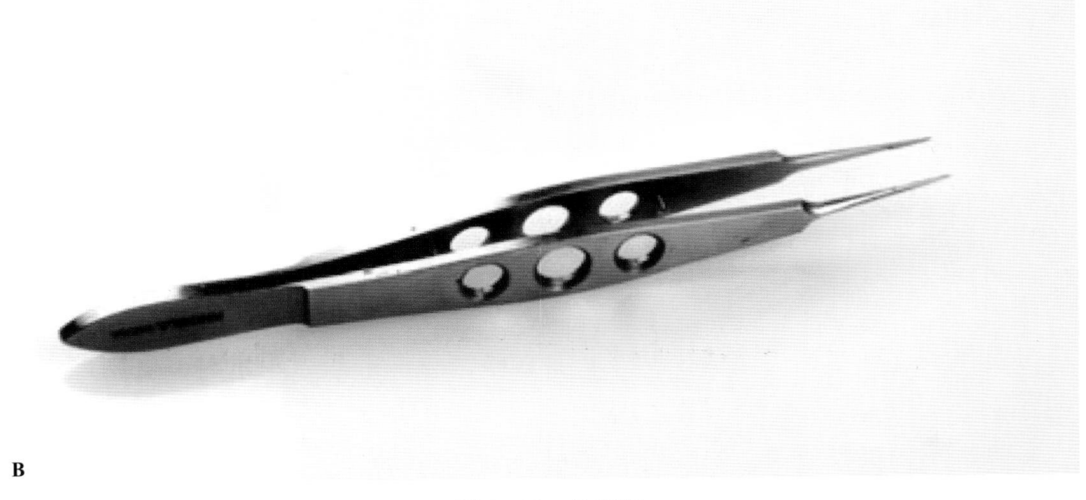

▲ 图 2-12　角膜镊

3. Utrata 镊　这种镊子的尖端有一定角度，用来撕囊及前囊膜取出（图 2-13）。

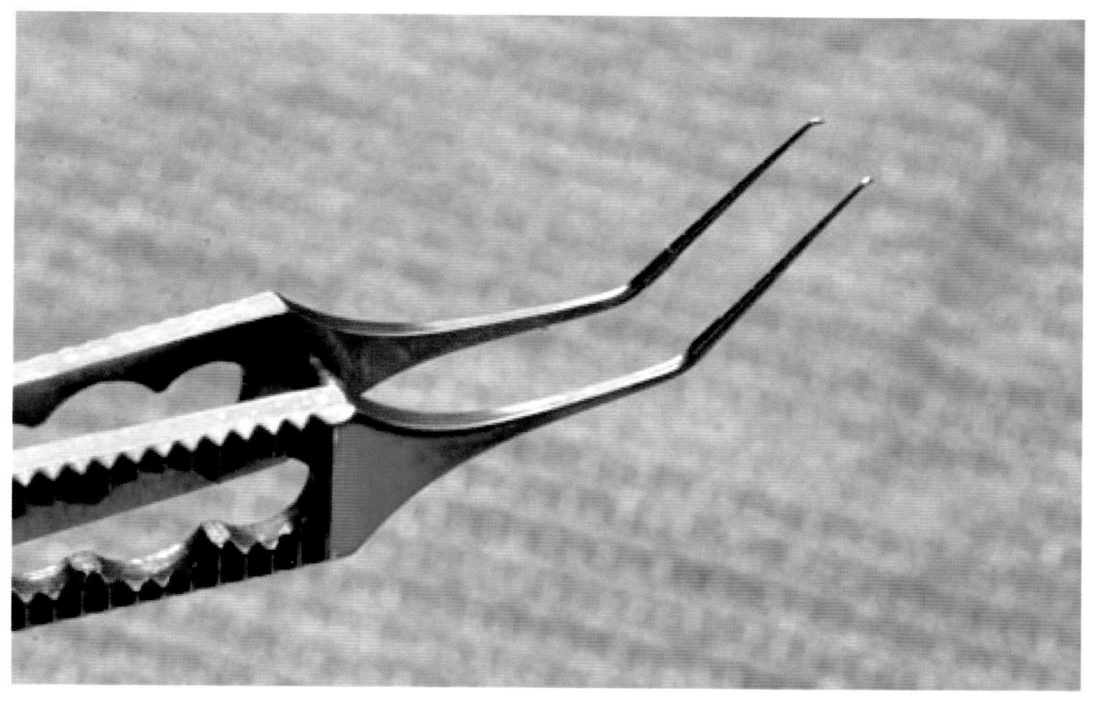

▲ **图 2-13　Utrata 镊**

4. Harm 线镊

(1) 线镊是无齿镊；手柄可以是锯齿形的，也可以是平的（图 2-14）。

(2) 用来缝线打结或拆线用。固定精细易碎的组织时为避免穿孔，可以用无齿镊进行操作。

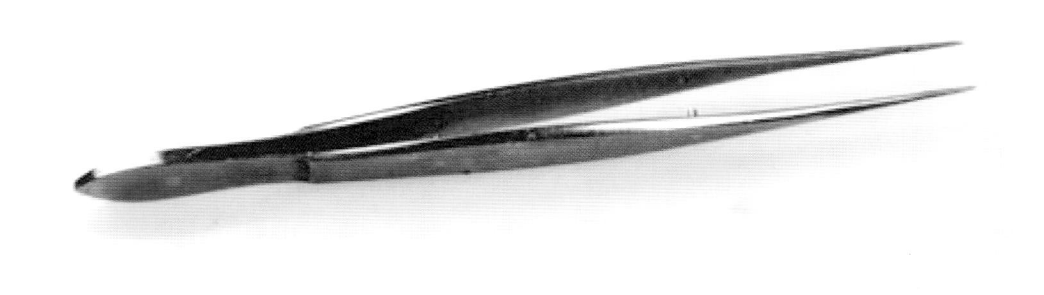

▲ **图 2-14　Harm 线镊**

5. McPherson 镊　无齿弯镊的头部长 6～10mm，用于前囊截开或 IOL 植入（图 2-15）。

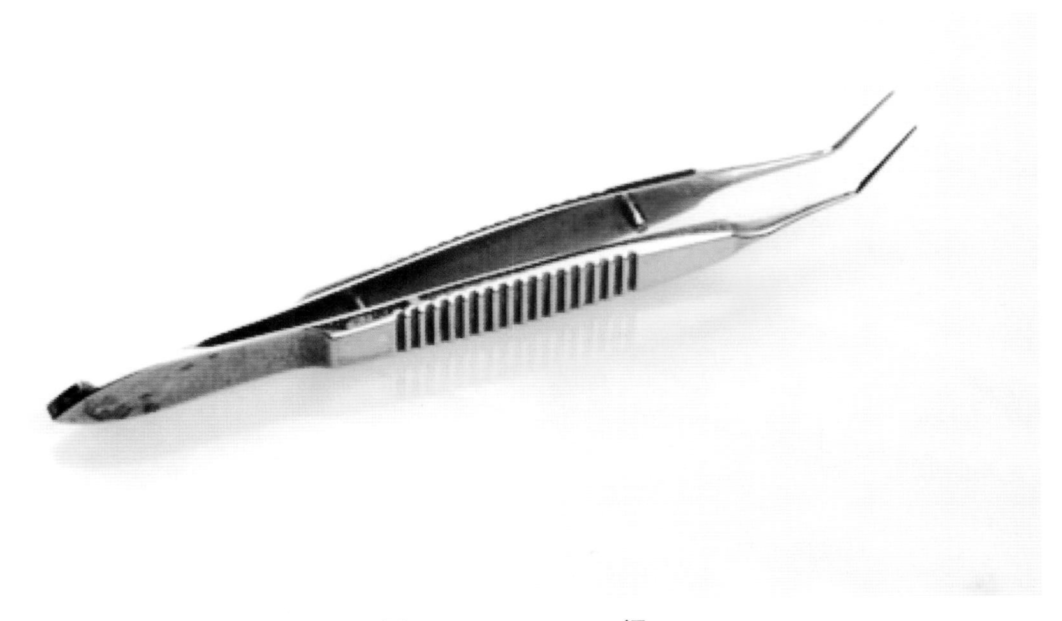

▲ 图 2-15　McPherson 镊

6. Shepard IOL 镊　长弧度的头端在 IOL 植入时可以无损伤地固定 IOL 光学部，并且操作时不影响视野（图 2-16）。

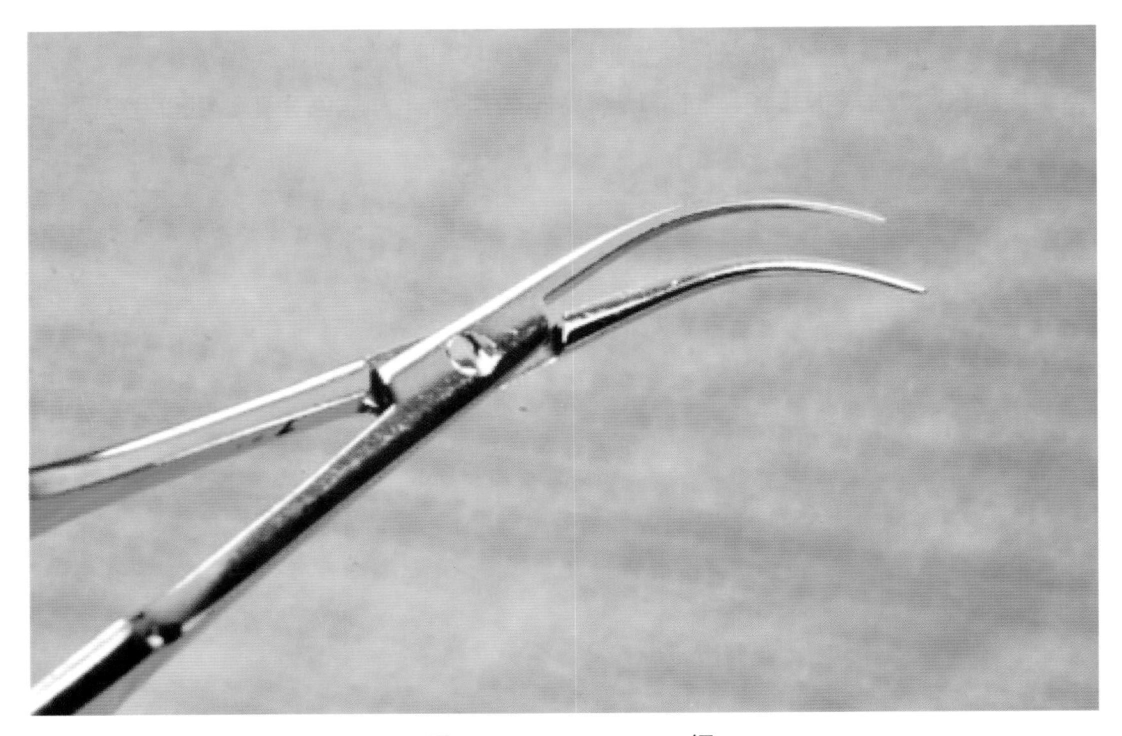

▲ 图 2-16　Shepard IOL 镊

7. 带弧度的针持　弧度的针持较直头针持可以更好地进行定位。使用时像持笔一样，夹住缝针的中间位置，就可以在第一次进针时可控性最好（图 2-17A 和 B）。

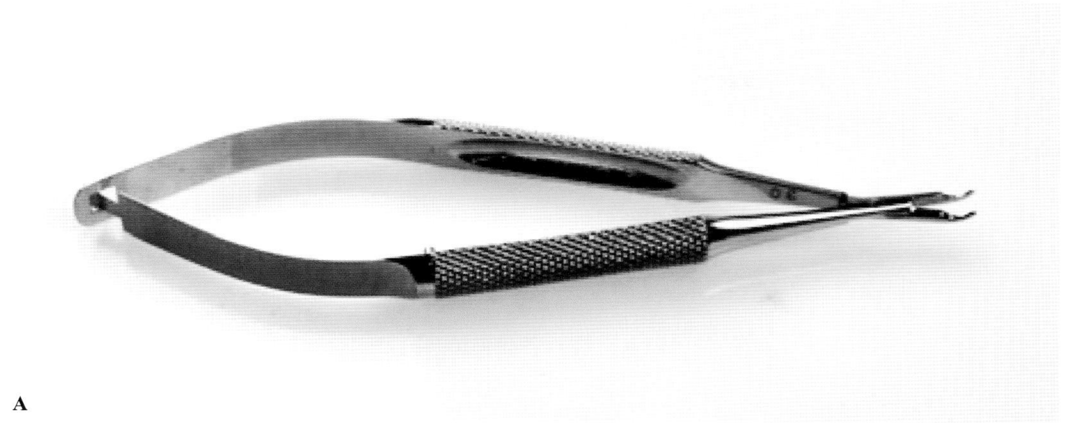
A

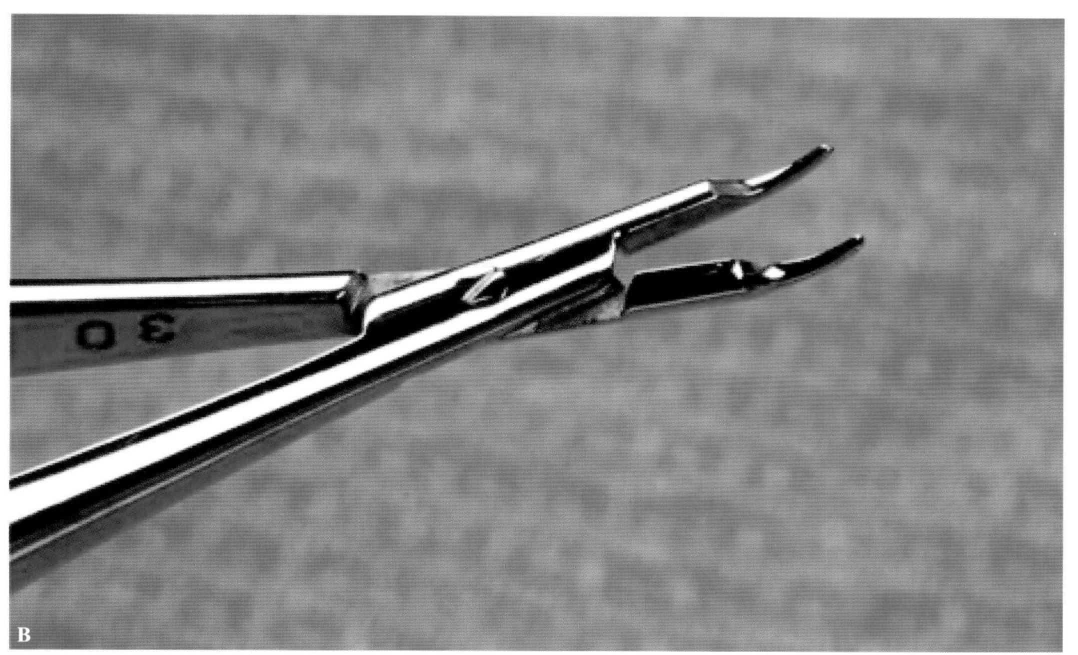

B

▲ 图 2–17 带弧度的针持

十一、剪刀

用于 SICS 的剪刀较小，材料是不锈钢，耐用且保存方便。不同的医生会使用不同型号的剪刀，以下介绍的是常用的。

1. 睫毛剪　睫毛剪是头部钝圆的直剪，用于术前剪睫毛或剪塑料贴膜。在患者众多的手术中心，不剪睫毛，只用塑料贴膜覆盖（图 2–18）。

2. Westcott 结膜剪　为防治眼球损伤，结膜剪的头部略钝圆，左右手任何角度都易操作（图 2–19）。剪刀的弹簧动作可确保在闭合剪刀尖端时使用最小的力量，并可避免刀片过度打开。

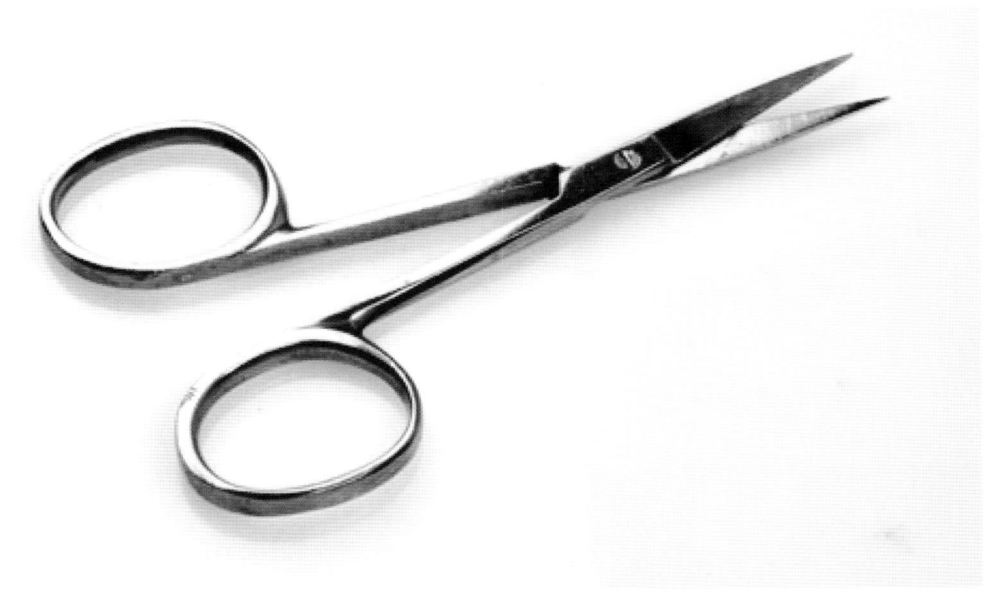

▲ 图 2–18 睫毛剪

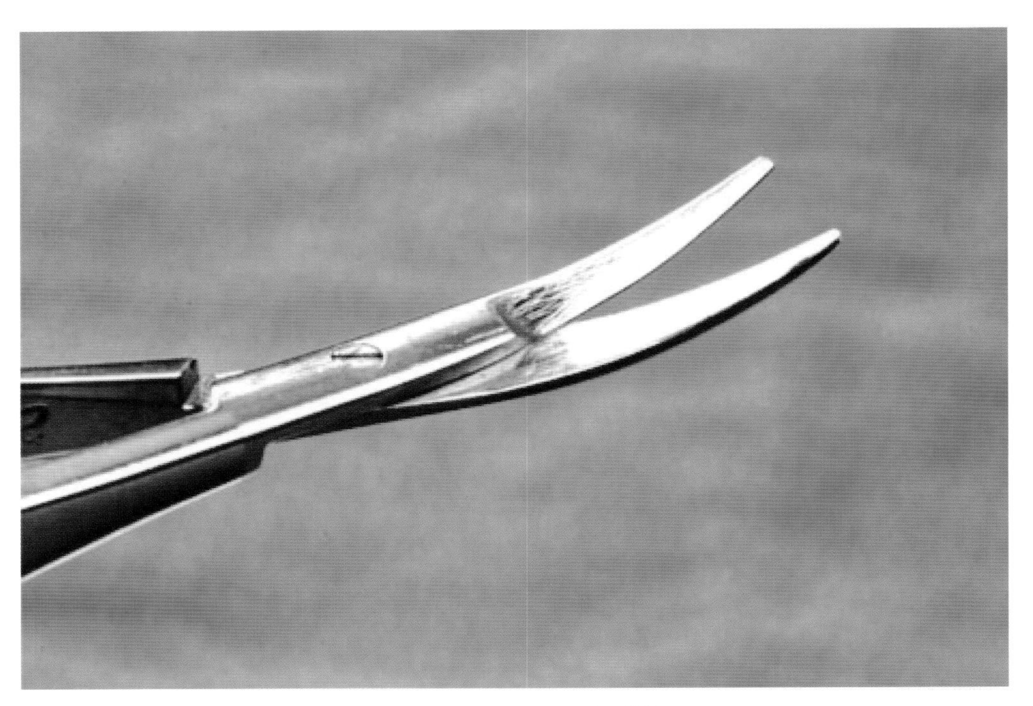

▲ 图 2–19 Westcott 结膜剪

3. Castroviejo 角巩膜剪 Castroviejo 角巩膜剪的刀片不对称，将长的一叶刀片伸入前房，与上方有凸起弧度的一叶刀片一起完成带倾斜角度的剪开。剪开的过程在剪刀的远端部分完成，还可以用于线头的剪断或修剪。通用型号的剪刀都很好用（图 2–20）。

4. Vannas 剪 Vannas 剪带有一定的弧度，刀片较窄，适合眼内操作，如完成前部玻璃体切除，前囊膜切除，括约肌切除及虹膜切开等。Vannas 剪可以通过很小的切口进入并进行操作（图 2–21）。

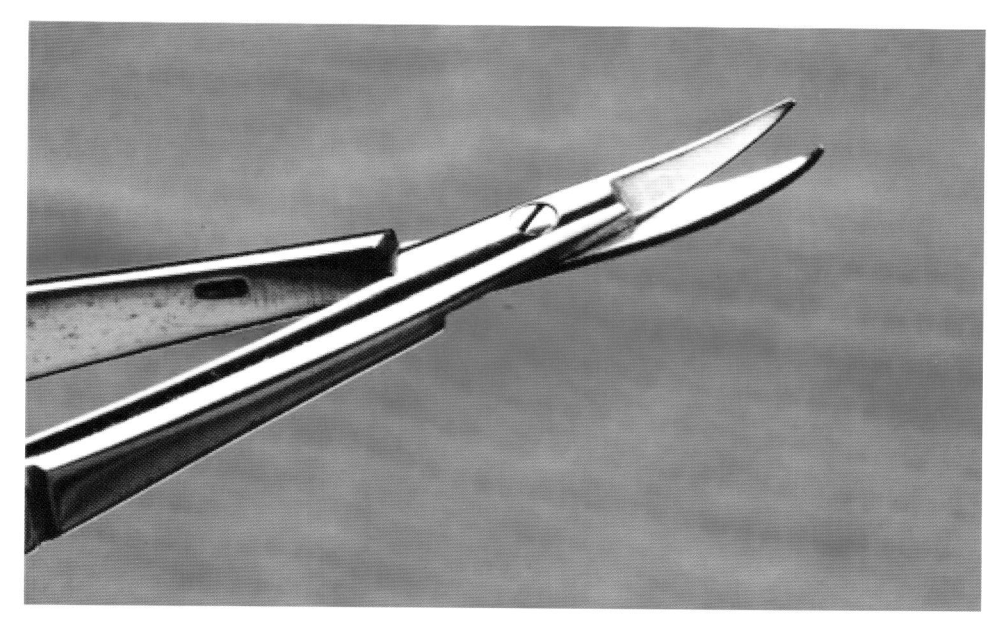

▲ 图 2-20　**Castroviejo** 角巩膜剪

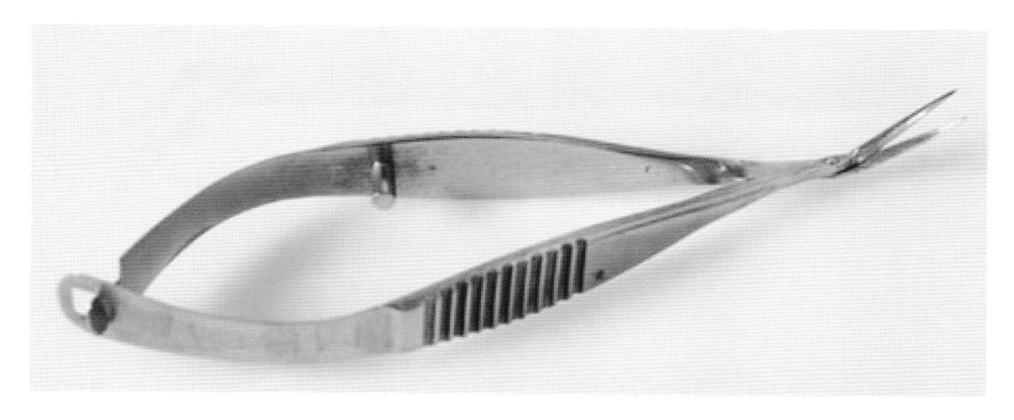

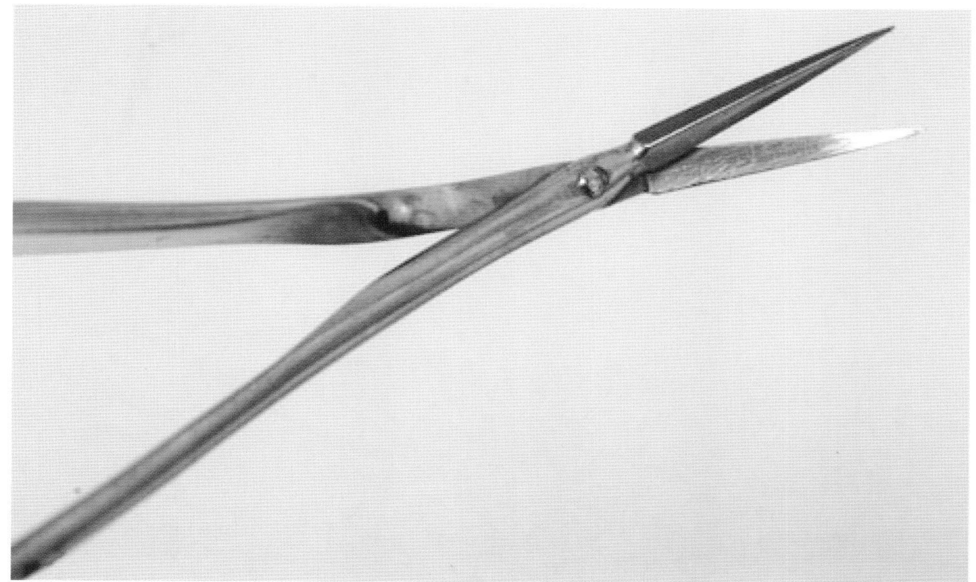

▲ 图 2-21　**Vannas** 剪

十二、破囊针

1. 一次性的 26G 针可以用来在晶状体前囊上完成撕囊或截囊。

2. 将针头拗两次就可以完成破囊针的制作。首先将针头的头端拗至斜面向下 90°，尖部长度不超过 1mm。然后在针的末端拗成与第一次方向相反的弯曲，角度不大于 90°（图 2–22 至图 2–25）。

3. 使用前在显微镜下检查一下破囊针的角度是否合适。

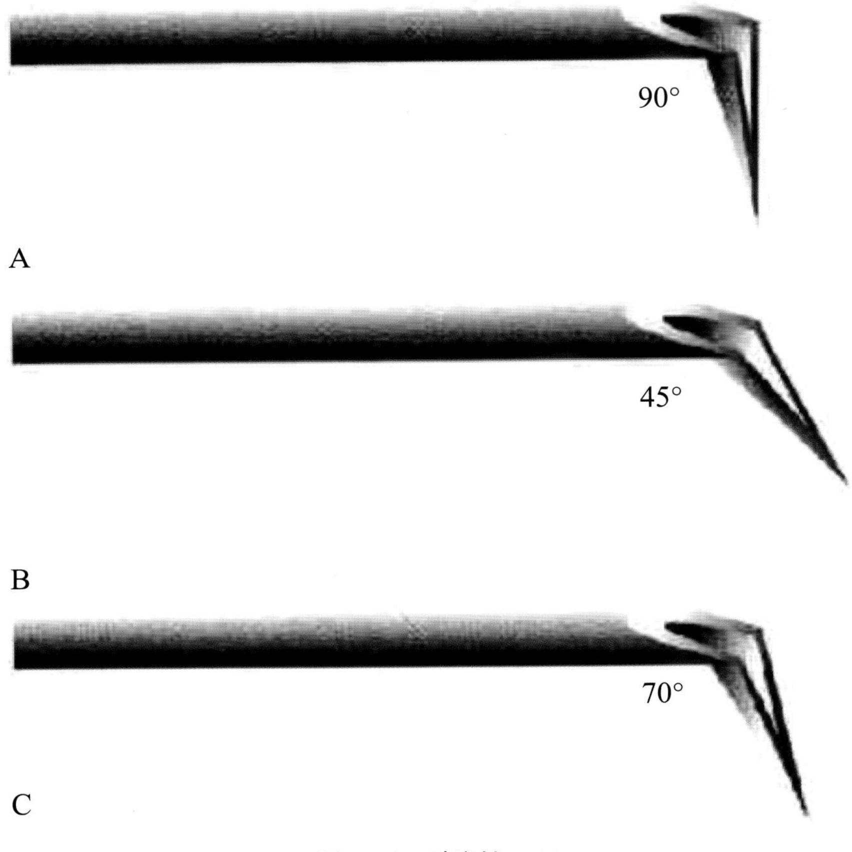

▲ 图 2–22 破囊针（一）

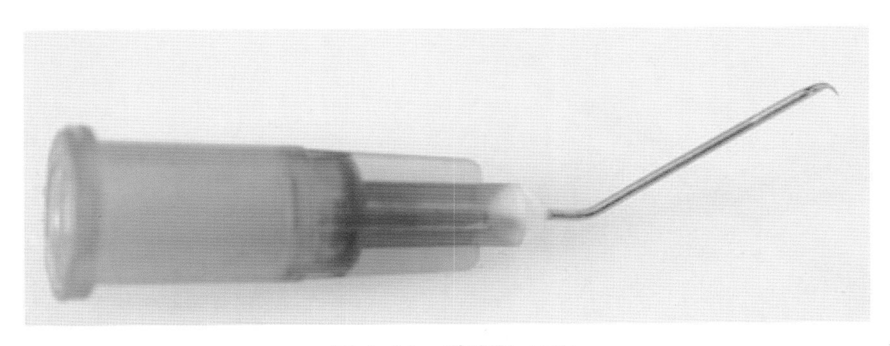

▲ 图 2–23 破囊针（二）

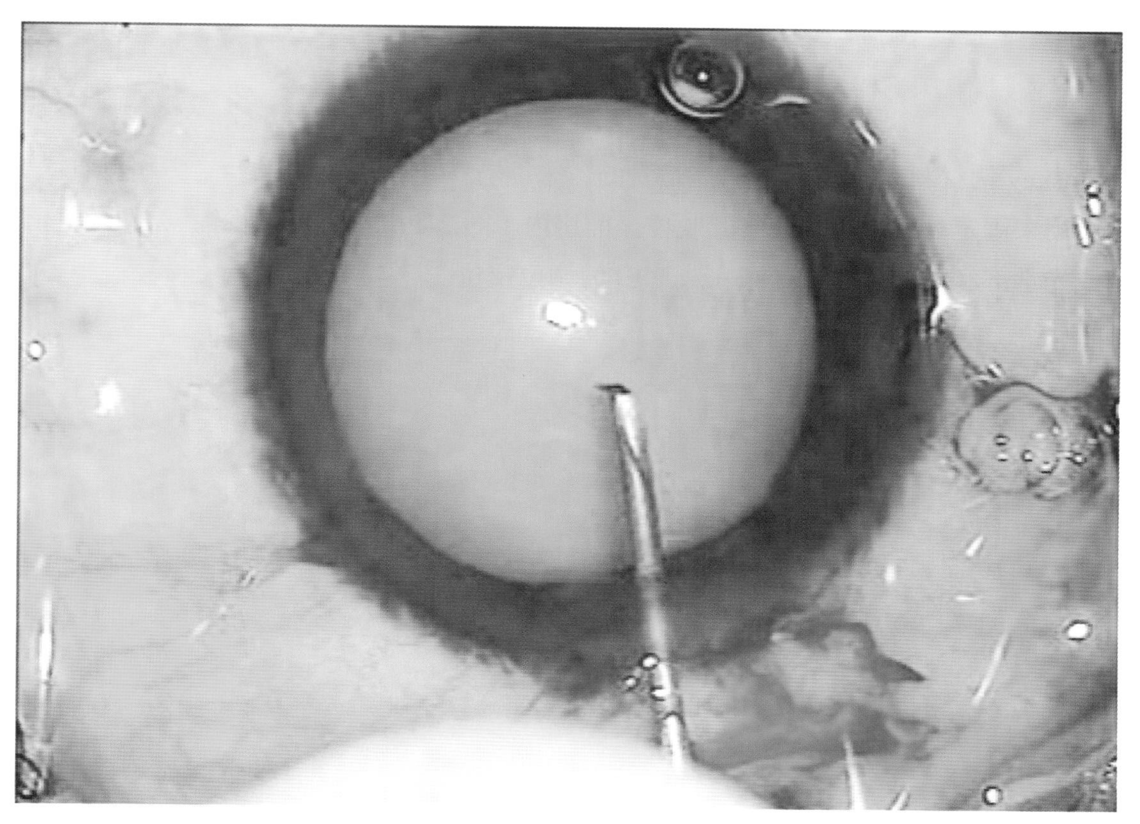

▲ 图 2-24 破囊针 (三)

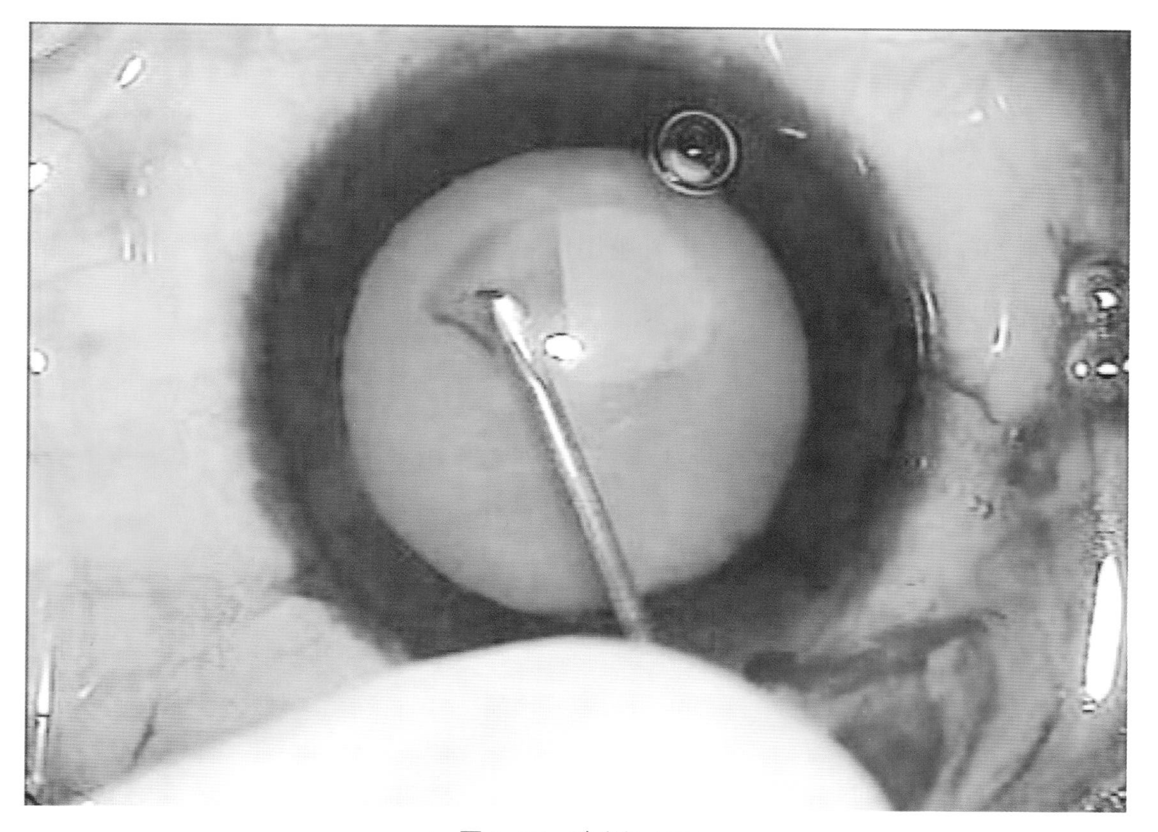

▲ 图 2-25 破囊针 (四)

十三、Sinskey 钩

Sinskey 钩材料是不锈钢，柄部是直的，末端有一定角度，在末端的尖端再有一个弯曲角度用来固定晶状体核块并将其脱位至前房内（图 2–26）。还可以将钩插入 IOL 的调位孔内或光学部和襻部的连接处来完成 IOL 的调位定位。

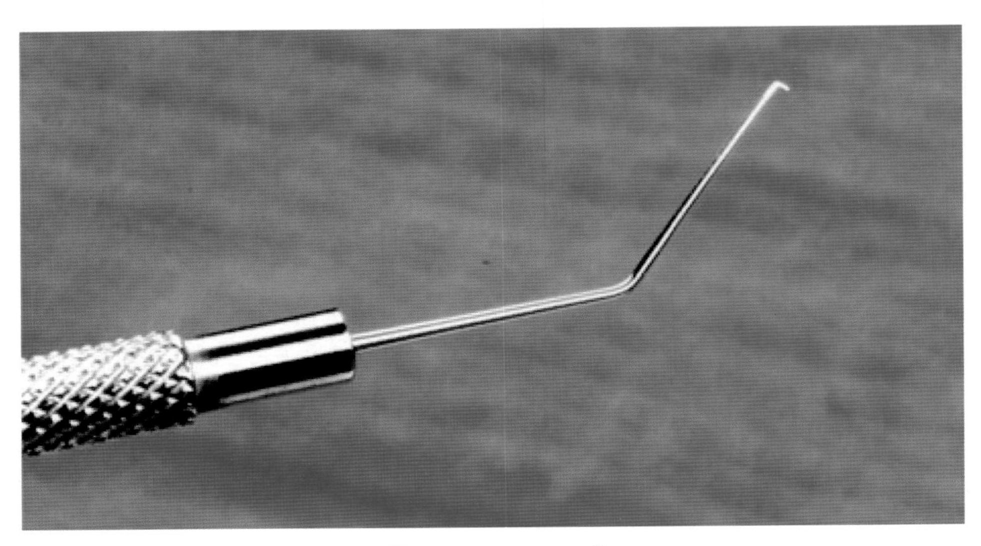

▲ 图 2–26　Sinskey 钩

十四、双腔 Simcoe 管

1. 这种 23G 的双腔套管中的一个管腔用作灌注，另一个用作吸引。两个管道是平行的而不是同轴的（图 2–27 至图 2–29）。

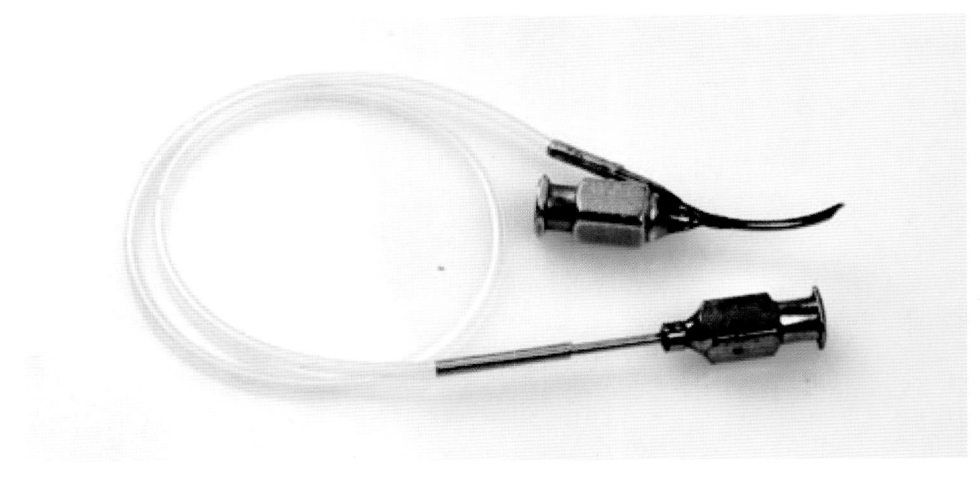

▲ 图 2–27　双腔 Simcoe 管（一）

2. 手法控制吸引，灌注瓶的高度可以调节灌注的情况，瓶高一般高于眼部平面 25 英寸。

3. 操作时，为了最大程度保证后囊膜的安全性，吸引头需要面向上。

4. 吸引管和一个一次性的注射器连接，可以控制吸引的速度。

5. Simcoe 管可以用作皮质吸除，也可以用作前房内黏弹剂或前房积血的冲洗及后囊膜的抛光。

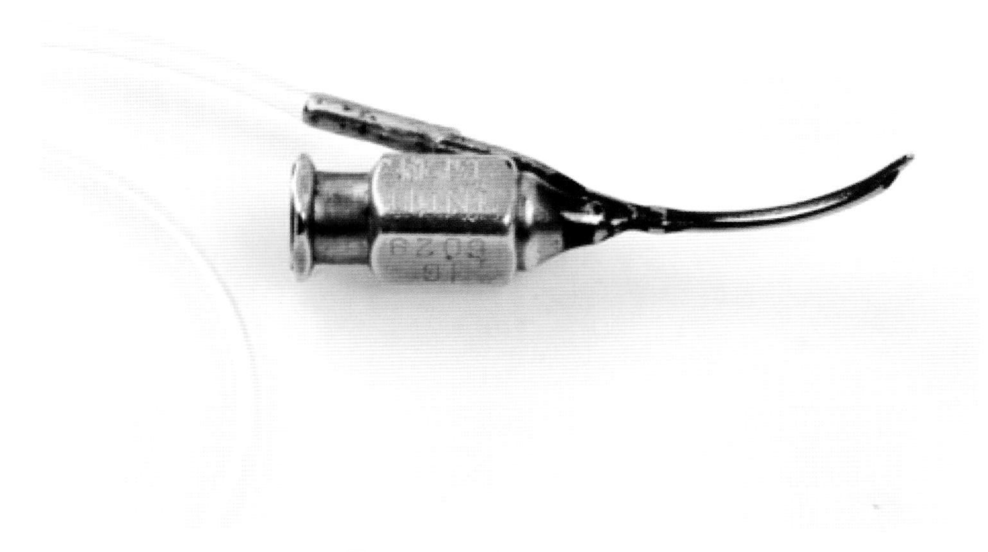

▲ **图 2–28　双腔 Simcoe 管（二）**

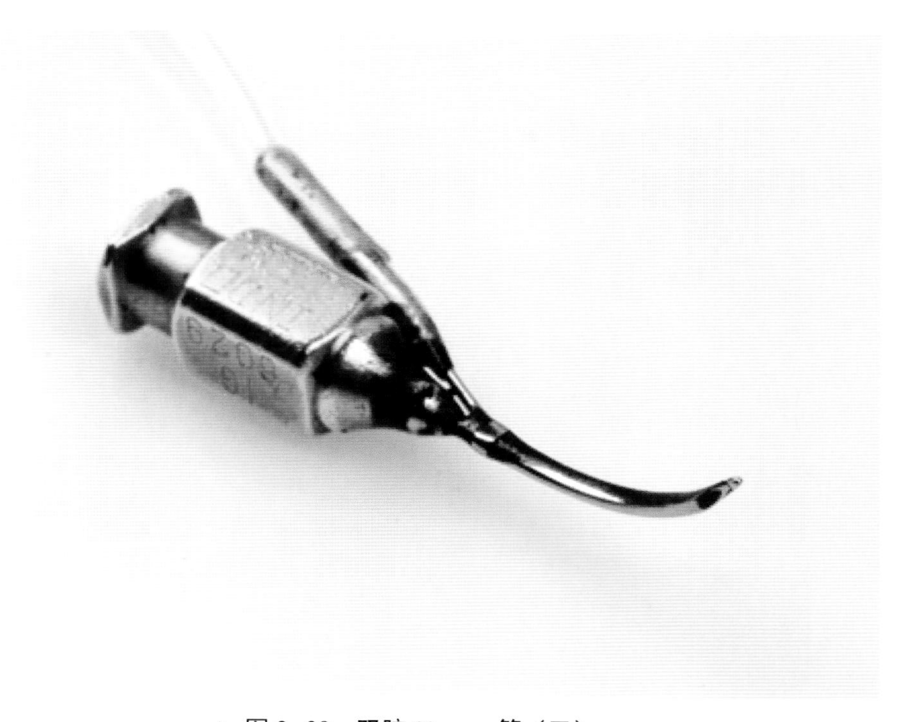

▲ **图 2–29　双腔 Simcoe 管（三）**

十五、带灌注圈套器

1. 使用带灌注圈套器可以将晶状体核娩出。

2. 这种带灌注圈套器有不同的大小和形状（图 2–30）[1]。用长度 35mm 的 23 号针弯成一个 3 ～ 5mm 宽，9mm 长的环，在 10 点钟、12 点钟、2 点钟位置有 3 个注水口。这个灌注圈套器一般可以接在可容纳 5ml 的 BSS 注射器上 [2]。

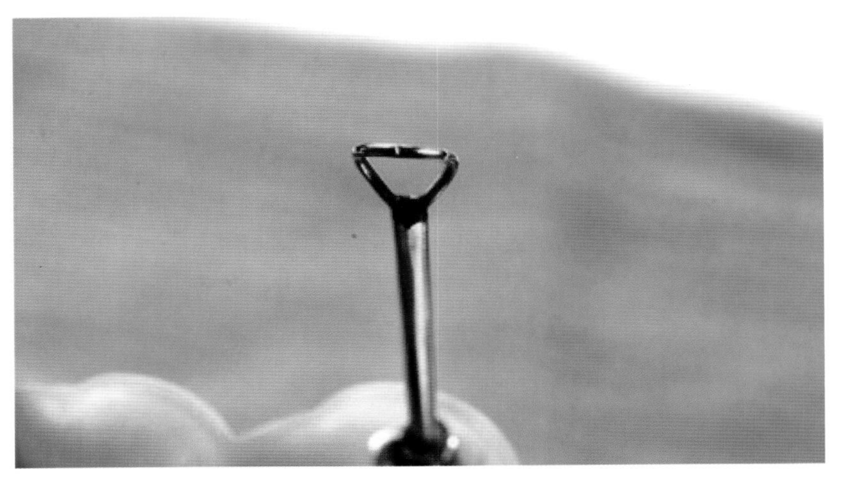

▲ 图 2–30　带灌注圈套器

十六、睫状体分离铲

睫状体分离铲以前常用于无晶状体的抗青光眼术中（图 2–31），目前在白内障手术中常用于双手转核操作，以及在后囊膜破裂的情况下用于处理玻璃体的脱出或漂浮的虹膜。

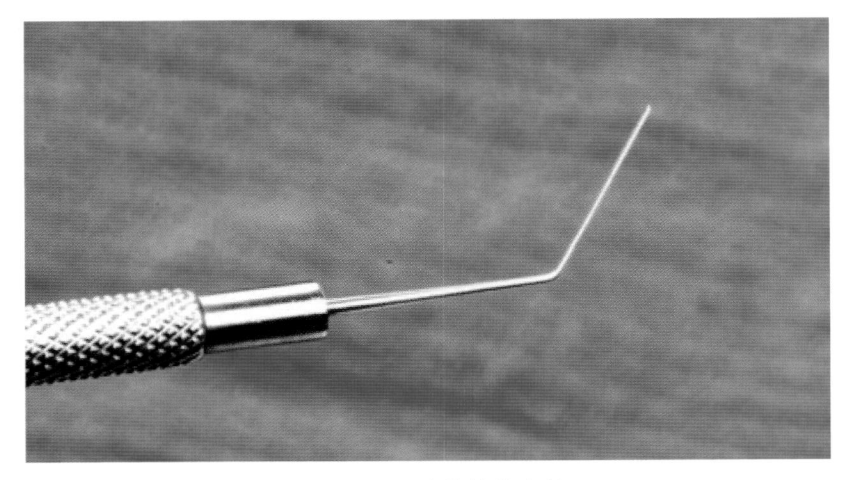

▲ 图 2–31　睫状体分离铲

十七、水分离针管

水分离和水分层可以通过 1 ～ 2ml 的注射器完成。容量小的注射器在液流注射的量和速度方面更好控制，玻璃注射针筒在使用时较一次性针筒感觉更光滑。针管一般为 26 ～ 30G，角度适当，头端光滑圆形（图 2-32）。在进行水分离操作前，要检查针管是否通畅，注射器是否光滑。

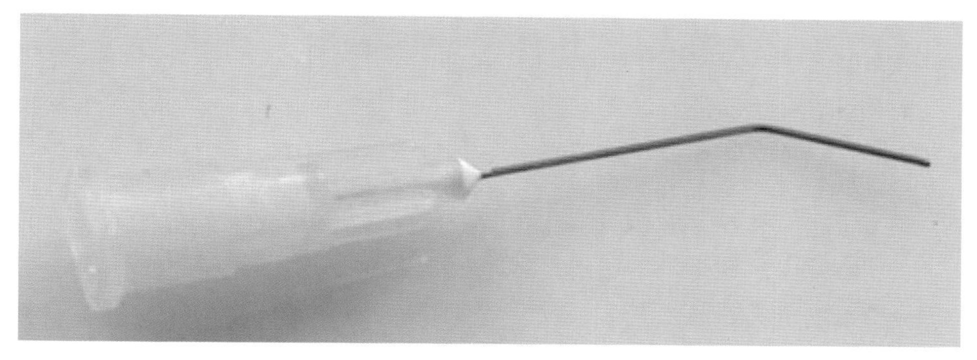

▲ 图 2-32　水分离针管

☞ 参考文献

[1] Akura J. Manual sutureless cataract surgery using a claw vectis. J Cataract Refract Surg. 2000;26(4): 491–6.

[2] Aravind S. Nucleus management with irrigating vectis. Indian J Ophthalmol. 2009;57(1):19–21.

[3] Castroviejo R. Suturing forceps for corneal and cataract surgery. Trans Am Ophthalmol Soc. 1965;63: 255–7.

[4] Storz product catalogue.

[5] Natchair G. Manual Small Incision Cataract Surgery. 2nd ed. Madurai: Aravind Eye Hospital & Postgraduate Institute of Ophthalmology; 2000.

第3章

Anesthesia for Small-Incision Cataract Surgery
小切口白内障手术麻醉

Jaime Tejedor，著
丁　宁，译

一、概述

手法小切口白内障手术的麻醉（SICS）结合了用于囊外白内障摘除和超声乳化手术所用的技术，但有其显著的特殊性。当采用巩膜隧道切口时，可能首选球后和球周麻醉；但采用更小的阶梯式透明角膜切口时，因为操作很小，则可应用眼球筋膜囊下麻醉、表面麻醉、前房内麻醉和低温镇痛。该手术的麻醉方式意味着选择最合适的麻醉药物，并结合相应的手术技术，从而在术中和术后确保患者舒适。本章的主要目的是让读者能够确定适合小切口白内障手术的最佳局部麻醉方案。

1884 年 Herman Knapp 描述了球后麻醉，接着 van Lint 于 1914 年提出了眼轮匝肌麻醉[1]。1948 年 Atkinson 报道了通过使用透明质酸酶，可以在眶压较低的情况下注入大量麻醉药。局部麻醉中的球周注射发布于 1985 年。丁卡因进行表面麻醉由 Fichman 于 1992 年首先用于白内障手术。手法小切口白内障手术很少使用全身麻醉。在某些情况下，如 Agarwal（1998）所描述的不使用麻醉，或低温镇痛（1999），可以用于手法小切口白内障手术。

二、麻醉的类型

（一）全身麻醉

对于不能交流、病情不稳定或完全不配合的精神障碍患者，可能需要进行全身麻醉。局部麻醉具有恢复快、适用于门诊手术等明显优点，手法小切口白内障手术几乎均使用局部麻醉。在手法小切口白内障手术中，使用表面麻醉虽然可以消除其他类型局部麻醉的部分风险，但仅在某些情况下可以使用。

（二）局部麻醉中的给药技术

局部麻醉常用的麻醉方式有球后麻醉、球周麻醉、眼球筋膜囊下麻醉（局域方式，随麻醉药物注射释放）和表面麻醉（使用的麻醉药物见表 3–1，不同麻醉方式的典型组合见表 3–2），后者包括辅助前房内麻醉以及选择利多卡因凝胶和黏滞麻醉，也可以考虑冷冻镇痛。

表 3–1　小切口白内障手术麻醉药物的特点

	麻醉药物	起　始①	持续时间②	效　价③	毒　性
血浆胆碱酯酶（肝）水解酯型更易过敏（形成 PABA）	普鲁卡因	S	S	L	L
	丁卡因	S	I	I	I
	可卡因	S	L	H	H
	Benoxinate（奥布卡因）	S	I	I	H（心脏毒性）
	氯普鲁卡因	F	I	I	L
酰胺型	利多卡因	F	S/I	I	L/I
	甲哌卡因	F	S/I	I	I
	布比卡因	S/I	L	H	H
	罗哌卡因	S/I	L	I	I
	依替卡因	F	L	H	H
新药	阿替卡因	S/I	L	I	L
	左布比卡因	S/I	L	H	H/I
	丙美卡因	F/I	I	I	L

①起始：S 代表慢；I 代表中等；F 代表快。②持续时间：S 代表短；I 代表中等；L 代表长。③效价和毒性：L 代表低；I 代表中等；H 代表高

表 3-2 不同麻醉方式的典型组合

麻醉方式	药 物
表面麻醉	0.1% 盐酸丁卡因 +0.4% 盐酸奥布卡因
前房内麻醉	不含防腐剂的 1% 利多卡因或不含防腐剂的 1% 利多卡因和不含防腐剂的 0.5% 布比卡因的混合物
局部麻醉（球后、球周、眼球筋膜囊下阻滞）	2% 利多卡因：短期疗程 2% 利多卡因 +0.5% ～ 0.75% 布比卡因（或 1% 罗哌卡因）：1h 疗程 2% 甲哌卡因和 0.5% ～ 0.75% 布比卡因的混合物（50% ～ 50%）：1h 或更长

镇静药可用于局部麻醉，但可能导致患者术中神志不清而不配合。如果不使用镇静药，术前 2h 可少量饮用清水。需监测心电图和脉搏血氧饱和度。术前有必要开放静脉通道。最常用的镇静药是咪达唑仑（苯二氮䓬类药物，半衰期 2h），异丙酚（短效苯酚苏醒快，可导致呼吸抑制和血压下降），芬太尼（强力速效，30min，麻醉镇痛药）和雷米芬太尼（超短效镇痛药由酯酶代谢，半衰期 3 ～ 10min，导致心率和血压下降）。

1. *局部麻醉*

(1) 球后麻醉：将 3.5 ～ 5ml 的麻醉药注入球后间隙后，可达到良好的抑制眼球运动和麻醉效果（图 3-1）。当患者处于第一眼位或轻度向上注视时，采用比经典针头（31 ～ 38mm）更短的圆头针，精确地将药物注入下直肌和外侧直肌之间（眼眶下缘内 2/3 与外 1/3 的交点处）。突破眶隔阻力后，将针指向眶尖，直到眼外肌间隙。穿过眼外肌间隙，即到球后间隙。美国白内障与屈光手术协会调查显示，在超声乳化手术中 9% 的手术医生会使用球后麻醉[2]，但在手法小切口白内障手术中这一比例肯定更高。

①要点：不要为了避免刺穿眼球而将针头“远离眼球”。这样通常会把麻醉药注入球周。当突破最初的眶隔阻力以后，出现眼外肌间隙阻力时，眼球会发生小的旋转或垂直运动。

②并发症：眼部球后阻滞麻醉的潜在并发症包括球后出血、眼球穿孔、视网膜血管阻塞，而注入蛛网膜下腔可能影响心血管。

在球后注射的患者中，球后出血的发生率低于 5%[1]。出血的原因有很多种。涡静脉在眼球赤道后 4mm 穿出，进针时的剪切力很可能会影响到涡静脉、眼下静脉和视网膜中央静脉。如果突然出现眼球突出、球结膜水肿、出血和眼球固定，可以推测发生了动脉出血。其次是睫状后动脉，它供应脉络膜和眼动脉分支（包括视网膜中央动脉）或视神经孔附近的眼动脉。建议不使用超过 31mm 的针头（25G，25mm 针头最常用）[3]。

多数情况下，如球后出血吸收且未出现并发症，手术应推迟 3 ～ 4 周，根据患者配合情况及可行性再决定选择表面麻醉或者全身麻醉方式进行手术。如果由于眶压或眼压增高而导致视网膜中央动脉闭塞而影响视力，则建议行外眦切开术。也可能发生较小的血管损伤。其他治疗方法包括前房穿刺和眼眶减压术。通常在眼眶减压术前进行 CT 检查，以帮助确定出血位置，并排除视神经鞘内出血的可能性，鞘内出血可能也需要进行减压。

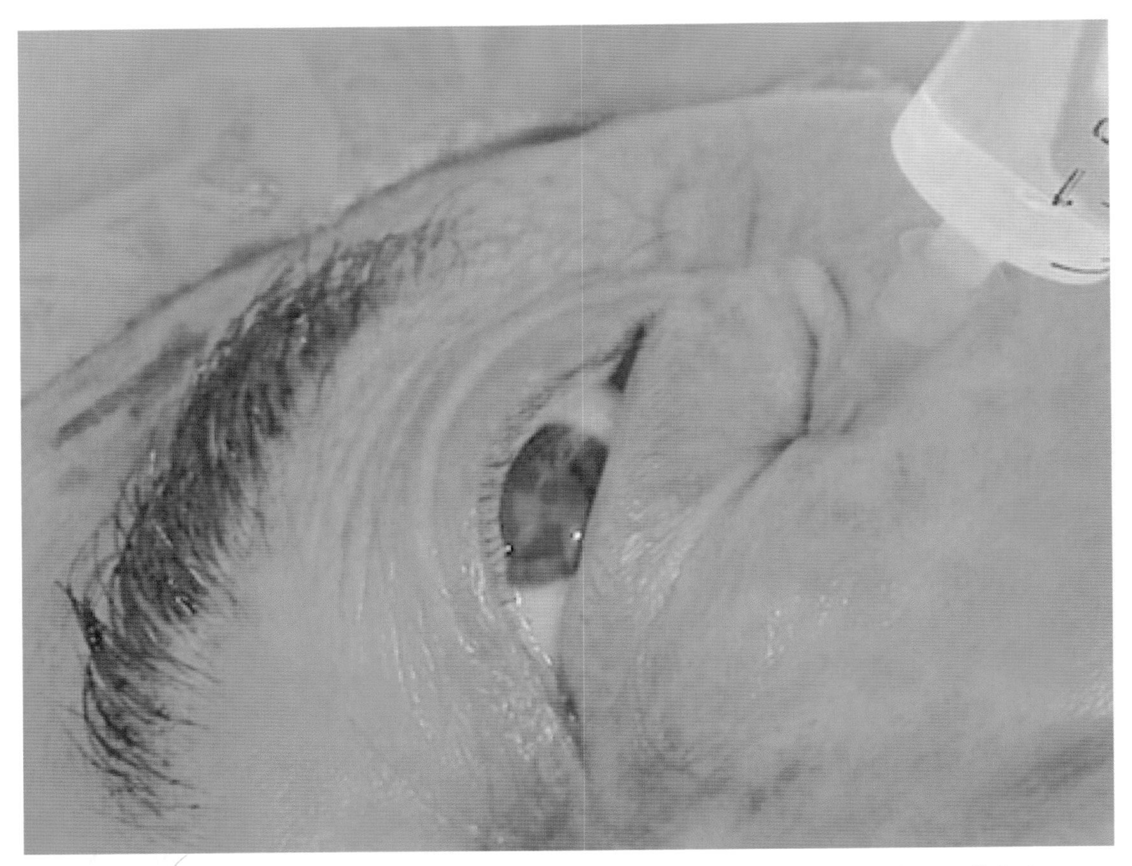

▲ 图 3-1 下眼睑眼眶下缘上方中外 1/3 交界处插入针头（35mm 长）行球后阻滞麻醉
针头直接指向眶尖（眼眶内壁与外壁成 45°）

眼球穿孔是一种威胁视力的并发症，极易发生在高度近视的患者。巩膜穿孔应该尽快处理，采用冷冻、激光治疗、巩膜扣带术或经睫状体平坦部玻璃体切割术。无意中将利多卡因注入玻璃体腔是可以接受的，但可能导致眼压升高和角膜很快出现混浊。

也有文献报道在球后麻醉后，出现视网膜血管阻塞。视网膜中央动脉阻塞常在数小时内自行逆转并再灌注。可能的机制是动脉痉挛，针头对血管的损伤，以及注射溶液或出血导致的压迫。前房穿刺术可能有助于降低眼压，但其效果值得怀疑。当视网膜中央动脉阻塞合并视网膜中央静脉阻塞时，由于视网膜血管的直接损伤或者视神经鞘内注入药液或血液产生的压迫，可见到樱桃红斑，伴视网膜内出血及视网膜静脉扩张。这些病例预后很差，CT 检查可发现视神经鞘出血或血肿，需进行神经鞘减压。可能发生虹膜新生血管，可通过玻璃体内注射抗 VEGF 和(或)全视网膜光凝治疗。显然，在球后注射时，眼球处于第一眼位可以预防这种并发症发生，而当眼睛向上和向内看时，视神经和视网膜血管更容易暴露在进针的路径中。

无意中注入蛛网膜下腔或眶周扩散可能会造成呼吸或心血管并发症。视神经萎缩和失明是球后阻滞的罕见并发症。

(2) 球周麻醉：球周麻醉通过肌锥外注射麻醉药（通常是 2 次注射）可以达到很好的眼球固定效果，但是麻醉效果往往比球后麻醉差。进行球周阻滞麻醉，常使用短号（15.0mm）、中号（25.0mm）和长号（37.5mm）针头，其效力取决于注入眼球及眶尖的局部麻醉药的剂量。眼眶出血和眼球穿孔比球后麻醉出现少。球周麻醉可以分为眼周（眼球筋膜囊下巩膜表面）、球周（前部，浅层）、肌锥旁（后部，深层）和眶尖（极深层）。该麻醉方式的潜在作用是减少眼血流搏动和降低眼压，在某些手术中很有用[4]。

(3) 眼球筋膜囊下麻醉：Tenon 囊是一层环绕眼球和眼外肌的结缔组织筋膜，向前附着于角巩膜缘，向后延伸与视神经周围的硬脑膜相融合。

在滴入表面麻醉药后，用 Westcott 剪切开分离鼻下象限的结膜和 Tenon 囊，插入钝性套管并向筋膜囊下注入 3 ～ 4ml 的麻醉药物，产生前节和结膜麻醉。麻醉快速诱导数分钟后出现眼球运动障碍。要求熟练分离筋膜囊并正确放置钝性套管注入麻醉药物。在肌锥间隙注入麻醉药物阻滞睫状神经节。结膜出血尤其是结膜水肿是应避免的主要并发症。

眼球筋膜囊下阻滞麻醉中，结膜肿胀的发生率约为 39.4%[5, 6]，可能是由于前部麻醉药渗漏所致。如果将麻醉药注入球筋膜下或结膜下腔隙的分隔区内，则水肿明显增大。据报道，结膜下出血的发生率为 32% ～ 56%，可通过结膜切口烧灼止血来降低结膜下出血的发生。在分离结缔组织时，通过套管注入隧道内或使用导管持续输注麻醉药，也可能发生球后出血。

理论上，在控制眼球运动方面，球后和球周麻醉产生的效果是等同的，筋膜囊下麻醉的效果略差，但是该结论证据不足。

要点：常见的错误是将麻醉药注射到结膜下，因为没有正确地分离筋膜囊组织使麻醉药到达巩膜，而导致结膜水肿。

2. *表面麻醉*　表面麻醉有助于术后康复，经常应用于白内障手术。可配合前房内麻醉或口服 / 静脉镇静[7]。表面麻醉的独特优势在于术后几乎立即恢复视力，或至少比球后或球周麻醉恢复快。

表面麻醉药（表 3–1，表 3–2）只阻断角膜和结膜的三叉神经末梢，不麻醉眼前段的眼内组织。在手术中，对虹膜的操作、牵拉睫状体和悬韧带组织可以刺激睫状神经，导致不适，在表面麻醉下应注意避免。因此，经常加用前房内麻醉来增强表面麻醉药物的效果。

表面麻醉包括使用滴眼液或凝胶。在特殊情况下，根据对局部麻醉药的过敏史选择麻醉药物。在表面麻醉下，患者的不适和上皮细胞毒性也是重要因素。角膜上皮毒性可能导致角膜雾状混浊，术野不清晰而增加手术难度，而且会导致角膜上皮缺损并延长伤口愈合。丁卡因（一种酯类麻醉药）是常用麻醉滴眼液中刺激性最大的一种，应避免对此类特殊药物过敏的患者使用[8]。丙美卡因虽然也是酯类药物，但不能代谢为对氨基苯甲酸，因此可以安全地用于对其他酯类麻醉药过敏的患者。

黏性利多卡因凝胶可作为表面麻醉药的替代或辅助用药。凝胶中通常混有扩张药、抗生素和非甾体抗炎药，例如，2% 利多卡因凝胶与托吡卡胺、1% 环戊通、10% 或 2.5% 去氧肾上腺素（伴或不伴莫西沙星和酮咯酸，术前点术眼 2 次就能达到很好的散瞳和麻醉效果）[8]。2% 利多卡因凝胶表面麻醉可保持角膜湿润，增加与眼球表面接触时间，能持续扩散，延长麻醉效果。以我的经验，虽然它具有一定的上皮毒性，在白内障手术过程中会影响角膜能见度，但在手术前多次使用表面麻醉滴眼液也会如此。

还有一种非药物性的表面麻醉方法，称为冷冻止痛法，就是使用冷却的液体而不是麻醉滴眼液[9]。只有特定的患者能够使用该方法配合手法白内障手术。手术前，患者会感觉眼部很冷。术中使用的所有液体都要冷却到 4℃左右（除了聚维酮可以保持常温）。术前使用冷凝胶眼贴敷眼 10min。还要在放置眼罩和开始手术之前，向眼内注入冷却的甲基纤维素。用冷的平衡盐溶液 BSS® 持续灌注冷却角膜。向前房内注入冷的黏弹剂（如 Viscoat®），并在整个过程中用平衡盐溶液 BSS® 持续冷却角膜。

前房内麻醉：在超声乳化手术中，前房内麻醉有时作为表面麻醉的辅助手段，在手法小切口白内障手术中也有潜在的应用价值[8]。能否通过阻滞虹膜和睫状体的感觉来减缓人工晶状体植入时的不适感，还有待证实。一项研究将前房内注入利多卡因与安慰剂进行比较，发现在超乳手术中两者的麻醉效果（疼痛量表）无差异[10]。前房内单独使用利多卡因可以扩大瞳孔，或至少有助于瞳孔散大[11]，推测可能是由于利多卡因对虹膜的直接作用导致肌肉松弛所致。与单独使用 1% 利多卡因相比，1% 不含防腐剂的利多卡因与肾上腺素（0.3ml 按 1∶1000 比例）联合使用可以增强散瞳作用，有时术前可不需再使用散瞳滴眼液[12]。

前房内麻醉的优点包括损伤眼组织或危及生命的全身不良反应小，术后恢复视力更快，避免影响外观，相比其他麻醉方式费用低。美国眼科学会的一份报告讨论了前房内麻醉的有效性和可能出现的视网膜和角膜内皮毒性[13]。有的文献明确支持前房内麻醉的有效性，但有的文献不支持这一结论。然而，由于单独使用表面麻醉是有效的，因此我们对使用前房内麻醉进行术中止痛的观点持保留意见。

角膜内皮对 1% 不含防腐剂的利多卡因有良好的耐受性，而高浓度的利多卡因对角膜内皮有毒性[8]。虽然短期研究表明前房内使用利多卡因是安全的，但长期效果尚不清楚。由于局部麻醉药向后扩散，可以产生视网膜毒性，已有在前房内麻醉后出现暂时黑矇的报道。体外研究表明，利多卡因和布比卡因可能对视网膜有毒性，因此，局部麻醉应采用最低浓度[8]。作为前房内麻醉的一部分，常用麻醉药对角膜内皮的毒性作用尚不完全清楚。不含防腐剂的 1% 利多卡因 0.1 ～ 0.5ml 剂量使用时与角膜内皮毒性无关，但更高浓度的利多卡因可能具有毒性。前房内应用布比卡因的毒性尚不清楚，但其对角膜内皮的毒性可能比 1% 利多卡因更大。因此，我们认为不含防腐剂的 1% 利多卡因是前房内麻醉的首选局部麻醉药[8]。

然而，一项对兔子的研究表明，在售麻醉药品中的防腐剂苯扎氯铵(浓度为0.025%～0.05%)可能对角膜组织造成不可逆的损伤[14]。将无防腐剂的4%盐酸利多卡因注入前房数天，引起兔眼角膜显著增厚和混浊[14]。药物应用时间和药物中的防腐剂是决定利多卡因效果的重要因素。短期应用不含防腐剂的利多卡因不太可能对角膜内皮产生损伤。

有文献报道，虽然在表麻手术中出现过几次罕见的视觉现象（从快速感觉到对真实物体的感知），但是通过足够的耐心辅导，这种恐惧可能会大大减少。

联合使用黏弹剂的麻醉是表面麻醉的一种，通过使用含有麻醉成分的黏弹性聚合材料来进行。它通常包括眼表使用的成分0.3%透明质酸钠和2%盐酸利多卡因，和之后前房内使用的成分1.5%透明质酸钠和1%盐酸利多卡因（用于撕囊和人工晶状体植入术）。显然，它有效提供了一个比仅用表麻滴眼液更长的麻醉效果，但是在操作技术上其效果还没有专门的研究和文献报道。没有证据表明使用市面上的黏滞麻醉药品会增加内皮细胞损伤或丢失，或视网膜毒性[15，16]。作者目前在临床中并没有使用这种麻醉方式，因为以他的经验看来是否使用利多卡因进行表面麻醉，都没有给局部麻醉增加帮助。

三、麻醉过程中患者疼痛评估

Friedman等[17]利用PubMed和Cochrane Collaboration数据库进行系统的文献检索，综合各种试验结果，证实绝大多数关于局部麻醉的随机对照试验的研究，其设计和结果在很大程度上是不同类的。因此，在这些情况下，meta分析并不是科学合理的。近期的荟萃分析[18]报道了表面麻醉和局部麻醉的疼痛评分比较，其结果与Friedman等的研究结果一致。

在各种注射方式中，球筋膜囊下注射的疼痛感最低，其次是球后、球周和表面麻醉。作者的临床感受是，球后麻醉感觉疼痛最小或不大于筋膜下麻醉。总的来说，注射麻醉相对要比表面麻醉更疼。根据Malik等[19]创建的感知痛全局图的定性结果，用任意比例的0～10垂直标尺，0分代表无疼痛，1～2分代表轻微疼痛，3～5分代表中度疼痛，大于5分代表剧烈疼痛，Friedman等[17]报道的数据指出，患者感觉在表面麻醉下手术比注射阻滞麻醉下手术更疼。术中疼痛量表的结果显示：不同类型的表面麻醉药如2%利多卡因凝胶、5%布比卡因滴眼液、0.4%奥布卡因滴眼液，其评分分别为1.6分、4.1分、7.1分[20]。一项研究报道指出，2%利多卡因凝胶的疼痛评分，与前房内麻醉的疼痛评分近似[21]。理论上，球后和球周麻醉能产生同样明显的眼球运动抑制作用。加入透明质酸酶似乎增加了这些阻滞麻醉抑制眼球运动的有效性。然而，透明质酸酶在球后麻醉以外的其他应用中存在争议，甚至在球后阻滞麻醉中也没有常规应用。眼球运动障碍在球筋膜囊下麻醉中似乎没有那么有效，但没有足够的证据支持这一结论。

四、麻醉方式的应用趋势

根据美国白内障和屈光手术协会（ASCRS）成员[2]的一项临床实践模式调查结果显示，1995—2003年，在美国各种局麻技术的应用趋势是1998—2003年球后麻醉的明显下降而表面麻醉的上升。局部麻醉的应用比例随手术量的不同而有显著差异，即每月进行1～5例手术的机构为38%，每月手术量大于75例的机构为76%。该调查还发现人们对球筋膜囊下麻醉重新产生了兴趣。笔者认为，与已发表的调查结果相反，白内障医生在手法小切口白内障手术中并不常用球筋膜囊下麻醉，在超声乳化术中也不常用。一项个人未发表的小型调查显示，接受采访的10名白内障手术医生中，没有一人在白内障手术中使用球筋膜下麻醉，包括手法小切口手术和超声乳化手术。另一方面，2002年欧洲调查[22]比较麻醉技术和临床实践表明，球周阻滞最常用，只有少数外科医生使用表面麻醉。这些结果令人惊讶，在2014年可能并非如此，但在手法小切口手术的具体应用中，表面麻醉的使用率低于超声乳化手术。

在美国和英国，自1996年以来球后和球周麻醉的使用有所下降，而表面麻醉和球筋膜下麻醉的使用率增加。

五、流程的安全性

英国的一项调查结论指出，除了表面/前房内麻醉，所有麻醉技术都存在潜在危及生命的并发症[23]。这意味着在内眼手术时，麻醉师必须在场，以处理不良事件。英国的调查[23]还显示，潜在威胁视力的并发症主要与球后和球周麻醉有关。

避免在眶尖（血管区域）注射，使用细短针（25G, 25mm针头）可减少眼眶出血。Fanning[3]建议不使用超过31mm的针头。特别是在其他麻醉方式也同样有效的情况下，球后和球周麻醉的使用正在减少，尤其是球周麻醉，主要由于风险增加和严重并发症的发生，如眼球穿孔和球后出血。用钝针注射麻醉药物，如在球筋膜下注射中使用的针，可大大降低这种风险。根据我的经验，球周麻醉明显不如球后麻醉有效。然而，对许多手术医生来说，球后注射是一种非常有效的麻醉方式，其使用频率仅次于表面麻醉伴或不伴前房内应用利多卡因。注意前文提到的进针入路和位置的说明，将针轻轻插入球后间隙，缓慢注射麻醉液，很少发生球后出血。

眼球穿孔是一种罕见的并发症。近视眼（球壁较薄、眼球较长）更容易发生，尤其是在球后和球周阻滞麻醉时。眼球穿孔发生率为球周麻醉0/2000～1/16 224[25]，球后麻醉3/4000，球周和球后麻醉联合应用1/12 000[26]。在注射麻醉药时，通常不会发现眼球穿通，但可能会在随后的手术过程中因出现低眼压、红光反射弱和玻璃体积血而被发现。

注射麻醉药时，要求患者左右转动眼球，以确保针头没有与眼球接触。

正确的眼眶解剖知识、患者的配合和钝针头的使用可以降低眼球穿孔发生率。钝针头不太可能出现穿孔，但万一发生穿孔，会涉及更多损伤[27]。

局部麻醉下可能发生全身风险[24]，如麻药到达脑干。在麻醉期间和麻醉后以及手术期间，必须对患者进行认真监测。嗜睡、失语或言语混乱等症状可能提示脑干受到影响，可导致呼吸和心脏骤停[24]。通常发生在 8 ～ 10min 或几乎在推入麻醉药后立即出现。必须要有抢救设备和接受过使用培训的人员到场。当睫状神经节被麻醉时，眼心反射（由眼部操作引起的心动过缓）被阻断。因此，局部麻醉下阻断睫状神经节极少能消除眼心反射传入通路[27]，但表面麻醉能够避免眼心反射。麻醉药物的剂量或出血引起的组织快速膨胀有时会激发眼心反射，因此建议球后或球周注射时缓慢一些。

极少情况下，可能因麻醉药物沿视神经鞘扩散或动脉内注射麻醉液逆行至脑干，发生死亡[27]。显然，球后麻醉更容易发生（0.1% ～ 0.3%），而球周麻醉和使用短针头不易发生，因为它们会避开眼外肌的肌锥。在第一眼位注视时，使用短针头注射以避免将针头转向神经[28]，那么风险就会降低。在 2002—2003 年期间，英国报道的 8 例神经系统并发症中有 7 例（符合脑干受影响）是由球后和球周麻醉引起的[23]。

在新西兰进行的一项以老年女性为主的白内障患者研究中，该人群患有明显系统性疾病的同时存在过熟期白内障，报道的术中不良事件仅占 5%[29]。

过敏或血管迷走神经反应是与局部麻醉相关的比较常见的并发症，可导致全身系统并发症[23]。有对丙美卡因滴眼液过敏的报道[30]，与其他相关药物如丁卡因交叉致敏相对少见。

酰胺类局麻药物极少发生过敏；据报道，只有 1% 的反应被认为是由免疫介导的过程引起的[31]。透明质酸酶现在不常使用，作为阻滞麻醉药物的添加剂，可能很少引起过敏反应[32]。

持续性复视（总发生率 0.25%）是球后麻醉的另一不良后果，原因是对下直肌、其他肌肉或神经的损伤（如第三脑神经的下段）[33，34]。球周麻醉也可引起这些并发症，其作用甚至可扩展至水平直肌、上直肌，极少数扩展到上斜肌。不使用高浓度的局部麻醉药物能够防止肌肉麻痹（复视和上睑下垂），高浓度的局部麻醉药物可同时具有神经毒性和肌肉毒性；当针头插入过程中遇到阻力时，也应避免注射。面神经阻滞可导致麻醉扩散到舌咽神经而引起吞咽困难或呼吸障碍[35]，因此在正常情况下减少使用，除非遇到严重的眼睑痉挛。用于减轻疼痛的辅助静脉麻醉药可能与医疗不良事件的增加有关[36]。

围术期发生心肌缺血，在老年患者的白内障手术中虽然少见，局麻比全麻下手术发生更少，但在确定手术指征时就应当牢记[37]。高剂量或长期应用的局部麻醉药物有角膜上皮毒性，可延长伤口愈合，并可能引起角膜溶解。反复使用表面麻醉药物，如频繁刺痛，会造成暂时的角膜薄翳，并严重影响手术过程中的能见度。

☞ 参考文献

[1] Garg A, Gutiérrez-Carmona FJ. Anesthesia. In: Gutiérrez-Carmona FJ, editor. Phaco without the phaco. ECCE and manual small-incision techniques for cataract surgery. New Delhi: Jaypee Brothers Medical Publishers; 2005.

[2] Leaming DV. Practice styles and preferences of ASCRS members – 2003 survey. J Cataract Refract Surg. 2004;30(4):892–900.

[3] Fanning GL. Orbital regional anesthesia. Ophthalmol Clin North Am. 2006;19(2):221–32.

[4] Chang BY, Hee WC, Ling R, Broadway DC, Beigi B. Local anaesthetic techniques and pulsatile ocular blood flow. Br J Ophthalmol. 2000;84(11):1260–3.

[5] Canavan KS, Dark A, Garrioch MA. Sub-Tenon's administration of local anaesthetic: a review of the technique. Br J Anaesth. 2003;90(6):787–93.

[6] Roman SJ, Chong Sit DA, Boureau CM, Auclin FX, Ullern MM. Sub-Tenon's anaesthesia: an efficient and safe technique. Br J Ophthalmol. 1997;81(8):673–6.

[7] Rocha G, Turner C. Safety of cataract surgery under topical anesthesia with oral sedation without anesthetic monitoring. Can J Ophthalmol. 2007;42(2):288–94.

[8] Cass GD. Choices of local anesthetics for ocular surgery. Ophthalmol Clin North Am. 2006;19(2): 203–7.

[9] Gutiérrez-Carmona FJ. Phacoemulsification with cryoanalgesia: a new approach for cataract surgery. In: Phacoemulsification, laser cataract surgery and foldable IOLs. 2nd ed. New Delhi: Jaypee Brothers Medical Publishers; 2000. p. 226–9.

[10] Boulton JE, Lopatatzidis A, Luck J, Baer RM. A randomized controlled trial of intracameral lidocaine during phacoemulsification under topical anesthesia. Ophthalmology. 2000;107(1):68–71.

[11] Lee JJ, Moster MR, Henderer JD, Membreno JH. Pupil dilation with intracameral 1% lidocaine during glaucoma filtering surgery. Am J Ophthalmol. 2003;136(1):201–3.

[12] Cionni RJ, Barros MG, Kaufman AH, Osher RH. Cataract surgery without preoperative eyedrops. J Cataract Refract Surg. 2003;29(12):2281–3.

[13] Karp CL, Cox TA, Wagoner MD, Ariyasu RG, Jacobs DS. Intracameral anesthesia: a report by the American Academy of Ophthalmology. Ophthalmology. 2001;108(9):1704–10.

[14] Judge AJ, Najafi K, Lee DA, Miller KM. Corneal endothelial toxicity of topical anesthesia. Ophthalmology. 1997;104(9):1373–9.

[15] Trivedi RH, Werner L, Apple DJ, Izak AM, Pandey SK, Macky TA. Viscoanesthesia. Part I: toxicity to corneal endothelial cells in a rabbit model. J Cataract Refract Surg. 2003;29(3):550–5.

[16] Macky TA, Werner L, Apple DJ, Izak AM, Pandey SK, Trivedi RH. Viscoanesthesia. Part II: toxicity to intraocular structures after phacoemulsification in a rabbit model. J Cataract Refract Surg. 2003;29(3):556–62.

[17] Friedman DS, Bass EB, Lubomski LH, Fleisher LA, Kempen JH, et al. Synthesis of the literature on the effectiveness of regional anesthesia for cataract surgery. Ophthalmology. 2001;108(3):519–29.

[18] Zhao LQ, Zhu H, Zhao PQ, Wu QR, Hu YQ. Topical anesthesia versus regional anesthesia for cataract surgery: a meta-analysis of randomized controlled trials. Ophthalmology. 2012;119(4):659–67.

[19] Malik A, Fletcher EC, Chong V, Dasan J. Local anesthesia for cataract surgery. J Cataract Refract Surg. 2010;36(1):133–52.

[20] Soliman MM, Macky TA, Samir MK. Comparative clinical trial of topical anesthetic agents in cataract surgery: lidocaine 2% gel, bupivacaine 0.5% drops, and benoxinate 0.4% drops. J Cataract Refract Surg. 2004;30(8):1716–20.

[21] Koch PS. Efficacy of lidocaine 2% jelly as a topical agent in cataract surgery. J Cataract Refract Surg. 1999;25(5):632–4.

[22] Eichel R, Goldberg I. Anaesthesia techniques for cataract surgery: a survey of delegates to the congress of the International Council of Ophthalmology, 2002. Clin Experiment Ophthalmol. 2005;33(5):469–72.

[23] Eke T, Thompson JR. Serious complications of local anaesthesia for cataract surgery: a 1 year national survey in the United Kingdom. Br J Ophthalmol. 2007;91(4):470–5.

[24] Royal College of Anaesthetists. Chapter 10. Ophthalmic anesthesia services. In: Guidelines on the provision of anesthesia services. London: Royal College of Anaesthetists; 2009.

[25] Davis 2nd DB, Mandel MR. Efficacy and complication rate of 16,224 consecutive peribulbar blocks. A prospective multicenter study. J Cataract Refract Surg. 1994;20(3):327–37.

[26] Hamilton RC, Gimbel HV, Strunin L. Regional anaesthesia for 12,000 cataract extraction and intraocular lens implantation procedures. Can J Anaesth. 1988;35(6):615–23.

[27] Hamilton RC. Complications of ophthalmic regional anesthesia. Ophthalmol Clin North Am. 1998;11:99–114.

[28] Malik A. Efficacy and performance of various local anesthesia modalities for cataract surgery. J Clinic Exp Ophthalmol. 2013;S1:007. doi: 10.4172/2155-9570.S1-007 .

[29] Riley AF, Malik TY, Grupcheva CN, Fisk MJ, Craig JP, et al. The Auckland cataract study: co-morbidity, surgical techniques, and clinical outcomes in a public hospital service. Br J Ophthalmol. 2002;86(2):185–90.

[30] Dannaker CJ, Maibach HI, Austin E. Allergic contact dermatitis to proparacaine with subsequent cross-sensitization to tetracaine from ophthalmic preparations. Am J Contact Dermat. 2001;12(3):177–9.

[31] Jackson T, McLure HA. Pharmacology of local anesthetics. Ophthalmol Clin North Am. 2006;19(2):155–61.

[32] Quhill F, Bowling B, Packard RB. Hyaluronidase allergy after peribulbar anesthesia with orbital inflammation. J Cataract Refract Surg. 2004;30(4):916–7.

[33] Munoz M. Inferior rectus muscle overaction after cataract extraction (letter). Am J Ophthalmol. 1994;118(5):664–6.

[34] Hunter DG, Lam GC, Guyton DL. Inferior oblique muscle injury from local anesthesia for cataract surgery. Ophthalmology. 1995;102(3):501–9.

[35] Rubin AP. Complications of local anesthesia for ophthalmic surgery. Br J Anaesth. 1995;75(1):93–6.

[36] Katz J, Feldman MA, Bass EB, Lubomski LH, Tielsch JM, et al. Adverse intraoperative medical

events and their association with anesthesia management strategies in cataract surgery; the Study of Medical Testing for Cataract Surgery Study Team. Ophthalmology. 2001;108(10):1721–6.

[37] Glantz L, Drenger B, Gozal Y. Perioperative myocardial ischemia in cataract surgery patients: general versus local anesthesia. Anesth Analg. 2000;91(6):1415–9.

第4章

Prep/Drape
准备/铺巾

Minu M.Mathen，著
丁　宁，译

对于手法小切口白内障手术（MSICS），准备和铺巾与手法缝合大切口白内障囊外摘除术或超声乳化手术是相似的。

MSICS 可在球周 / 球后、球筋膜囊下或表面麻醉下进行。在学习过程中，最好在球周麻醉下进行，以达到充分的抑制眼球运动和镇痛效果。一旦适应了这种技术，就可以过渡到球筋膜囊下麻醉，然后再转向表面麻醉。

在注射麻醉的情况下，充分的眼球按摩非常重要，以避免操作过程中玻璃体压力升高。在 MSICS 中，尽管切口是一个带阀的可自闭的角巩膜隧道，但在某些步骤中，大切口在操作时会持续开放。在这些步骤中，前房不能变浅至关重要。

如果手术在表面麻醉下进行，触摸结膜必须非常轻柔，以避免疼痛。如果患者在做球结膜环状切开时感到疼痛，最好在结膜下局部注射利多卡因。

不需要修剪睫毛。用 10% 的碘伏消毒眼睑和眼周皮肤。5% 的碘伏滴眼剂滴入结膜穹窿。如果准备行球周 / 球后 / 球筋膜囊下阻滞麻醉手术，需用碘伏重复消毒一次眼睛周围，并再次将碘伏滴眼液滴入结膜囊。

铺巾必须小心把所有的睫毛都压在塑料贴膜下面，这样它们就不会进入手术视野了。使用开睑器时，可进一步确保睫毛被塞到眼睑贴膜下。钢丝开睑器或通用开睑器（任何手术医生特定偏好的开睑器都可以）用于充分显露术野包括角膜缘。BSS 冲洗结膜和角膜。尽管在 MSICS 中没有像超乳手术中那么多液体，但是带集液袋的贴膜通常很好用。

MSICS 的第一步，做牵引缝线。它能让手术医生控制眼球运动，否则就要麻醉和固定眼球。牵引缝线还能让手术医生在操作特殊步骤时向特定的方向转动眼球，我们将在后面介绍。如果计划在表面麻醉下进行手术，做牵引缝线有时会感到疼痛。因此在大多数情况下，首选在拟行牵引缝线的区域（插入肌肉处）周围进行利多卡因局部浸润麻醉。

牵引缝线技术

1. 充分显露上直肌，用有齿镊夹住上直肌对侧的角膜缘来固定眼球（图 4–1A，图 4–2A）。

2. 根据眼外肌与角膜缘的距离（上方 7.7mm 或颞侧 6.9mm）确定插入肌肉的位置，用有齿镊在插入点上方夹住上直肌。这种镊子的末端呈双曲线。当近端弯曲置于角膜缘时，远端弯曲的尖端在角膜缘后 7.7mm，用尖端的单颗尖齿抓住肌肉（图 4–1B，图 4–2B）。

3. 将带有棉线或 6–0 丝线的弯针（带刃）从镊子夹住的区域下穿过，也包括咬合处的肌肉（图 4–1C，图 4–2C）。

4. 然后用动脉止血钳将缝线拉紧并固定在铺巾上（图 4–1D，图 4–2D）。

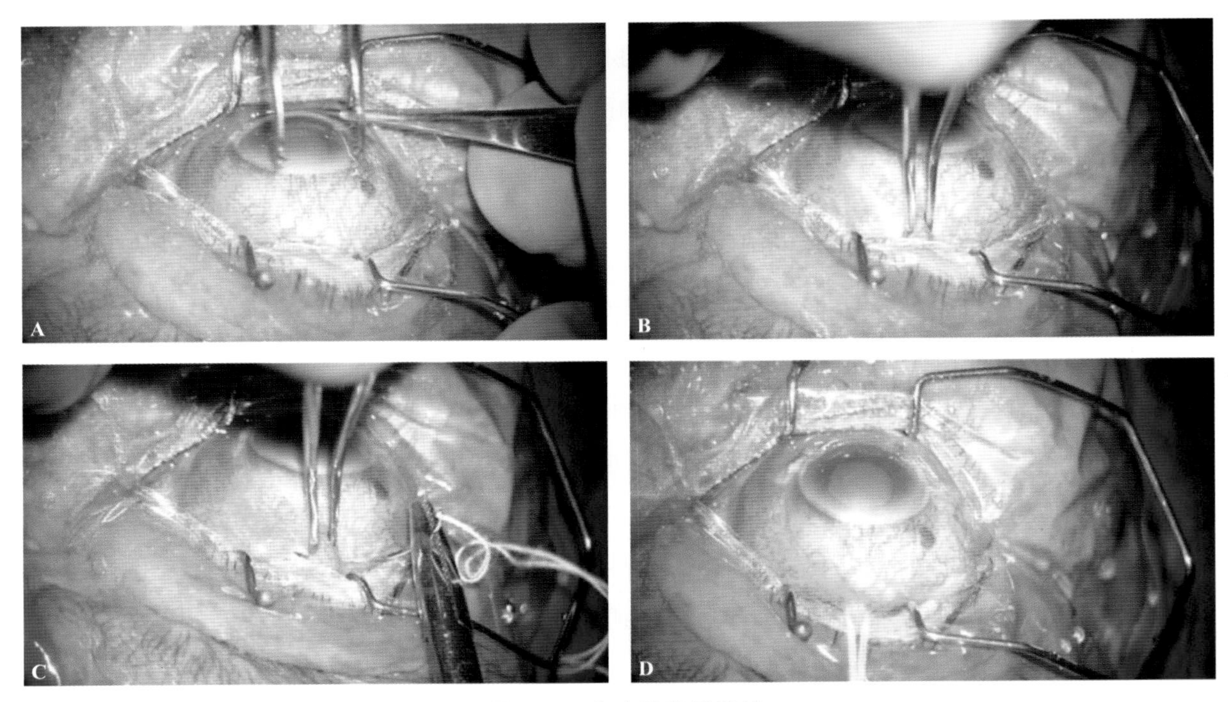

▲ 图 4–1　上直肌牵引缝线

A. 显露上方结膜；B. 抓住上直肌；C. 穿过肌肉下缝合；D. 通过牵拉和夹持缝线固定眼球

（一）提示

1. 在 12 点钟位做切口时，采用上直肌牵引缝线。
2. 当向后牵拉缝线时，由于眶上缘起支点的作用，会使眼球向下转动。
3. 如果切口在颞侧，则采用外直肌牵引缝线。
4. 做外直肌缝合，当向后拉时，由于此处没有眉弓影响，眼球会向更外侧转动。
5. 用外直肌缝线转动眼球，必须与术者想要转动眼球的同一方向牵拉缝线。

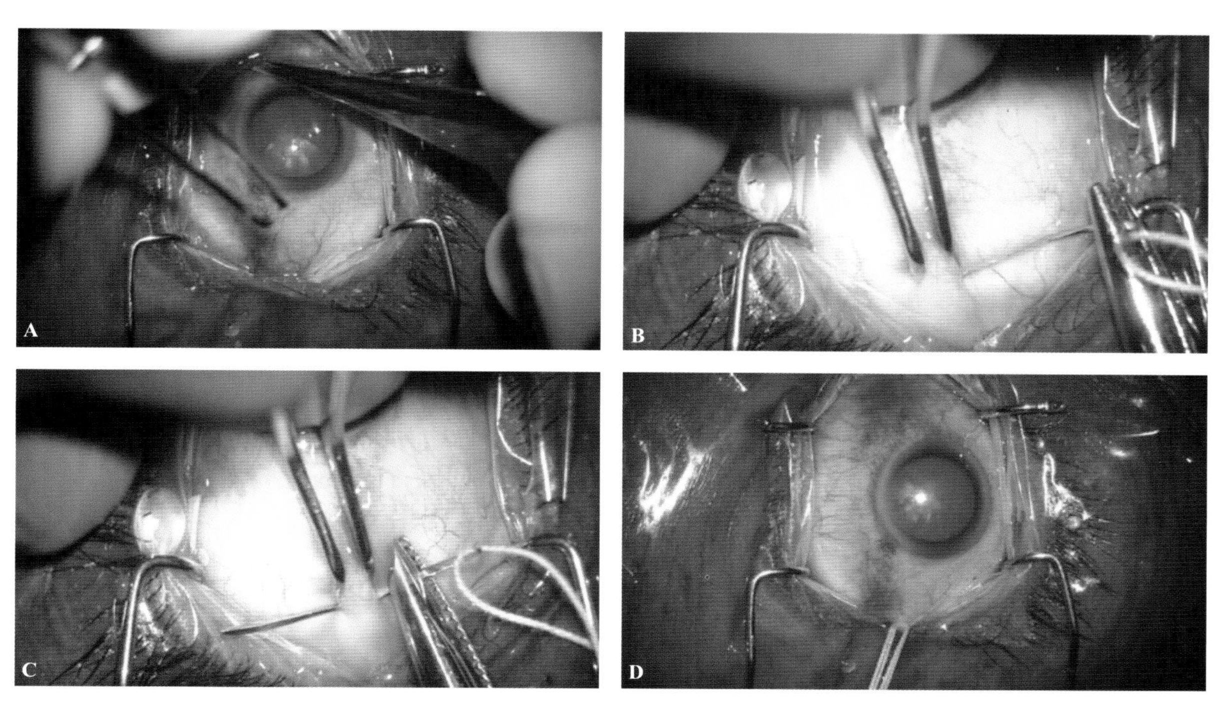

▲ 图 4-2　外直肌牵引缝线

A. 显露颞侧结膜；B. 抓住外直肌；C. 穿过肌肉下缝合；D. 通过牵拉和夹持缝线固定眼球

（二）牵引缝线的应用

1. 保持眼球稳定，同时进行球结膜环状切开和角膜巩膜隧道切口。

2. 在第一次进入前房后（通过穿刺术或角巩膜隧道），应放松夹持缝线的动脉止血钳，避免缝线过紧所致的眼压升高。

3. 娩核时，向鼻侧（颞侧切口）旋转眼球，将外直肌缝线拉向鼻侧。向下旋转眼球（上方切口），上直肌缝线向后拉。

4. 人工晶状体植入时，同样要求充分显露角巩膜隧道，也需要牵拉缝线。

5. 深眼窝、眼睛小的患者，通过对上直肌和下直肌分别缝合，能够使眼球上抬而变得更加突出，这样更便于手术操作。

（三）并发症

1. 牵引缝线最可怕的并发症是眼球穿孔。为了避免穿孔，应注意以下几点。

(1) 针头正好穿过肌肉被抓住的下方。

(2) 当针头穿过肌肉下方时，夹住肌肉的镊子稍微抬起一些。

(3) 针尖在最初穿过肌肉下方以后都是向上的。几乎时刻在直视下见到针尖。

(4) 只进针一小点（不能扩大）。

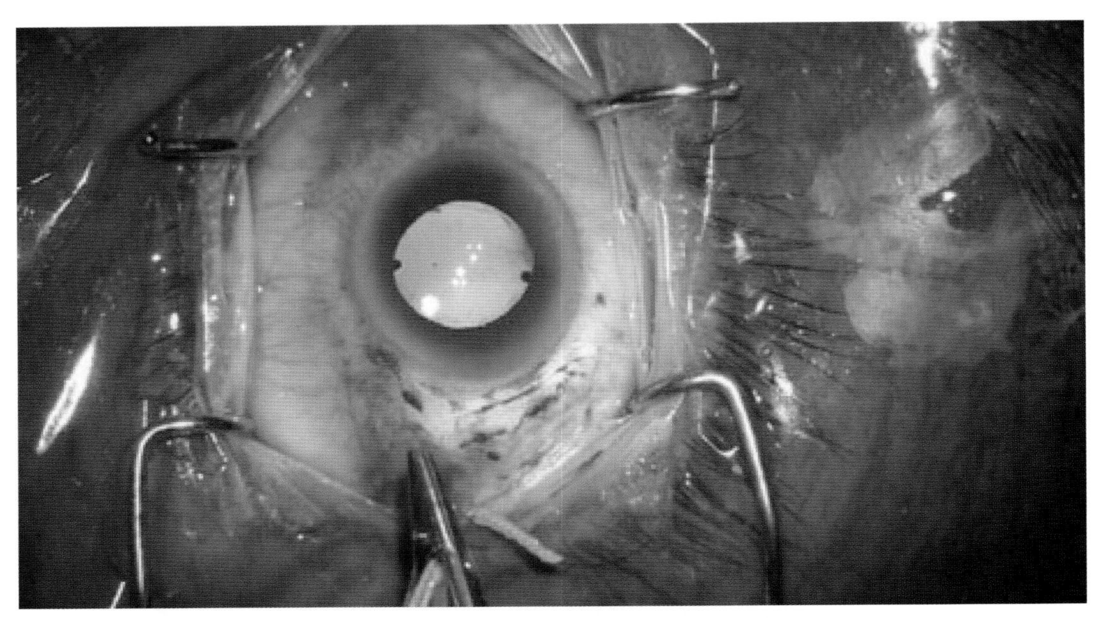

▲ 图 4-3 倒数第二步（闭合结膜切口前），取出固定缝线。缝线可以贴近结膜剪断取出

如果穿孔了，在做角膜巩膜隧道切口时，会感觉眼球变软。如果怀疑有穿孔，应停止手术，并通过间接检眼镜查看可能的穿孔区域。如果白内障不是特别严重，可以查到损伤处，那么就进行治疗（激光或冷冻）。如果白内障混浊过于致密，进行 B 超检查并根据检查结果进行治疗。

2. 出血。为了避免出血和结膜下大血肿，夹住肌肉时尽量避开结膜大血管。

3. 可以从表面夹住肌肉。如果没夹住肌肉，那么在拉动时，眼球就不会向要求的方向转动。如果是这样，就必须重新夹住肌肉。

4. 直肌损伤，如撕裂或撕脱。

5. 术后上睑下垂。

第5章

Incision
切　口

Aravind Haripriya, Tanpreet Pal Singh, Durga Prasad Nayak，著

张　青，译

一、概述

白内障手术的最终效果取决于每一个手术步骤的最佳呈现。前一手术步骤的操作水平是决定后续手术步骤成败的关键。切口是 MSICS 白内障手术的限速步骤之一。此步骤中的错误操作可以影响到后续步骤的成败，造成术后短期疗效不佳。本章将主要介绍制作切口的关键技术要点以及在学习阶段可能遇到的问题。为描述方便，本章分为以下几个部分：①结膜瓣；②巩膜面烧灼；③巩膜（外）切口；④角巩膜隧道和角膜（内）切口；⑤隧道切口的并发症。

在详细阐述每一手术步骤之前，了解角膜缘基本知识是明确 MSICS 角巩膜隧道制作的必要条件。角膜缘并非特定的解剖结构，而是巩膜、表层巩膜结缔组织、结膜与角膜之间的移行区。在手术显微镜下，角膜缘是一个灰色半透明区域，将透明角膜与不透明巩膜分隔开来。

透明角膜前表面终止于球结膜与眼球筋膜囊（Tenon 囊）的交界处。结膜附着端与 Tenon 囊之间为角膜缘灰蓝色区域，后部为不透明白色巩膜区域。角膜缘周白色区域宽度均在 1mm 范围内。角膜缘灰蓝色区域因结膜及 Tenon 囊的变异而存在个体差异。上方角膜缘灰蓝色区域宽 0.8 ～ 1.2mm，颞侧及鼻侧宽 0.4 ～ 0.8mm。

这两个角膜缘区域由三条边界线界定（图 5-1），分别是：①前界，与角膜前弹力层止端对应；②中界，与角膜后弹力层止端（Schwalbe 线）对应；③后界，与巩膜突（巩

膜嵴）对应。

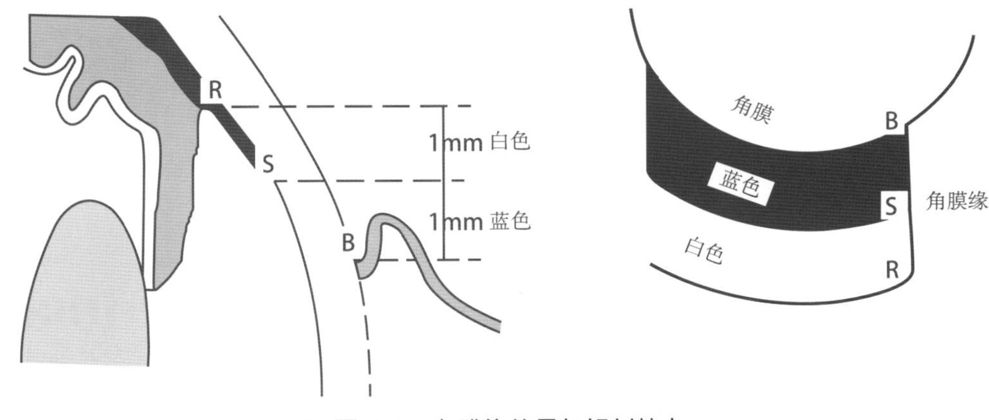

▲ 图 5-1 角膜缘的局部解剖特点

了解角巩膜缘的基本知识后，我们现在将详细阐述 MSICS 的步骤。

二、结膜瓣

术者左手（非惯用手）持镊子（Colibri / Pierce Hoskin），右手（惯用手）持结膜剪于10 点位剪开结膜，开始制作基于穹窿部的结膜瓣。

近角巩膜缘处将镊子垂直抓住结膜形成褶皱（图 5-2）。

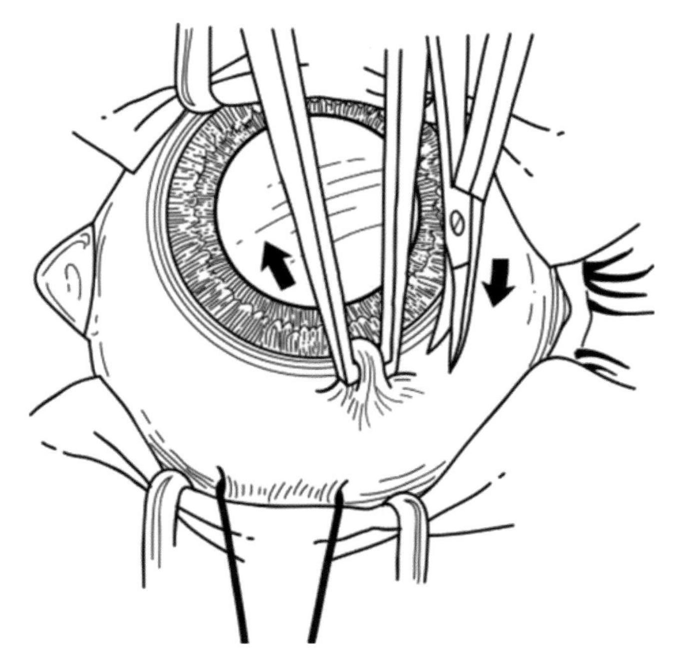

▲ 图 5-2 将巩膜表面的球结膜向上垂直提起，形成结膜皱褶

制作结膜切口时，应以钝剪垂直于巩膜表面，避免伤及巩膜（图 5-2，图 5-3）。

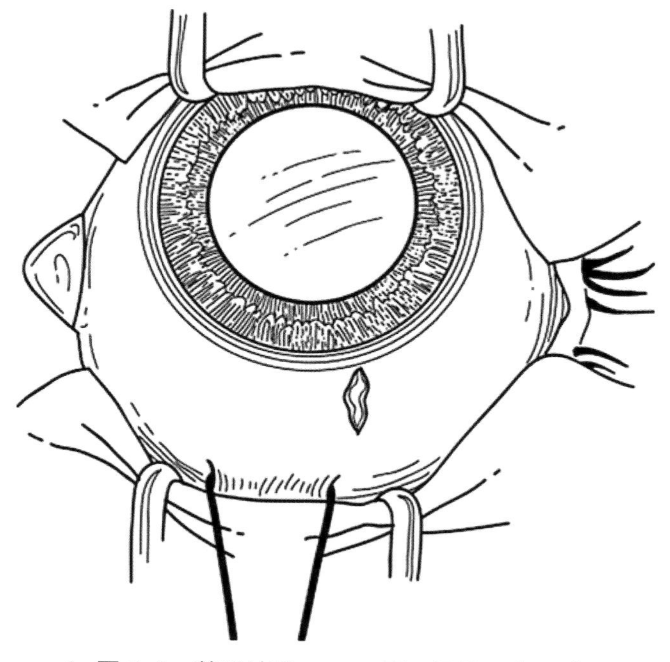

▲ 图 5-3　剪开结膜 /Tenon 囊，显露下方巩膜

完成初始切口后，予剪刀分层分离结膜和 Tenon 囊，或在 Tenon 囊下方平面尝试直接分离。将剪尖指向角膜缘，闭合插入 Tenon 囊后，撑开剪刀钝性分离 Tenon 囊及下方的表层巩膜结缔组织（图 5-4）。

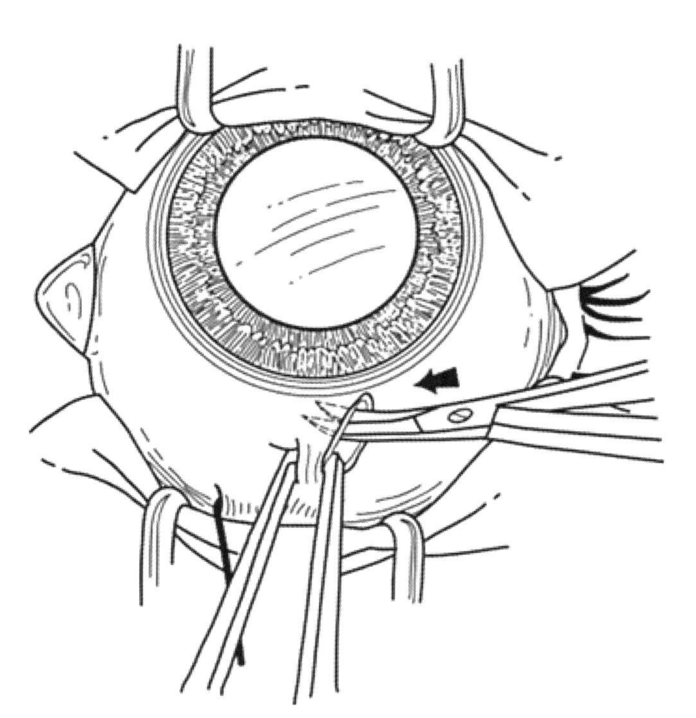

▲ 图 5-4　结膜剪的位置和方向（一）

避免过度分离后部球筋膜组织。平行于角膜缘剪开结膜。镊子夹住结膜 /Tenon 囊组织向远离角膜和剪刀的方向轻柔牵拉。刀锋与角膜表面相切（图 5-5，图 5-6）。

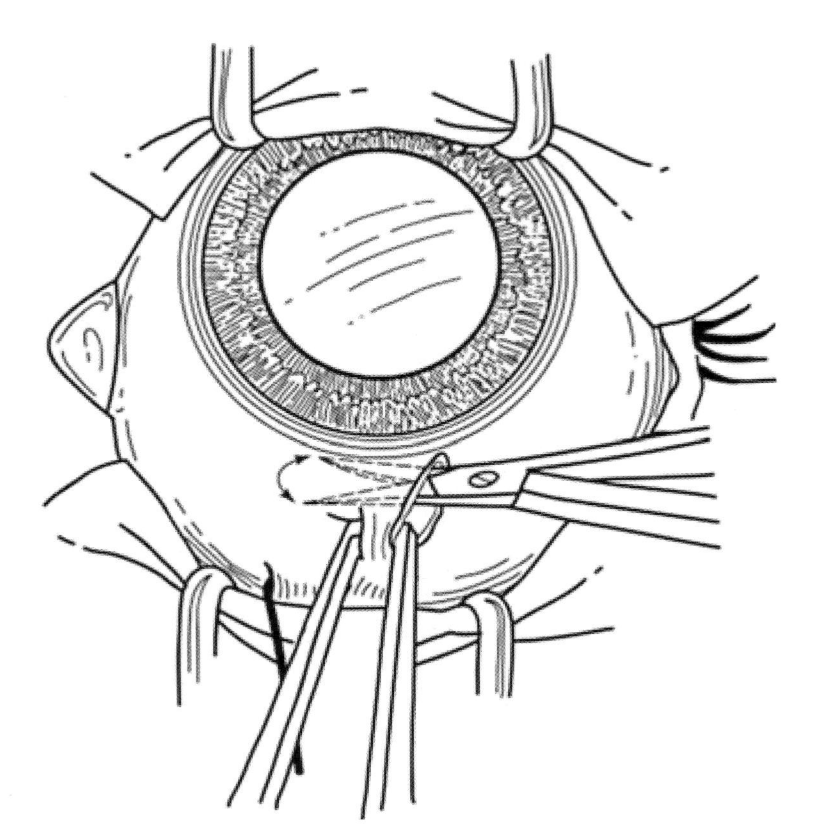

▲ 图 5-5　结膜剪的位置和方向（二）

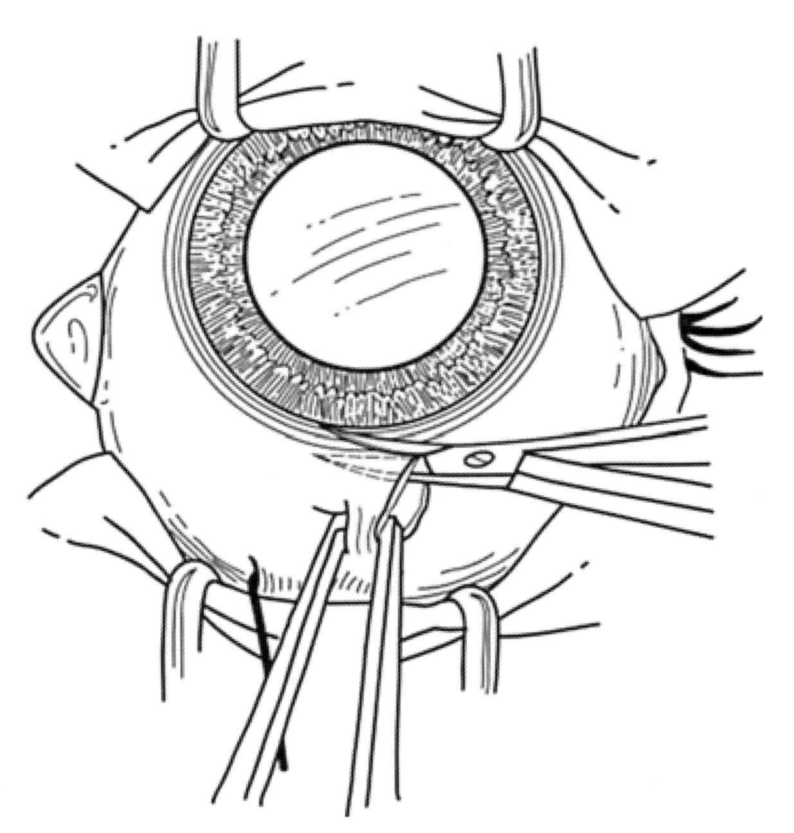

▲ 图 5-6　结膜剪的位置和方向（三）

理想的结膜切口可充分显露灰蓝色角膜缘区域，切口规整无遮挡。钝性分离以保证手术区域内巩膜显露充分，无 Tenon 囊筋膜组织残留（图 5–7）。

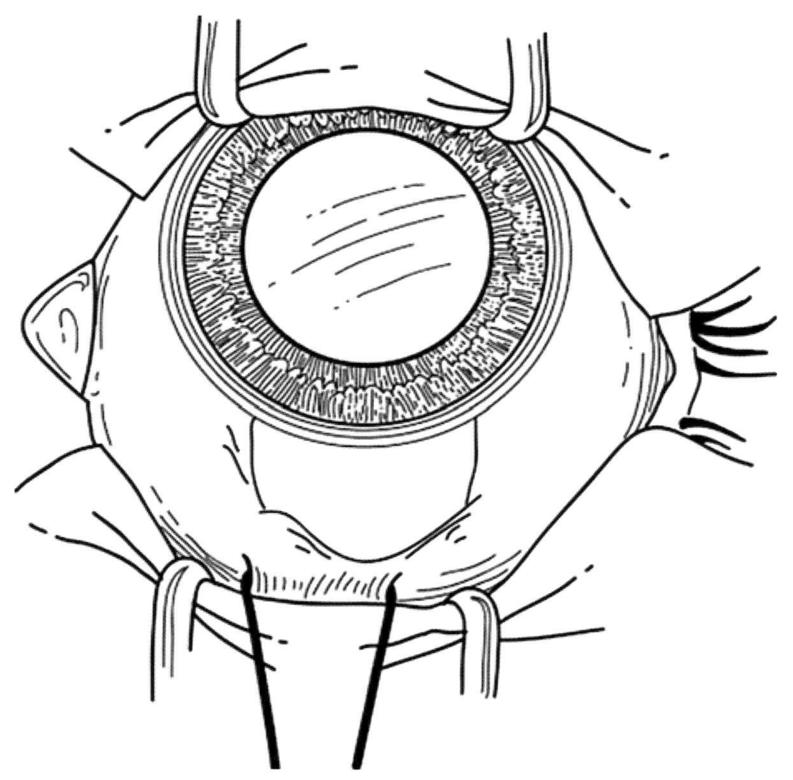

▲ 图 5–7　结膜剪开后充分显露角巩膜缘灰蓝色区域

三、巩膜面烧灼

在开始制作巩膜切口之前行巩膜面烧灼，其目的在于：①在隧道制作期间有较好的手术视野，不会被出血遮挡；②预防 / 减少术中和术后前房积血和术后结膜下出血。

应慎行巩膜面烧灼止血，避免过度烧灼。湿法双极（电凝）烧灼允许热量在巩膜表面横向传播，优于单极 / 热烧灼。

在巩膜烧灼时，需要考虑如下几点：①点烧灼仅适用于巩膜出血。注意避免烧灼器尖端强力摩擦巩膜面。②必须避免烧灼角膜缘“灰蓝色出血区域”。③如未充分分离 Tenon 囊筋膜组织，烧灼时筋膜组织与巩膜粘连，可能导致烧灼效果不佳。④在完成巩膜外切口和角巩膜隧道后，不应使用烧灼。否则可导致“鱼嘴”形成及切口渗漏。

巩膜烧灼的缺点：①过度烧灼后可出现巩膜变薄及巩膜坏死。②切口愈合不良。

（上述副作用可因巩膜相对无血管化及术后使用类固醇而加重。）

在手术晚期，巩膜过度烧灼加重术后散光。

四、巩膜切口

“白内障自闭式隧道切口的基本要素是什么？”MSICS 理想的自闭式隧道切口由 3 个部分组成。①巩膜外切口：由刀片 / 手术刀制作。②角巩膜缘隧道切口：由隧道刀片 / 新月刀制作。③角膜内切口：由角膜刀制作。

实际上，我们可将切口附近的眼球壁视为双层结构。隧道切口的一侧为顶部，另一侧为底部。前房重建后，眼内压力升高，通过顶底两层组织紧密相贴而导致切口闭合。制作切口时，刀片须尽可能垂直于巩膜表面。切口成角或倾斜将导致切口唇部更易于分离，使切口下垂或哆开（图 5-8 至图 5-11）。

巩膜外切口的特征包括：①尺寸；②形状；③位置；④深度。

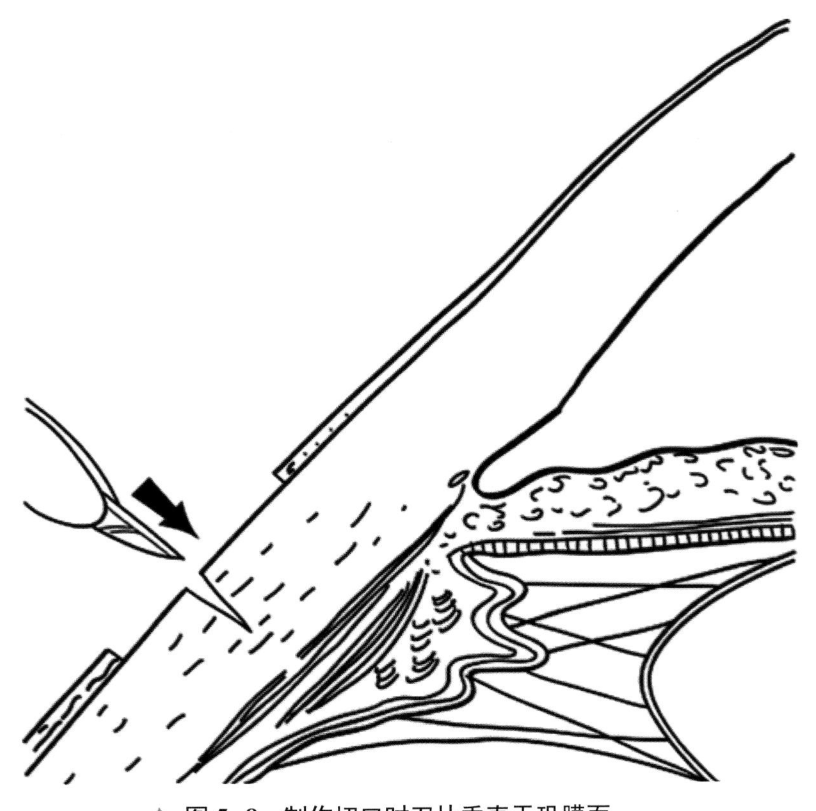

▲ 图 5-8　制作切口时刀片垂直于巩膜面

（一）切口大小

巩膜上切口大小由待娩出的晶状体核决定。理论上成熟晶状体的赤道平均直径（8.8 ～ 9.2mm）为 9mm，巩膜伸展性为 0.5 ～ 1mm，巩膜外切口可迅速娩出各种大小的晶状体核。白内障硬核较小且不易变形。因此，切口尺寸必须适当，避免在娩核时出现角膜内皮损伤和（或）核破裂。

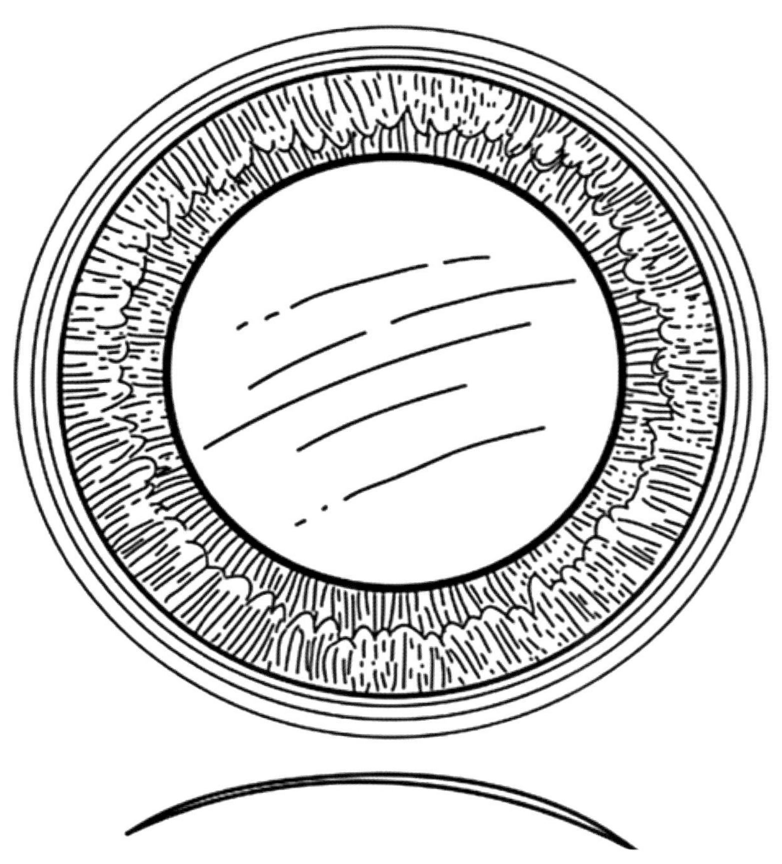

▲ 图 5-9 反眉弓形自闭式隧道切口

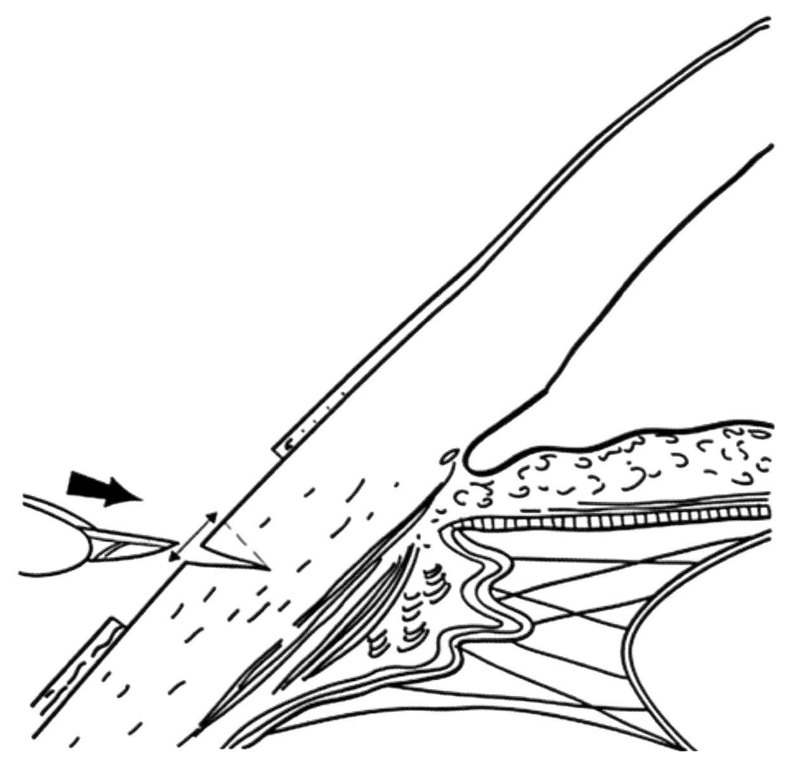

▲ 图 5-10 刀片与巩膜表面形成一定角度

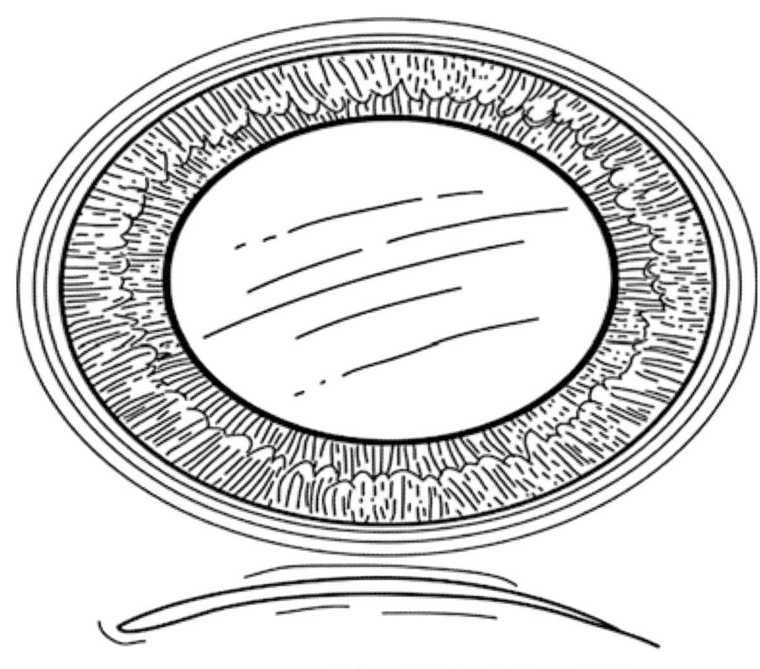

▲ 图 5-11　切口成角，操作完成后切口豁开

（二）切口形状

了解弧长及弦长的概念有助于理解各类切口（图 5-12 至图 5-16）。

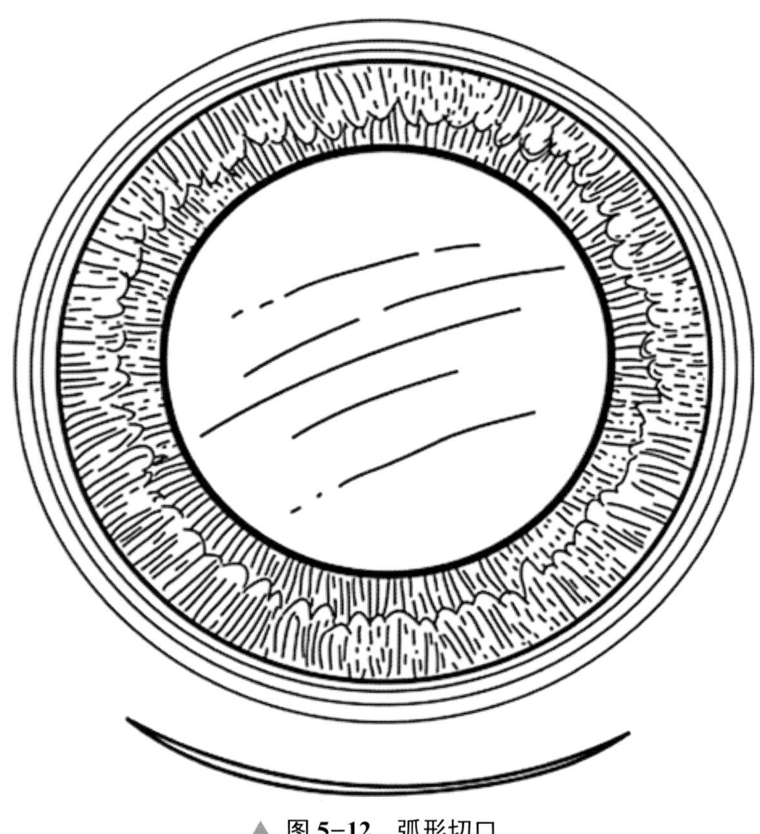

▲ 图 5-12　弧形切口

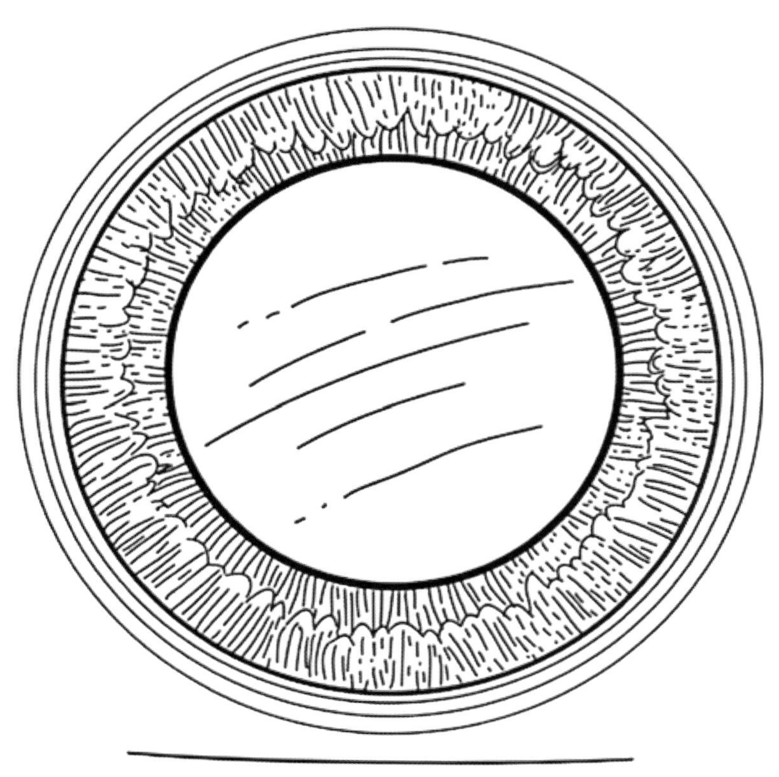

▲ 图 5-13　水平形（直线形）切口

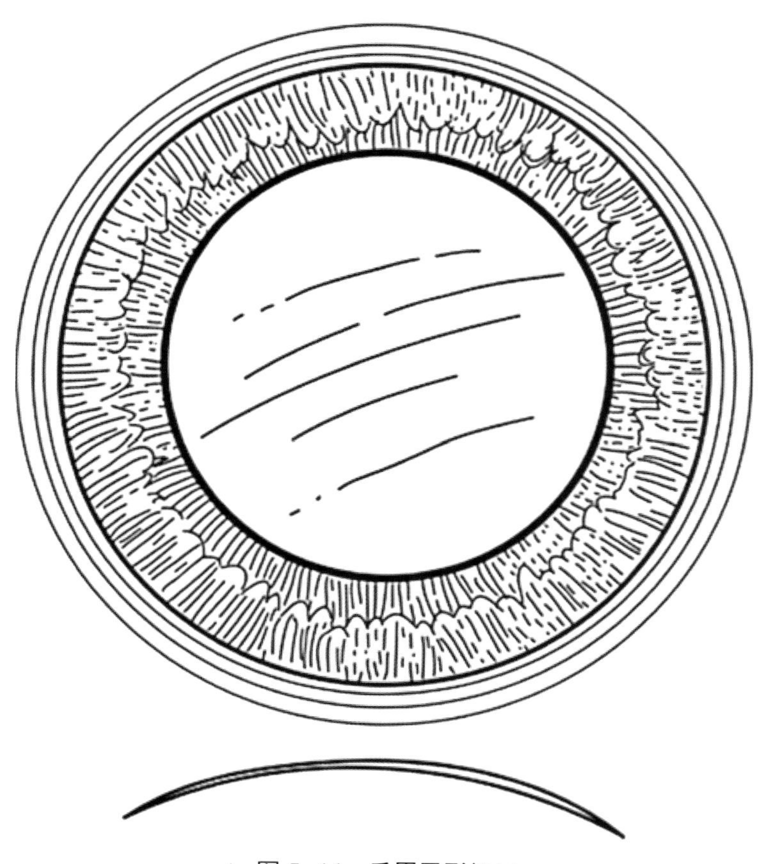

▲ 图 5-14　反眉弓形切口

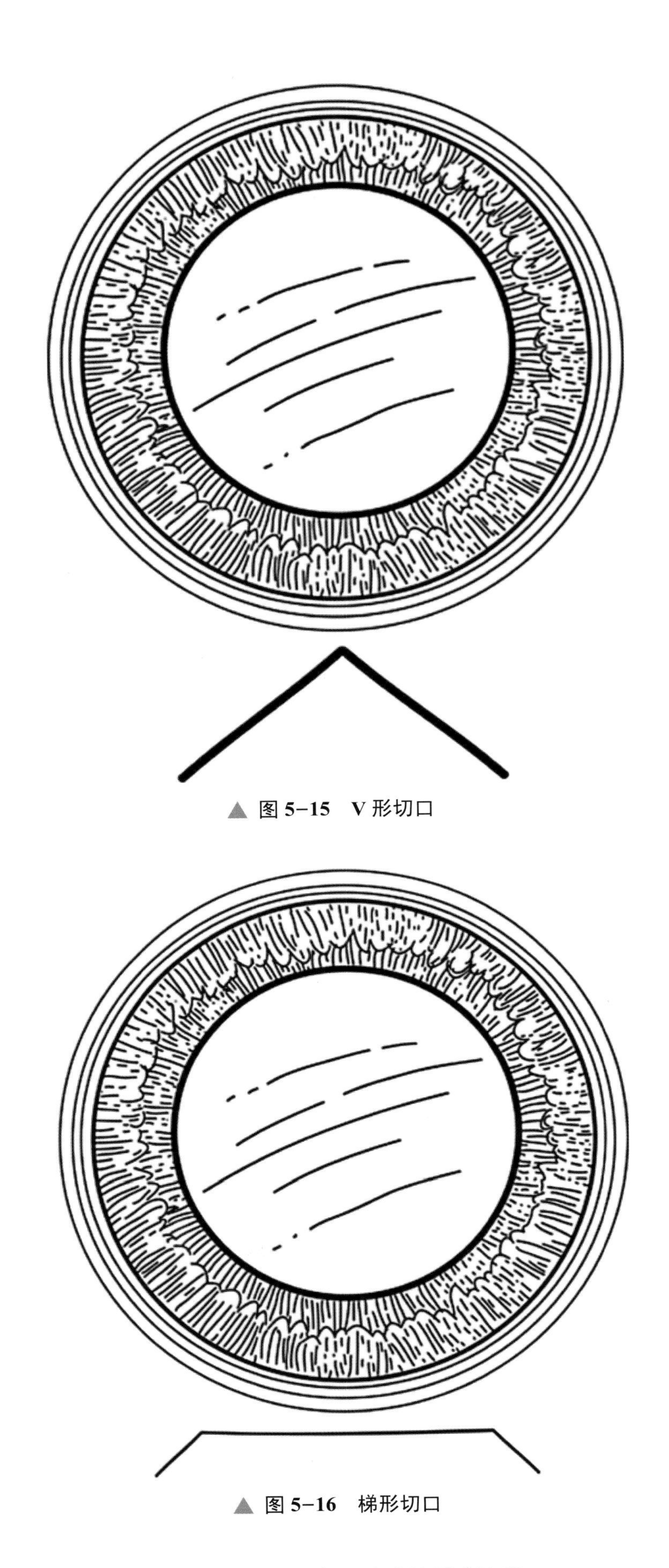

▲ 图 5-15　V 形切口

▲ 图 5-16　梯形切口

弧长为切口径线的测量长度。弦长为切口起始点至结束点（端点之间）的测量长度。各种切口构造如下。

• 弧形切口：当切口平行于角膜缘时，切口下缘可能后退，从而使该径线的角膜变平。如切口位于 12 点钟，角膜的垂直子午线趋于平坦，导致规则散光。

• 水平形切口：当切口为水平形时，切口下缘不可回退。因散光源于切口不稳定的中央区，直线切口产生的散光量比弧形切口要小得多。

• 尽管这两类切口更易于娩核，但可能加重散光。

• 反眉弓形 /V 形 / 梯形切口：上述切口的共同特征是弦长小于弧长。切口边缘远离角膜而术后散光较小。这类切口引起的散光为最小量。

1. 散光光锥　散光光锥的概念源于两种数学关系。首先，角膜散光与切口长度的立方成正比；其次，它与切口距角膜缘的距离成反比。

2. 位置　通常眉形切口的凸起处沿着角膜缘后界，距结膜附着止点约 1.5mm。

3. 切口深度　理想的切口深度应为 1/2 ～ 3/4 巩膜厚度，且切口全长深度均匀一致。

＜ 50% ⟶在制作隧道时易发生薄壁 / 纽扣样裂孔。

50%~75% ⟶最佳。

＞ 75% ⟶隧道过深 / 隧道底部薄壁 / 隧道切口提前穿破进入前房。

100% ⟶巩膜离断 / 睫状体脱离。

五、角巩膜隧道的制作

步骤：①开始制作，寻找适合的巩膜隧道平面。②延长切口，始终保持在同一隧道平面操作，向前延伸直至达到所需宽度及长度。③角膜层间切开，进入前房建立第三个平面，形成瓣膜样内切口。④扩大切口，扩大角膜切口内唇至所需宽度及长度。

（一）开始

切口完成后，用新月形刀片的尖端（斜面朝上）紧贴切口后唇平滑扫过，使切口平滑无屑、深度均匀一致。随后，刀片缓慢向下倾斜而平行置于巩膜表面。如果从一开始刀片倾斜不足，有可能隧道壁偏薄 / 出现瘘口（图 5-17A 和 B）。如刀片过度向前倾斜，在扩大切口时可能会形成过深的隧道平面 / 隧道切口提前穿破进入前房（图 5-17C 和 D）。刀片的倾斜度应平行于巩膜表面以获得正确的内（隧道）平面（图 5-17E 和 F）。

（二）推进

隧道刀片最初是通过钟摆样运动向前推进。隧道深度通过刀片可见性来判断。如刀片几乎不可见，则隧道过深。如刀片清晰可见，则隧道过浅。刀片“适度可见”，提示隧道平面深度适宜。刀片总是通过钟摆 / 枢转向前运动。

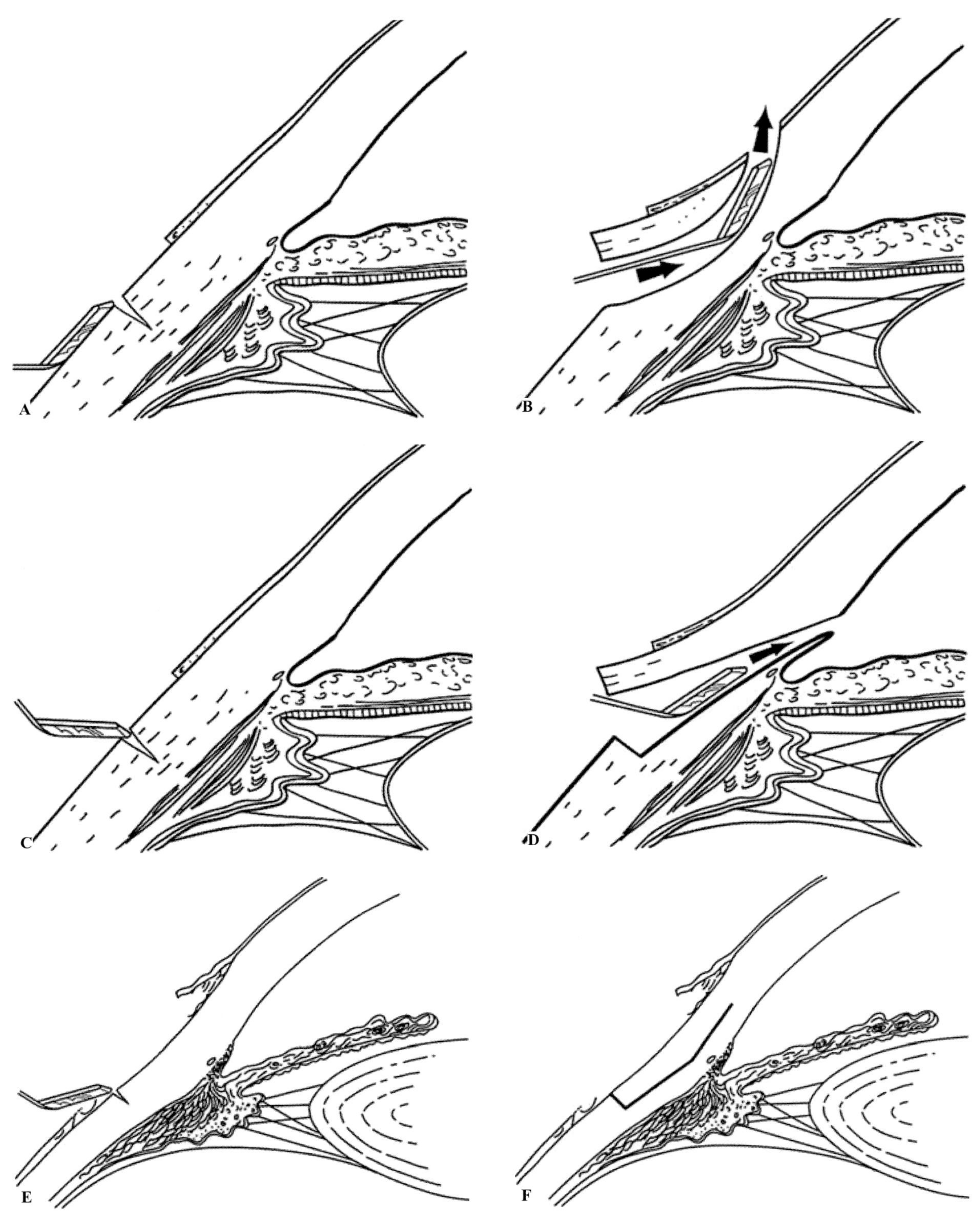

▲ **图 5-17　角巩膜隧道的制作：开始**

A 和 B. 刀片倾斜不足导致瘘口发生；C 和 D. 刀片过度倾斜，导致隧道过深和隧道切口提前穿破进入前房；E 和 F. 隧道刀与角巩膜面平行，以形成理想的隧道平面

刀片由巩膜指向角膜缘及角膜方向推进。在刀片运动过程中，谨记由相对平坦的巩膜逐渐过渡至较为陡峭的角膜曲率变化。一旦刀片向前推进至角膜缘，层间分离角膜组织的方向需与角膜曲率匹配，尖端向上倾斜，才能维持正确的隧道平面。隧道刀片后向及侧向（滑动）往复运动，扩大角膜内切口。

刀片侧向移动时，须考虑眼球曲率（图 5-18A）。刀片适度倾斜层间分离巩膜，侧向扩展隧道切口。刀片倾斜度始终平行于眼球曲率进行侧向滑动。滑动时刀片倾斜不足可能导致瘘口，而过度倾斜将导致更深的(隧道)平面或意外隧道切口提前穿破进入前房(图 5-18B)。

角巩膜隧道尺寸应与娩出核的大小相对应。隧道的理想长度 3 ～ 3.5mm，角膜内隧道宽度为 7 ～ 8mm，巩膜内隧道宽 6 ～ 7mm。

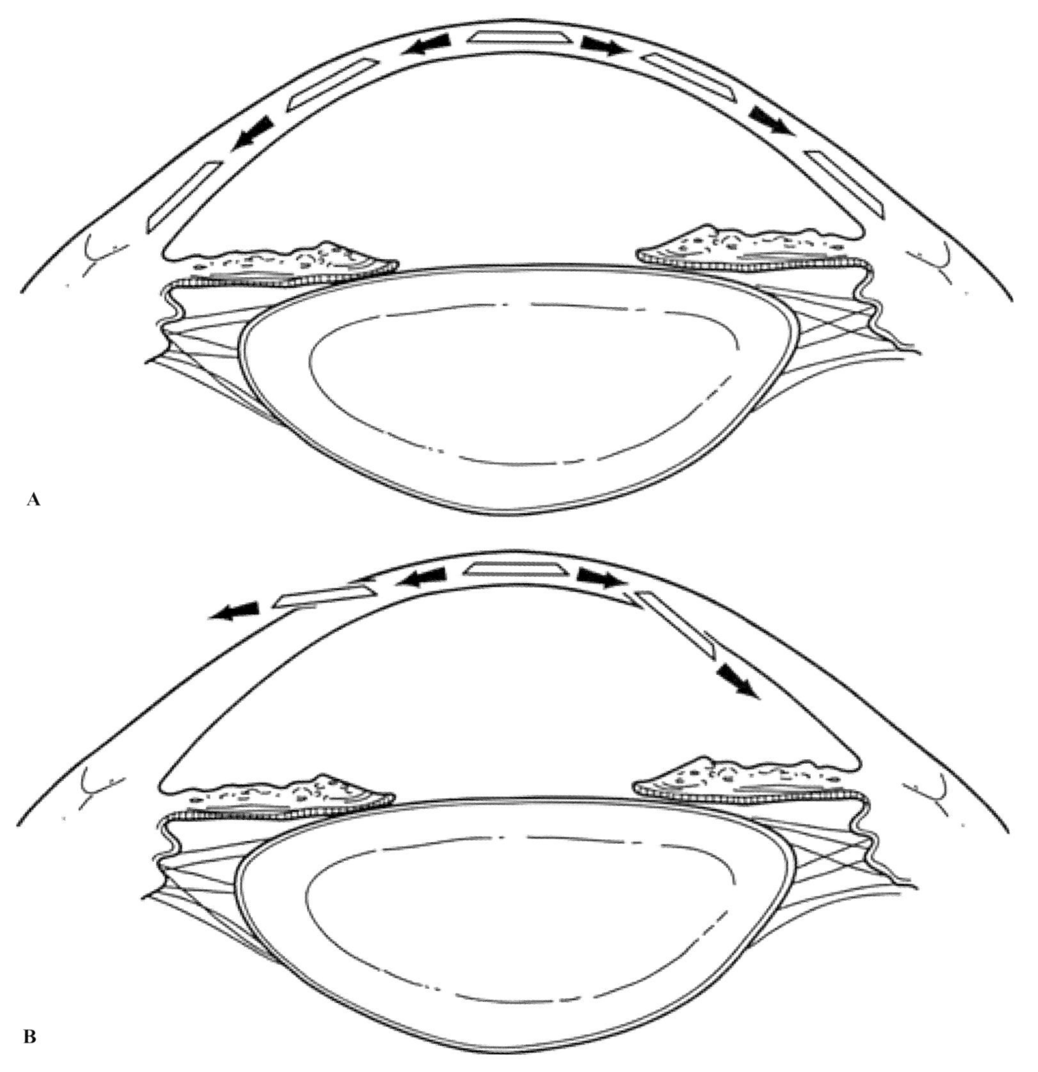

▲ **图 5-18　角巩膜隧道的制作：推进**

A. 图示隧道刀片沿眼球曲率的运动过程；B. 刀片倾斜度高于眼球曲率，导致刀片隧道切口提前穿破进入前房；倾斜度低于眼球曲率则致瘘口形成

（三）角膜切开

角膜穿刺刀进入角膜层间，在其表面形成“浅凹”，逐渐进入前房。角膜内切口的第三平面为角巩膜隧道提供了安全阀门效果。在此项步骤中需注意，角膜刀进入隧道时，是通过旋转刀片（图 5-19A 和 B）以其尖端抵达角巩膜隧道前部，并非直接进入隧道。在学习阶段，将锐利尖端伸入隧道中可能导致意外穿破进入角巩膜隧道的底部。一旦尖端抵至隧道前端，应抬起角膜刀使其尽可能垂直地进入前房。为确保角巩膜隧道第三平面的建立，在进入（角膜层间）之前，眼球须维持一定硬度，避免形成多层隧道入口或后弹力层分离。在前房侧切口注入黏弹剂来保证眼球的硬度，同时做侧切口时须适度控制刀尖，避免伤及虹膜 / 晶状体前囊。

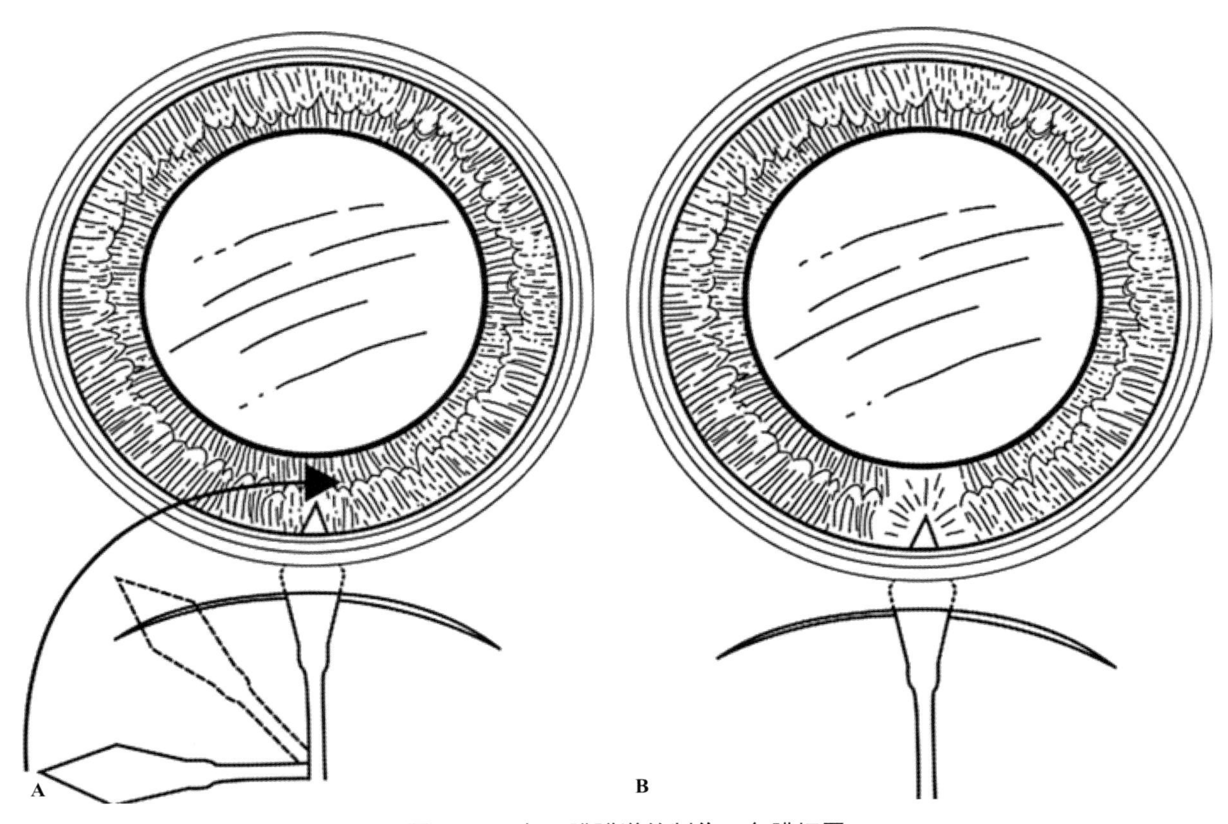

▲ **图 5-19　角巩膜隧道的制作：角膜切开**

A. 旋转角膜刀以抵达隧道前端；B. 角膜刀尖下压形成凹陷，形成第三平面

（四）切口扩张

一旦进入前房，角膜刀须与虹膜平面保持平行，在两侧向前行切割运动以扩大切口（与使用新月形刀片的向后切割运动相反）。制作角膜内切口需将切口内唇从一侧角膜缘扩展延伸至（另一侧）角膜缘。切口内唇应与隧道同一轴心（图 5-20A）。或者，切口内唇可更为平直。一般认为具备足够的角膜基底部才能维持无缝线隧道的密闭性。

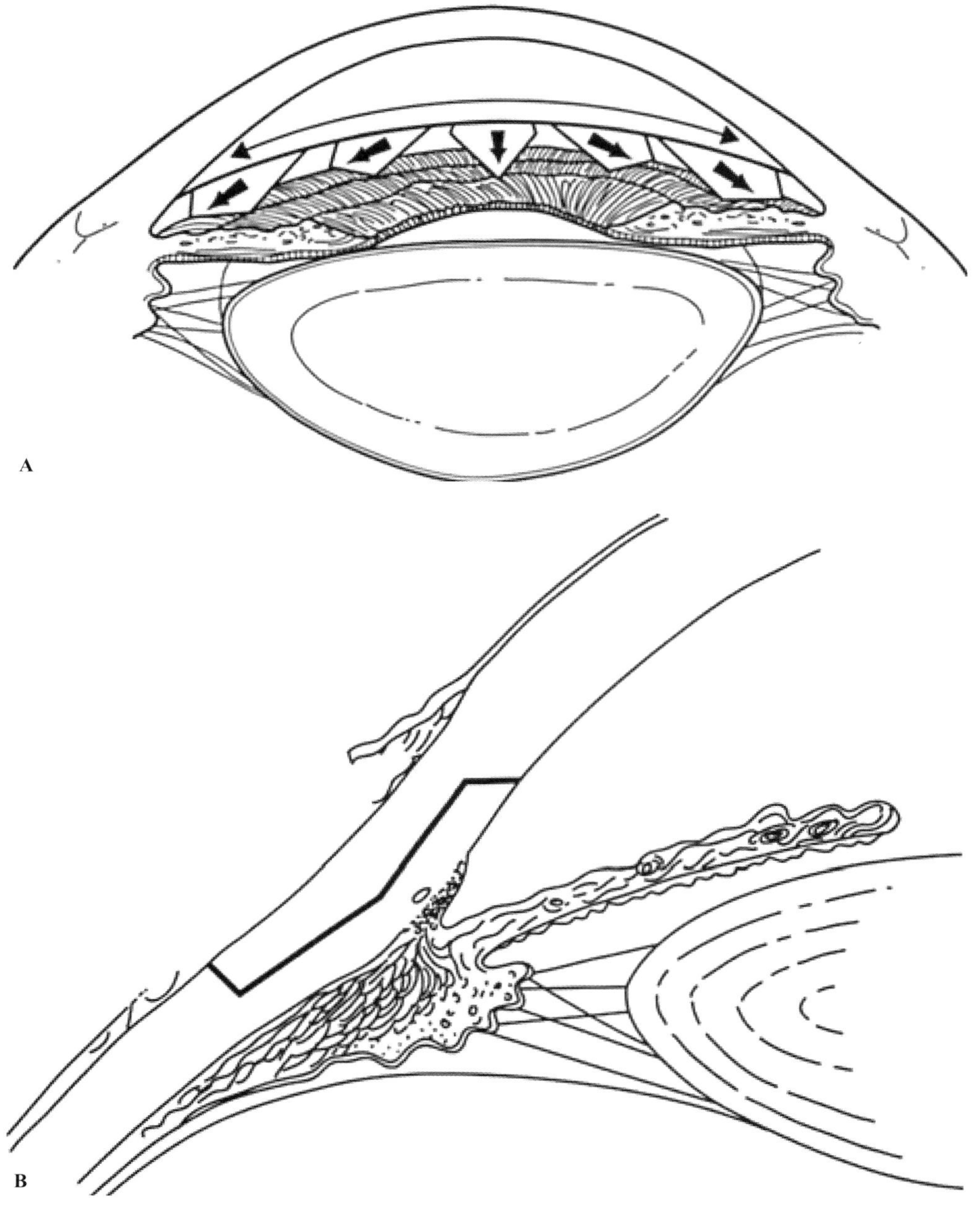

▲ **图 5-20　角巩膜隧道的制作：切口扩张**

A. 角膜刀在角膜层间的内部视图；B. 理想的三平面角巩膜隧道

理想隧道（图 5-20B）

(1) 位置：距角膜缘前缘 1.5 ～ 2 mm。

(2) 深度：巩膜厚度的 1/2 ～ 3/4。

(3) 角膜内切口：（宽）约 1.5 mm。

小切口白内障囊外摘除术中的角巩膜隧道切口结构旨在实现无散光的自闭式切口。0.3mm 金刚石或钢刀是制作巩膜外部切口的最佳选择。也可使用带 11 号刀片的手术刀。切口结构不清可产生一系列问题并增加手术难度。

六、术中并发症

基于角巩膜隧道切口制作步骤，相关的并发症可大致分类为：①巩膜外切口；②角巩膜隧道；③角膜内切口。

（一）巩膜外切口相关并发症

可能遇到的并发症与以下因素相关：①切口位置；②切口宽度；③切口深度。

1. *切口位置*　切口理想位置应距角膜缘前缘 2mm 处。切口更近角膜缘具有手术更快且易于操作的优点，但它可导致自闭性差，术毕切口呈鱼嘴状，易发生切口渗漏而增加眼内炎的风险。由于角膜散光与外切口到角膜缘的距离成反比，因此切口偏前可增加术后散光量。

提示：如果切口偏前，则角巩膜隧道应尽可能延长达 1.5 ～ 2mm 后进入透明角膜，以保持最佳切口结构，维持切口稳定。上述情况，最好在术毕时缝合巩膜切口。

切口偏后增加了隧道出血、提前进入前房和术后前房积血的风险。角巩膜隧道相对较宽。对于初学者来说，切口偏后增加了器械操作和核娩出的难度。

2. *切口宽度*　巩膜隧道的宽度定义为沿切口径线的两端之间的距离。根据晶状体核的大小和密度拟定切口大小。内切口过窄可造成娩核困难，角膜内皮损伤及上方虹膜根部离断。通常外切口长 6.5 ～ 7mm。当切口娩核困难时，需用角膜刀扩大切口。

在极少数情况下，尤其是硬核白内障，尽管已经扩大隧道切口，但当术者对娩核不满意时，需转变为传统的 ECCE。此时需将隧道的两端延伸到角膜缘，以角膜剪沿着角膜缘扩大至所需长度。术毕间断缝合切口。散光度数与切口长度的立方成正比，长切口加重散光，且易造成切口渗漏，应紧密缝合隧道以确保更好的稳定性。

3. *切口深度*　巩膜外切口的深度应控制均匀。外切口是巩膜隧道层间充分分离的前提。因此需要光滑的、轮廓分明的锐利分割，获得均匀一致的巩膜槽。巩膜瓣切口的最佳深度为 0.3mm，即巩膜深度的 1/2 ～ 1/3。

当确定外切口位置时，可能会遇到以下问题。

(1) 切口偏浅：通常发生于未能正确估计角巩膜隧道深度的初学者。大多数术者无法使用保护性钻石刀或钢刀，通常自行制作常规刀片完成初始切口。最好能使用新月形隧道刀制作初始切口，向下方常规剥切，板层分离巩膜纤维。这是最关键的一步，决定了之后的隧道自闭效果。应确保眼球有一定硬度。如眼球张力偏低，在进行初始切口之前，先做侧切口并注入黏弹剂。

(2) 切口过深：巩膜切口过深可能进入脉络膜上腔，导致巩膜离断和隧道切口提前穿破进入前房的情况。巩膜离断是巩膜上下层组织的完全裂离。术中医生可能会注意到巩膜下方葡萄膜组织显露，突然发生低眼压和前房变浅，导致切口向下移动。随后的手术步骤将导致一系列的并发症，应严密缝合原巩膜隧道切口边缘，切忌在同一切口尝试后续任何操作，可选择在颞侧巩膜构建新的隧道。这种情况下术后切口渗漏的可能性极高，应严密缝合切口。如遇以下情况（如病理性近视、巩膜炎痊愈后、创伤或结缔组织病），术者应特别谨慎。

(3) 位置不均匀或切口不规则：如果筋膜囊组织未与下方巩膜结缔组织完全分离，则巩膜切口的初始深度可不规则。

（二）与角巩膜隧道相关的并发症

通过新月形刀片斜面轻柔地向前及侧向运动，制作厚度均匀的角巩膜隧道，隧道延伸至透明角膜内 1.5mm。

隧道制作时可能发生以下并发症。

1. *瘘孔*　通常是切口偏浅，刀片在向前分离推进时，倾斜方向偏向浅表所致。新月形刀片较钝也是导致瘘孔的原因。术者可能会注意到，刀片缓慢向前推进时，清晰可见组织破碎。要纠正这一情况，需检查外切口，重新切开边缘并进入另一更深隧道平面。如果隧道侧壁被撕裂，则应严密缝合。钝的新月刀在制作隧道时产生附加压力，可导致瘘孔发生。

2. *隧道切口提前穿破进入前房*　这是所有术者在初始阶段面临的最常见的切口相关并发症。隧道切口提前穿破进入前房导致角膜自闭瓣膜缺乏，而这是切口完整性所必需的。新月形刀片直接进入前房还可致前房变浅。

隧道切口提前穿破进入前房的可能原因有：①初始（巩膜）凹槽过深，导致更深的隧道分离平面；②新月形刀片过于锋利，进入前房失控；③向前推进时，新月刀未能平行于角膜曲率。

如果分离巩膜槽过深，可尝试移动到更为浅表的平面。在推进时，刀尖应指向顶部而非底部。

如果已经发生隧道切口提前穿破进入前房，应停止进一步分离，通过侧切口穿刺注射黏弹剂以增加眼球张力，并在远离穿破前房的区域重新分离新的隧道。隧道切口提前穿破进入前房的切口容易发生切口渗漏、结膜出血及术后前房积血。因此，即使前房形成良好或眼球张力适宜时，仍应在术毕时紧密缝合切口。其次，还导致虹膜根部受损、虹膜根部离断、虹膜擦伤，以及出血。娩核可进一步加剧虹膜根部离断。这种情况可注射黏弹剂向后推动虹膜，仔细检查虹膜是否足够舒展，小心娩出晶状体核而不造成进一步的损伤。在隧道切口提前穿破进入前房、大量虹膜脱垂的情况下，间断缝合切口，同时改为其他部位重新制作隧道。

3. *边缘撕裂*　这是因为术者移动新月刀时为平行于隧道顶部而非眼球曲率。尤其在初始巩膜切口过于表浅时容易发生。(用镊子)夹住用于固定眼球外切口的后唇也可能损坏/撕裂巩膜外隧道。

4. 隧道过长　巩膜切口偏后或角膜入口偏前可能导致隧道过长，在前房内使用器械时可见到条纹形成。巩膜隧道部分约2mm，延伸至角膜内1.5mm。

(三)与角膜内切口相关的并发症

理想的自密闭隧道切口需板层分离至角膜缘内约1.5mm。低于角膜缘内0.5mm可致切口闭合欠佳，前房积血和滤过泡形成。而切口高于角膜缘内1.5mm在术中易发生角膜扭曲变形，切口下方皮质可视性差，以及高度散光。

通过角膜刀进入前房时可能发生以下并发症。

1. 后弹力膜剥离　通过角膜刀的向前切割运动形成直线型后弹力膜切口。在后弹力膜内表面45°方位行前房穿刺。

后弹力膜剥离的原因如下。

(1) 角膜刀头变钝，在后弹力层中引起拉力而非切割力。

(2) 若角膜刀进入前房超出预先建立的角膜隧道，则需要施加更大的力制作切口前缘的角膜内瓣膜。

(3) 浅前房。术者应尽早识别后弹力膜剥离，防止剥离进一步扩展。

注射黏弹剂和抽吸皮质时应谨慎操作，通过simcoe灌注套管的液体可引起角膜层间水分离。切记勿将后弹力层的剥离瓣膜误认为晶状体前囊膜。

手术结束时在前房注入生理盐水后，眼球处于高眼压状态，单个小的后弹力膜脱离会自行消失。在这种情况下，通过侧切口注入气泡充满前房，足以使后弹力膜重新贴附。然而，如后弹力膜大面积剥离超过1/3角膜，需全层角膜缝合。

2. 隧道切口提前穿破进入前房　隧道切口提前穿破进入前房是常见的并发症之一，尤其对于初学者而言。前房入口可能在虹膜的根部附近，进一步操作可引起虹膜脱出。为防止过早进入前房，角膜刀的斜面总是侧向进入巩膜隧道，而后垂直抵达角膜隧道前缘。切割时角膜刀同时向前移动，确保后弹力层膜及角膜内切口平行于角膜缘匀速切割。在切割同时拔出角膜刀可导致切口内唇较小、密闭欠佳。

3. 不规则切口　角膜刀在反复进出初始分离隧道时，可能进入不同层面，或者在扩展切口时形成多个通道，产生多个新隧道。因此，术者应尽可能一次性完成隧道操作，避免重复进入。角膜刀始终平行于虹膜水平前进，距离角膜缘血管弓0.5～1mm处，在后弹力层水平进行线性切割。

致谢：向本章所有绘图的提供者Sathish Devarajan医生表示感谢。

第6章

The Capsular Opening
晶状体囊膜开口

Jeff H. Pettey, Craig Chaya, Kimberly Lavin，著
张　青，译

一、概述

囊内白内障摘除术（ICCE）并发症居高不下的情况，推动了白内障手术技术向着更为安全有效的方向发展。理想的手术方式要求手术切口小，角膜损伤小，保留晶状体后囊，可植入后房型人工晶状体等特点。在20世纪60年代后期，囊外白内障摘除术（ECCE）迅速取代囊内白内障手术，成为当时白内障治疗的主流手术方式[1，2]。通过对ECCE术式的改良，不同类型的撕囊术式应运而生。各种类型的撕囊技术都是基于手术的迫切需求（如缺乏染色剂、眼科手术黏弹剂等）或技术改良而研发的。

白内障手术的成功取决于一系列连贯性手术步骤的完成，但是制作囊袋开口是其中最为关键的步骤之一。对于初学者来说，它也是整个手术中最令人焦虑的步骤之一。如此重视前囊膜开口制作主要源于如下几个原因。

首先，前囊膜组织极为脆弱，术中错误操作或患者突发眼球运动均可对其造成损伤。其次，对于某些病例（如全白内障）而言，良好的显微镜或使用晶状体囊膜染色剂是获得清晰前囊视野的前提，否则要窥清前囊极具挑战性。最后，操作者对于术中矢量力的控制对创建适当大小的撕囊口至关重要。这些经验主要来自真实的手术体验，但也可通过计算机仿真虚拟操作或人造晶状体前囊模型体验。

在本章中，我们将描述制作前囊膜囊袋开口的四种主要技术类型及其优缺点。尽管每位外科医生都会选择其中一种作为首选技术，但是我们建议您不限于掌握一种技术，

这样才能根据不同的可用设备 / 器械及患者特征，随机应变，术中及时转换术式。

二、晶状体前囊膜切开术的基本原则

无论使用何种技术，撕囊过程都应遵循一些既定原则的指导。囊口应足够大、稳固，可容纳晶状体或晶状体碎片，并防止前囊膜连续撕开导致后囊膜撕裂等并发症。理想的囊口呈 360° 圆形，人工晶状体稳定地固定于光学中心。

不同类型的前囊膜切开术式，安全娩核的囊口目标直径不同。撕囊直径需与晶状体核大小相适应，但术前很难预测安全娩核的囊口确切直径。撕囊口过大可能导致人工晶状体未能与光学中心充分重叠；过小则可能导致悬韧带断裂和（或）后囊膜撕裂。

理想情况下，囊口与光学中心成 360° 重叠，不仅降低后囊膜混浊的可能性[3]，并且降低晶状体移位及其诱导的光学像差（如彗差）[4] 的发生。不同的囊膜切开术在晶状体前囊的光学接触点及其光学一致性方面各不相同。

最后，囊膜切开术应尽量避免放射性撕裂的可能性。所有囊膜切开术，由非连续线性撕囊与连续环形撕囊术（CCC）组成。在形成完整连续的囊袋之前，任何晶状体前囊膜放射状撕裂都可能向后延伸，导致后囊膜破裂等并发症。酌情考虑前囊膜撕裂与悬韧带连接的数量、方向和角度，可降低后囊膜破裂的可能性。

撕囊术中前囊膜多次撕裂反而减少撕裂向后延伸的可能性，虽然这一原则似乎有违常识，但却长期适用于现代白内障手术。开罐式截囊的安全性源于在前囊膜做多个小撕裂，使前囊膜张力分散于多个薄弱位点。如下示例恰与上述概念相对应：当 CCC 出现单个撕裂时，前囊膜张力集中于单个位点。一旦出现前囊撕裂，需另做一松弛切口以分散张力，降低前囊放射状撕裂向后延伸的可能性。

撕囊过程中另一重要但不太为人所知的因素即撕裂处与悬韧带相交的角度。当撕裂延伸至悬韧带时，后囊膜撕裂的可能性取决于撕裂处与悬韧带连接角度。当连接角度趋于平行时，换句话说，撕裂与悬韧带辐射方向相同，撕裂易于在悬韧带纤维之间延伸并继续向后扩张。当撕裂与悬韧带辐射方向成近 90° 相交时，撕裂可在悬韧带之间分裂且向后扩展的可能性较小。

不同类型的前囊膜切开术需要根据安全娩核、前囊口与光学区重叠两方面要求来设计适当大小的撕囊口。在前囊膜做多个小撕裂分散张力，使撕裂方向垂直于悬韧带辐射方向，或者两者兼备以保证前囊膜切开的安全性。

三、连续环形撕囊术（CCC）

在20世纪80年代，源于现代白内障手术的需求，Gimbel和Neuhann独立研发了CCC，这种方法有利于清除白内障，将人工晶状体可靠稳定地植入囊袋内[5, 6]。

（一）技术描述

使用截囊针或撕囊镊，在前囊中心穿刺（图6-1）。然后根据偏好，以顺时针或逆时针方式引导该穿刺向周边扩展。

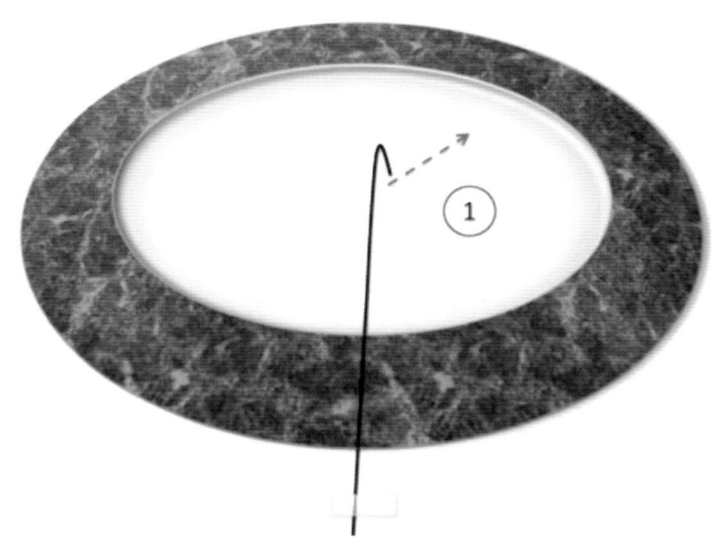

▲ 图6-1 CCC开始：在晶状体前囊中心穿刺

截囊针或撕囊镊尖端压住翻转的囊膜瓣（似折叠面巾纸）（图6-2）。

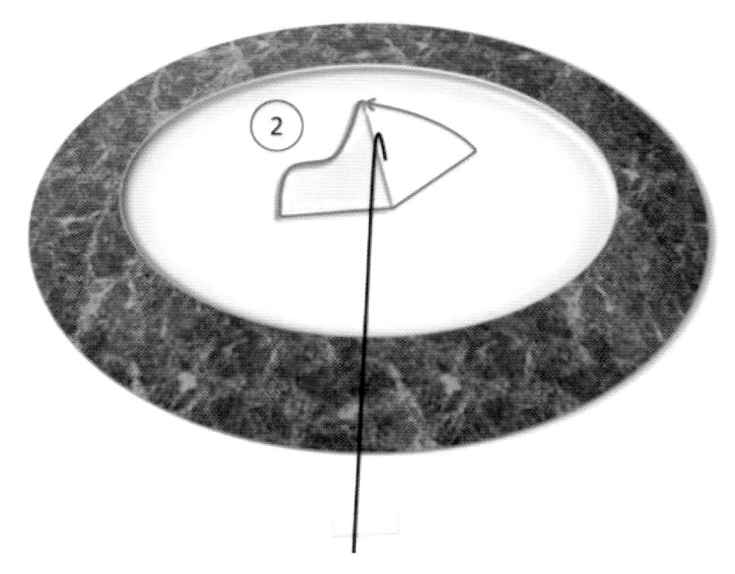

▲ 图6-2 翻转囊膜瓣

接下来，连续环形撕囊（图 6–3），形成完整前囊开口（图 6–4）。

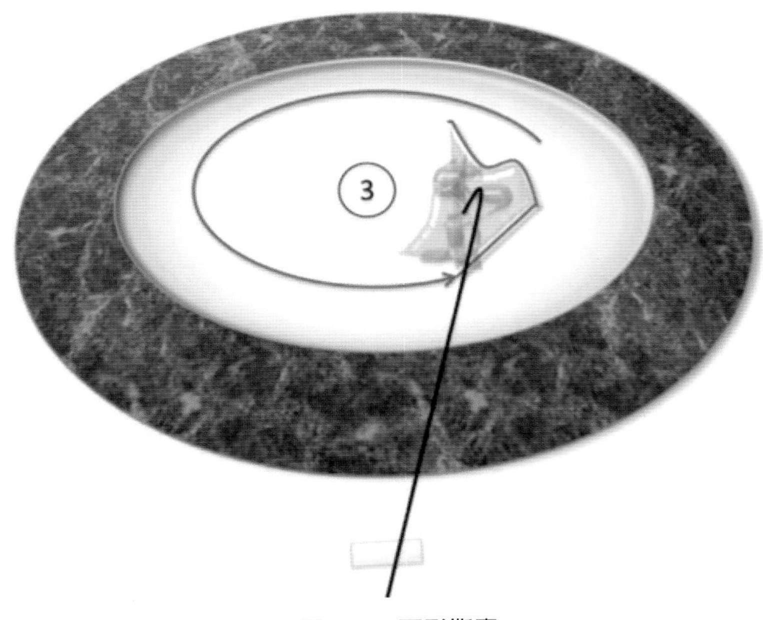

▲ 图 6–3 环形撕囊

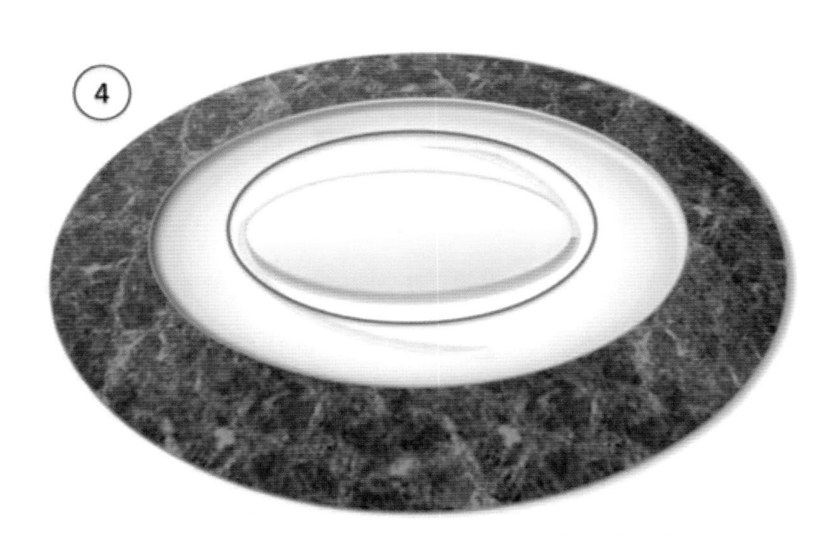

▲ 图 6–4 CCC 完成，囊袋内植入人工晶状体

夹持囊膜瓣近端的翻转游离缘约 2 个钟点，以控制撕囊方向。紧抓囊膜瓣本身而非游离缘或夹持游离缘过于靠前，都可能导致囊膜撕裂。以截囊针来完成 CCC，需施加适度的向下摩擦力才能撕开囊膜瓣。下加压力过大可能导致下方前囊和（或）皮质意外穿破。撕囊过程中需频繁调整囊膜瓣的操作以精细控制撕囊方向。经验丰富的术者发现，每次调整操作后撕囊范围最多 3 ～ 4 个钟点范围。

此外，掌握 Seibel 描述的剪切和撕裂矢量力是控制撕裂的关键[7]。简而言之，在撕裂方向上仅需施加较小剪切力。相比之下，撕扯力更为集中地施加于撕裂方向，难以控制，却可以改变其偏离路径。

（二）CCC 的优点

- 不易引起前囊膜放射状撕裂，后者可致后囊膜破裂（PCR）。
- 可进行安全的水分离和囊袋内晶状体核旋转。
- 利于囊袋内清理晶状体皮质而不吸入前囊组织。
- 对周边前囊膜细致抛光，减少晶状体上皮细胞增殖。
- 根据晶状体尺寸适当调整囊口尺寸。
- 利于 IOL 可靠稳定地固定于光学中心。
- 前囊膜重叠于光学中心，减少后囊膜混浊（PCO）的形成。
- 在后囊膜破裂（PCR）的情况下，可予睫状沟 IOL 植入而不偏离光学中心。

（三）CCC 的缺点

- 充分掌握需要更多经验。
- CCC 囊口过小可致晶状体核难以从囊袋内脱入前房。
- CCC 过大可使 IOL 从囊袋脱位。
- 需极好的前囊膜可见度，如无晶状体前囊膜染色剂，可能无法窥清前囊。

（四）器械

- 弯曲的截囊针，用于穿刺口或主巩膜隧道切口。
- 撕囊镊，特有的长轴及微型设计利于通过巩膜隧道及穿刺口。
- 在红光反射较差或前囊膜中心穿刺后使用囊膜染色剂，可观察前囊膜撕裂（如皮质呈絮状溢出，模糊视野）。
- 用截囊针或撕囊镊进行 CCC，前房注入黏弹剂或使用带有连续灌注液体手柄的截囊针稳定前房。

（五）特有的并发症

- 如果放射状撕裂无法补救，则可从相反方向撕囊以形成完整囊袋开口。同时，手术医生应警惕前囊膜放射状撕裂可能延伸到悬韧带，在水分离和娩核时谨慎处理。

四、开罐式截囊

开罐式截囊术广泛用于大切口囊外白内障手术盛行时期。20 世纪 80 年代，连续环形撕囊技术（CCC）的使用降低了前囊膜放射状撕裂的风险，由此逐渐替代了开罐式截囊术[8]。

（一）技术描述

开罐式截囊及其改良术式如邮票式截囊术是连接多个前囊穿破口或撕裂口而形成。以 12mm 齿状镊或其他技术固定眼球，固定时勿对眼球施压过大，造成角膜扭曲变形。用针头、针尖弯曲的截囊针或其他锋利器械都可能造成撕裂。图 6–5 显示初始穿刺后，向下牵拉以扩大穿刺口。用截囊针进行初次穿刺，向下撕开牵拉形成第一个突破口。

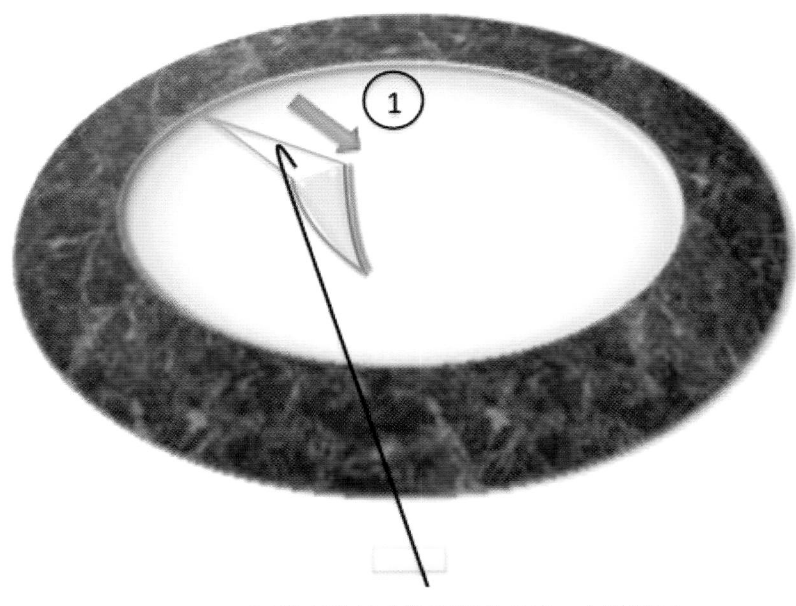

▲ 图 6–5　用截囊针刺破前囊膜形成第一个撕裂口

牵拉的初始方向可以朝向前囊膜中心，随后在向左或向右的前囊穿刺的正切方向。在图 6–6 中，继续向右侧切开前囊膜，在初始穿破相邻位置做后续穿刺。

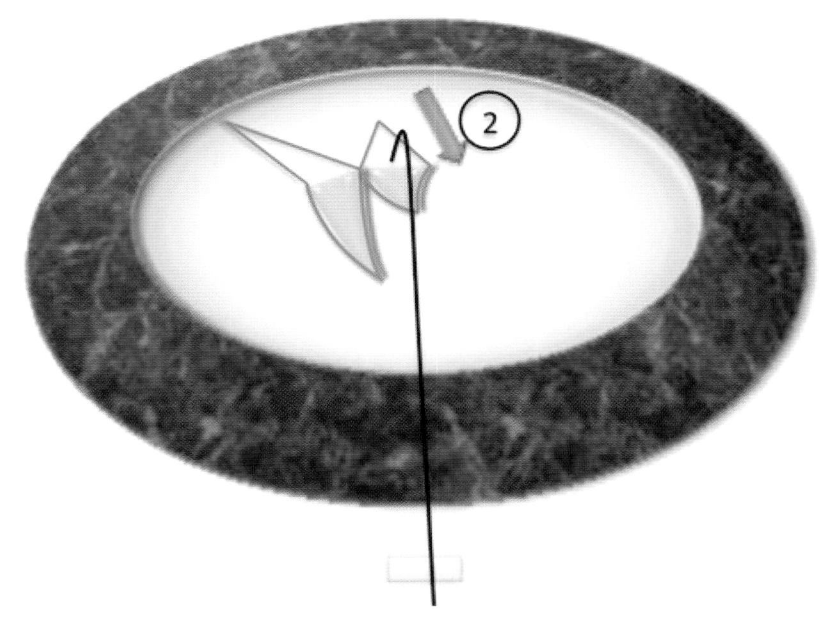

▲ 图 6–6　前囊膜第二个撕裂与初始撕裂相邻

沿前一次撕裂的方向，连接相邻撕裂口。

随后环形撕开相邻撕裂口。图 6-7 和图 6-8 显示上述连续环形撕囊。注意，为说明目的，图中夸大前囊放射状撕裂的大小（图 6-9）。开罐式截囊的穿刺次数依据不同技术而差异较大；然而，许多人认为前囊多个小撕裂可降低放射性撕裂延伸风险。通常建议每个象限做 10 ～ 15 个撕裂口。

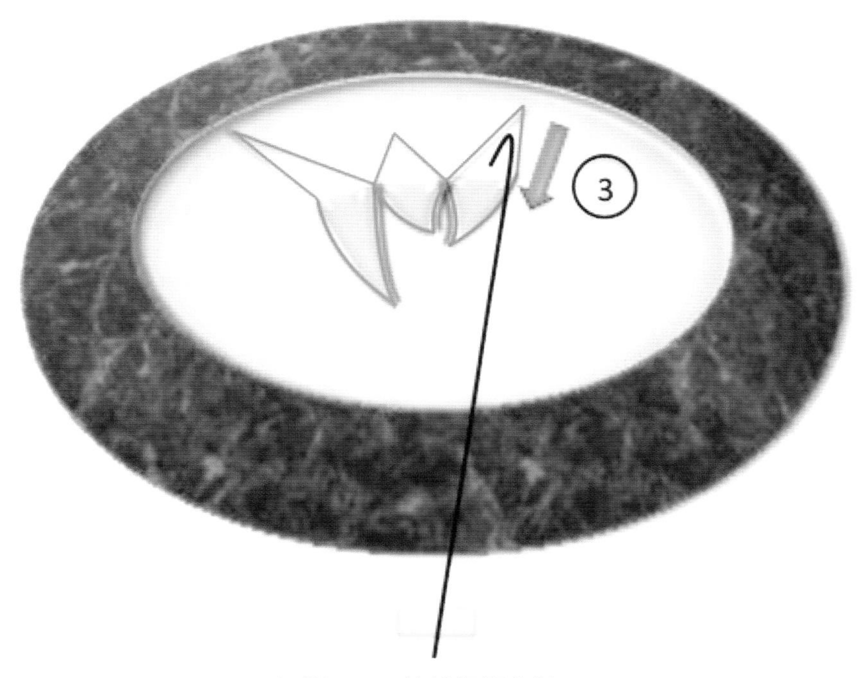

▲ 图 6-7　连接相邻穿刺口

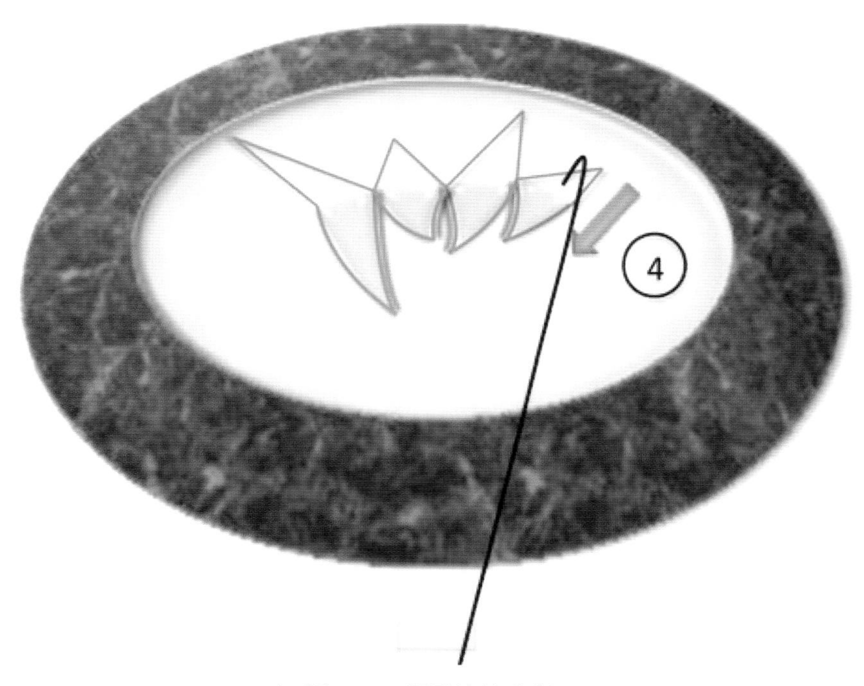

▲ 图 6-8　环形连接穿刺口

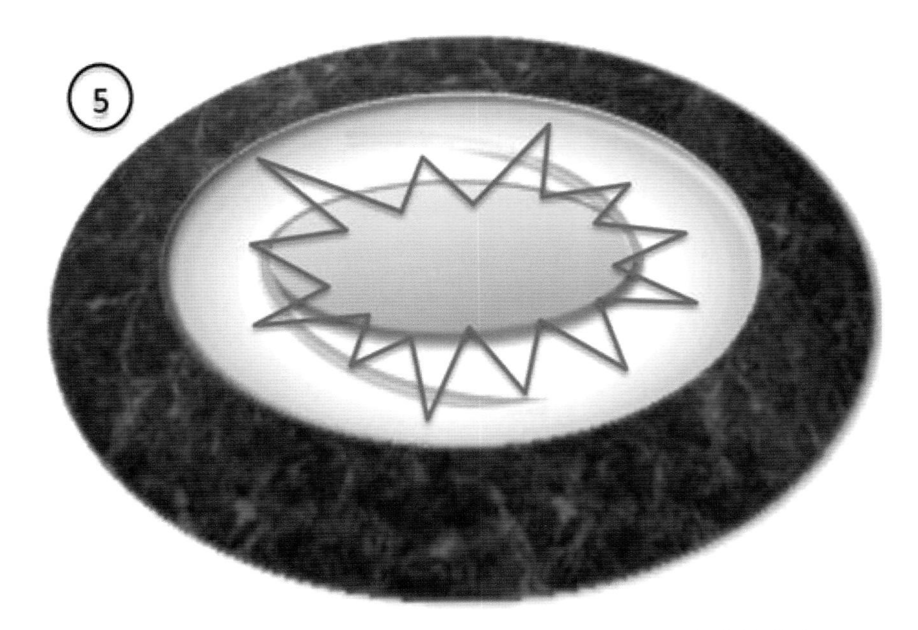

▲ 图 6-9　完成开罐式截囊。请注意，图示各穿刺口大小被夸大

（二）开罐式截囊的优点

- 开罐式截囊学习曲线较 CCC 短，更易掌握。
- 可适当水分离和在囊袋内旋转晶状体核。
- 可行周边前囊膜抛光，减少晶状体上皮细胞。
- 可根据晶状体大小适当调整囊袋开口。
- 前囊膜多个小撕裂使前囊膜张力分散于多个薄弱位点，减少单个放射状撕裂的风险。

（三）开罐式截囊的缺点

- 手术过程中始终存在放射性撕裂的风险，尤其是在水分离和晶状体核娩出时应注意。
- 清理皮质时吸入晶状体前囊膜风险增加。
- 相对耗时。
- 安全娩核及光学效果难以两全。
- 前囊膜抛光受限。
- 人工晶状体置于睫状沟后光学效果欠理想。
- 需较好的前囊膜可见度，如无晶状体前囊膜染色剂，较难窥清前囊。

（四）器械

- 弯曲的截囊针：可通过前房穿刺口或主巩膜隧道切口。
- 可使用直针头或其他锐利器械；通常首选截囊针。
- 在红光反射较差时，理想情况下应使用前囊膜染色剂。前囊膜撕裂可能被乳白色晶状体皮质所掩盖。

• 注入黏弹剂以稳定前房。或者使用 Simcoe 套管灌注 BSS 维持前房稳定；注意灌注管的附加液流可能干扰操作。

（五）特有的并发症

• 与其他非 CCC 技术一样，存在前囊膜放射状撕裂的风险。另外，清除皮质时，难以区分晶状体前囊膜与皮质纤维。

五、V 形囊膜切开术

Ruit 等致力于在充满挑战和有限的资源下施行高经济效益的 MSCIS。他们研发了一项创新技术：V 形前囊膜切开术 [9]。

（一）技术描述

基本原则：以直针头将两个线性切口连接成三角形，其中顶点指向术者，底边背向术者。

首先，带有连续灌注式注射器的直针头穿过角巩膜隧道中点的基底部进入角膜缘血管弓（图 6-10）。需要注意的是，进入角巩膜隧道顶点时，角膜产生纹理皱褶，切口下方区域可见性差。直至透明角膜开口处，手术机动性及视野最为理想。

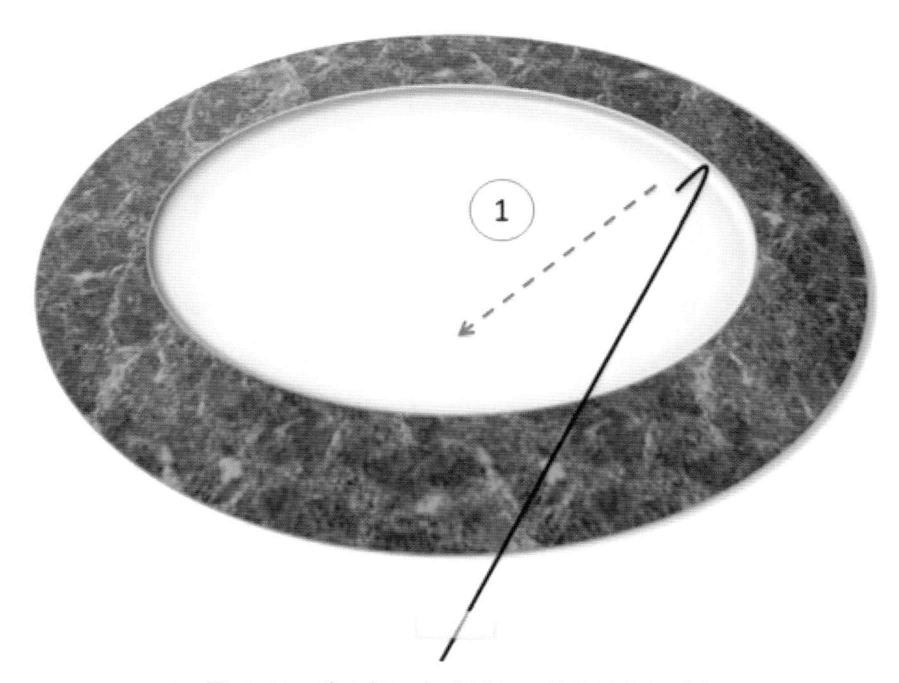

▲ 图 6-10　建立第一条直线切口并将其拉向术者

一旦直针安全地进入前房，针的尖锐斜面随之向一侧旋转，沿着前囊对角线方向前进（图 6–10）。锐利针尖刺穿距离前囊中心约 3mm 的囊膜。使用短暂的切滑动作，朝向距前囊中心约 3mm 的角巩膜隧道止点刻划直线。避免锯割动作而引发放射状撕裂。

然后以类似的方式从另一侧创建第二线性切口，两个切口相连形成 V 形顶点（图 6–11）。如果切口被晶状体皮质遮挡，可以通过注吸或抽吸针头注入冲洗液来清除。接着，将针抬起囊膜瓣的顶点，轻轻地（将它）朝向远离术者的三角形囊膜瓣基底部方向引导（图 6–12）。在 IOL 植入前，将囊膜瓣折叠于基底部。

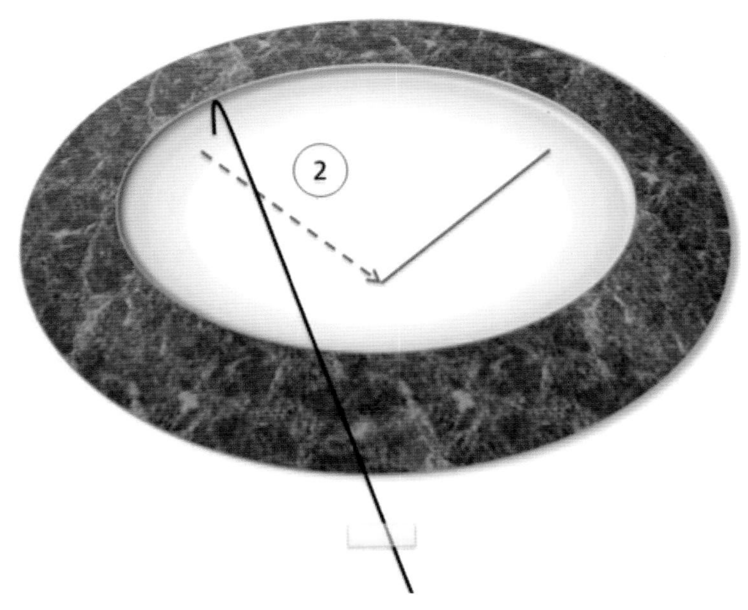

▲ **图 6–11　建立第二条直线切口，与第一条切口的顶点相连（指向术者）**

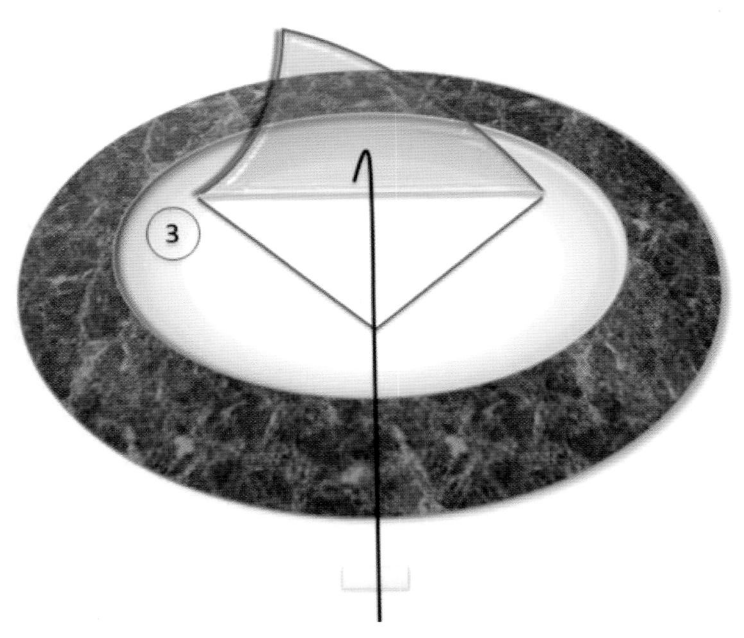

▲ **图 6–12　抬起三角形游离瓣膜的顶点，轻推向基底部**

折叠的囊膜瓣为囊口基底部标志物，以确保将晶状体前襻正确地植入囊袋中。在两个晶状体前襻正确植入到囊袋内后，可以裁去囊膜折翼部分以完成囊膜切开术（图 6-13）。

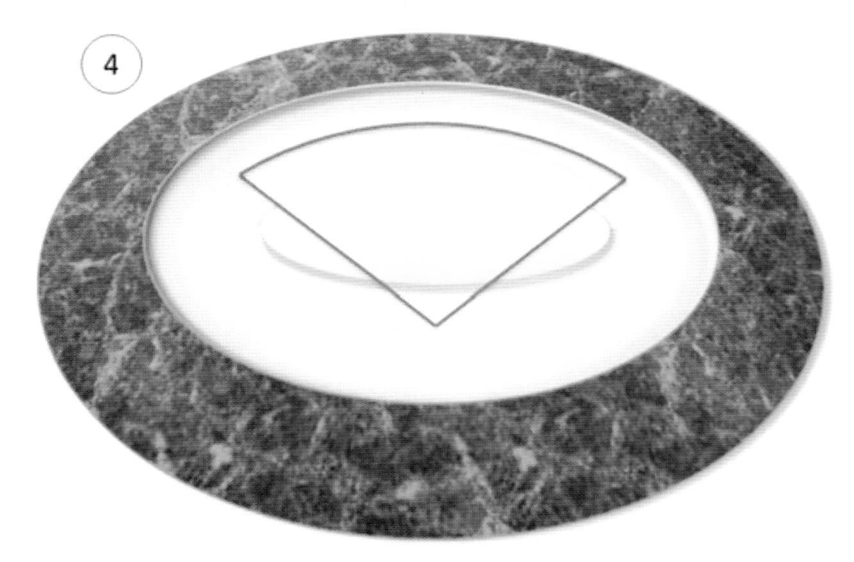

▲ 图 6-13 在 IOL 植入后，截断三角瓣基底部

使用囊膜切开剪剪开一侧的囊膜瓣基底部。囊膜切开剪或使用 Simcoe I / A 尖端的抽吸手柄可撕开囊膜瓣。

（二）V 形囊膜切开术的优点

- 更易于学习。
- 可见度不佳或无囊膜染色剂均可使用。
- 以三角形开口的点作为释放阀，适用于较大的晶状体核娩出。
- 设备依赖性低。
- 以尖锐针头或囊膜切开剪切割囊膜时更为完整可控。但是请注意，在插入囊膜剪之前需开放巩膜隧道。在巩膜切口打开之前，仅允许使用尖锐的针头以维持最大的前房稳定性。

（三）V 形囊膜切开术的缺点

- 对于高眉弓的患者，直针难以操作。
- 因切割不一致而导致切口不连续，可能导致意外撕裂。

（四）器械

- 27G 直针。
- 2ml 或 3ml 注射器，注满冲洗液。

• 囊膜切开剪或长轴虹膜剪，用于切割囊膜瓣底部及建立可控切口。

（五）特有并发症

• 偶尔在囊袋中或者植入 IOL 时发现囊膜瓣。在任何情况下都应注意识别囊膜瓣边缘，将其折返于虹膜上。

• 如果三角形开口过小，则难以扩大 V 形切口。囊膜切开剪可扩大开口，超出原始切口边界，或沿切口另做松弛切口，以防大核娩出时囊袋裂缝过大。

六、信封或线性囊膜切开术

据报道，Sourdilla 和 Baikuff 在 1979 年提出[10]，线性囊膜切开术是一种常用的囊膜切开技术。这项简单技术由 Galand 推广，该技术可将晶状体直接从囊袋娩出至主切口。在此讨论的其他技术在将晶状体娩出至切口前均需先将晶状体送至前房。

（一）技术描述

该项技术在前囊膜近端形成水平线性囊膜开口（图 6–14）。建立囊膜开口有两种方式：经未开放的巩膜隧道，使用截囊刀或直针制作囊膜开口；或者，经开放的角巩膜隧道，使用同一器械或角膜刀制作囊膜开口。以器械切割前囊膜，并以其锐利边缘横向延伸开口。

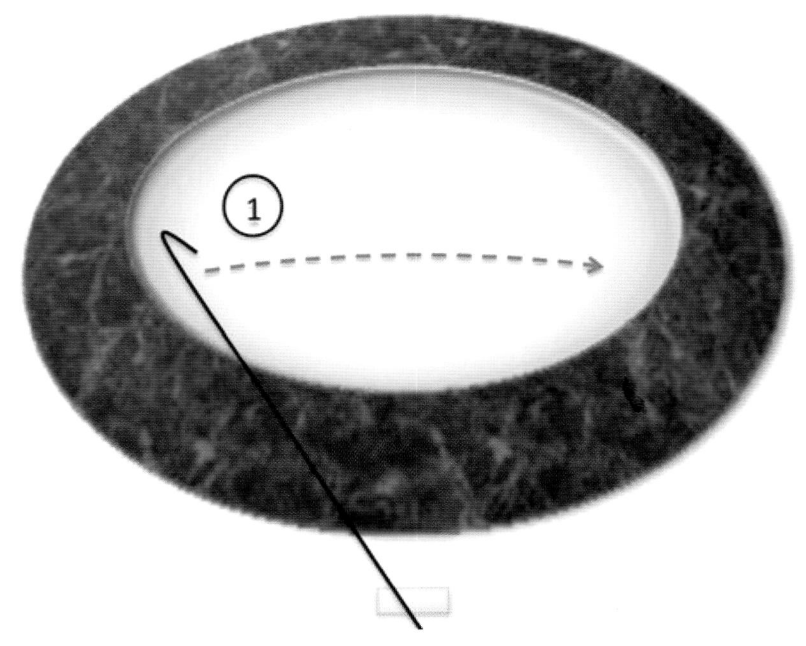

▲ 图 6–14　初始切口及侧向延伸

用截囊刀、Simcoe或其他器械触及囊袋内晶状体，将其旋转和移动。务必始终将晶状体保留于囊袋中，直至进入主切口并顺利娩出。晶状体核娩出时需先送至前房，当晶状体脱出至前房时，前囊膜侧缘产生巨大张力。

娩出晶状体后，开始清除皮质并植入人工晶状体。必须清除覆盖晶状体的前囊膜顶部以避免前囊混浊和视轴遮挡。如图6–15所示，用截囊刀或Vannas剪切开囊膜开口的两侧边缘。

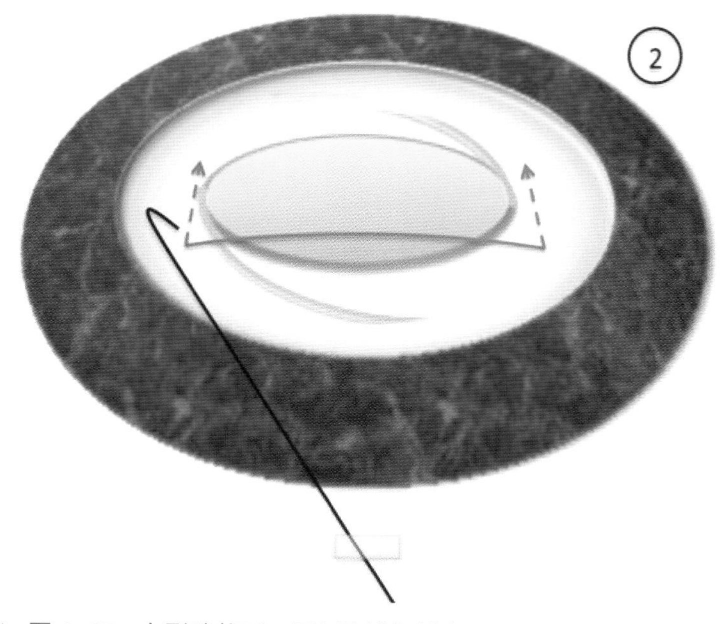

▲ **图6–15　在裂隙状开口两侧缘进行横向切口，便于撕除前囊膜**

在进行侧切口后，以Simcoe套管的抽吸口吸住一角，或用Utrata镊子或截囊刀，以CCC方式撕囊（图6–16）。撕开囊膜直至该切口的另一边缘，形成马蹄形开口（图6–17）。

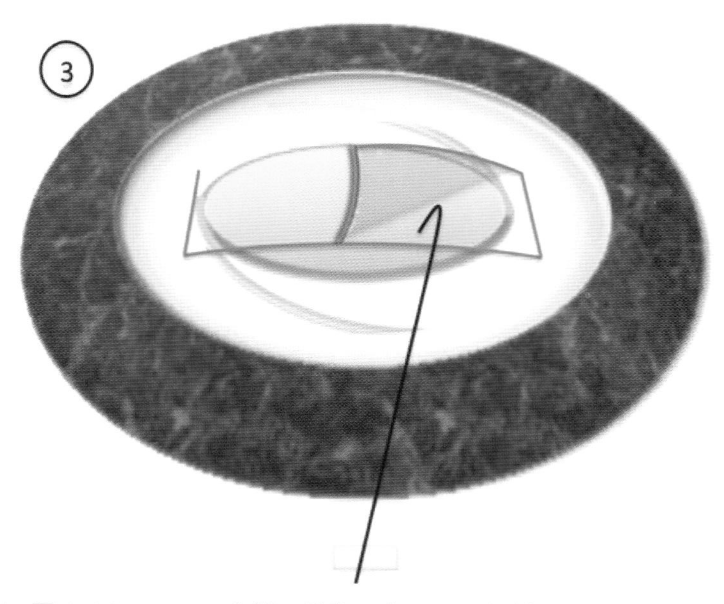

▲ **图6–16　Simcoe套管，截囊刀或Utrata镊触及囊膜切开侧缘**

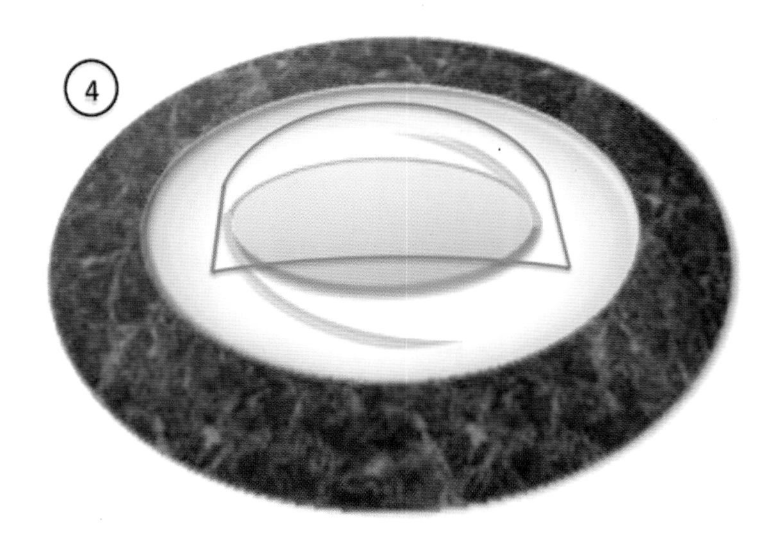

▲ 图 6-17　在裂隙状开口的侧缘，向周边连续撕囊，形成马蹄形开口

（二）线形囊膜切开术的优点

- 结构简单。
- 高效。
- 适用于前囊可见度低或无囊膜染色剂。
- 适用于巨大核。
- 极少依赖设备。

（三）线形囊膜切开术的缺点

- 侧向切口具有前囊破裂的风险。
- 光学重叠区不完整。
- 直接从囊袋中娩出晶状体核并显露后囊，增加后囊膜破裂的风险。

（四）器械

- 可以使用角膜刀、截囊刀或直针进行开口。
- Vannas 剪刀，长轴虹膜剪，或用于侧切口的截囊刀。
- Simcoe 套管，截囊刀或 Utrata 镊完成撕囊并清除前囊膜。

（五）特有的并发症

- 将 Simcoe，晶状体圈套器或其他器械置于晶状体核下方，直接从囊袋中娩出晶状体核并送至切口，增加后囊破裂的风险。
- 当开口靠近晶状体中心而不是主切口时，两个侧向切口可向后延伸。
- 在清除前囊膜时，如同 CCC，易于发生前囊放射状撕裂。

七、总结

尽管存在多种类型的囊膜切开术，但理想的前囊膜切开术应具有几个关键特征。首先，囊袋开口应能承受白内障手术的水压应力。其次，有助于从囊袋中安全娩核。最后，在理想情况下将 IOL 植入囊袋内，同时在后囊破裂时可安全植入睫状沟。根据可用的设备及患者个性化特征，术者可能会发现不止一种类型的有价值的前囊膜切开术。

☞ 参考文献

[1] Skuta GL, Cantor LB, Cioffi GA, et al., editors. American academy of ophthalmology basic clinical science course: lens and cataract, vol. 11. San Francisco: American Academy of Ophthalmology; 2013. p. 489–96.

[2] Jampel RS. The four eras in the evolution of cataract surgery. In: Kelman C, Kwitko M, editors. The history of modern cataract surgery [e-book]. Hague: Kugler Publications; 1998. p. 31–3.

[3] Aykan U, Bilge AH, Karadayi K, Akin T. The effect of capsulorrhexis size on development of posterior capsule opacification: small (4.5 to 5mm) versus large (6.0 to 7.0mm). Eur J Ophthalmol. 2003;13(6):541–5.

[4] Mihaltz K, Knorz MC, Alio JL, Takacs A, Kranitz K, Kovacs I, Nagy ZZ. Internal aberrations and optical quality after femtosecond laser anterior capsulotomy in cataract surgery. J Refract Surg. 2011;27(10):711–6.

[5] Gimbel HV, Neuhann T. Development, advantages, and methods of the continuous circular capsulorrhexis technique. J Cataract Refract Surg. 1990;16:31–7.

[6] Gimbel HV, Neuhann T. Continuous curvilinear capsulorrhexis. J Cataract Refract Surg. 1991;17:110–1.

[7] Seibel BS. Physics of capsulorrhexis. In: Seibel BS, editor. Phacodynamics : mastering the tools and techniques of phacoemulsification surgery. 4th ed. Thorafare: SLACK Inc; 2005. p. 315–39.

[8] Assia EI, Apple DJ, Barden A, Tsai JC, Castaneda VE, Hoggatt JS. An experimental study comparing various anterior capsulectomy techniques. Arch Ophthalmol. 1991;109(5):642–7.

[9] Sanduk Ruit, Geoffrey Tabin, Reeta Gurung, Govinda Paudyal, and Michael Feilmeier. Fred Hollows Foundation Australia, Himalayan Cataract Project USA. Standard operating procedure manual for: modern small incision cataract surgery (SICS) (NON-PHACO). Tilganga Institute of Ophthalmology, Kathmandu, Nepal 2006.

[10] Basti S, Vasavada A, Thomas R, Padhmanabhan P. Extracapsular cataract surgery: surgical techniques. Indian J Ophthalmol. 1993;41(4):195–210.

第7章

Hydrodissection
水分离

Priya Narang, Amar Agarwal，著

董　喆，译

一、概述

水分离是由 Faust[1] 在 1984 年提出来的，在进行囊外手术时通过液流将皮质和晶状体核分开。Howard Fine 在 1992 年重新定义了水分离 [2]，即将液流注入前囊膜下，这样就可以将皮质与囊膜分离开。此外，还可以进行核内旋转，将核壳及皮质与囊膜间的连接充分松解。

二、操作技术

进行水分离前，需要轻压主切口的后唇，放出少量黏弹剂，给进行水分离的液流提供一定的空间。否则过多的液流会造成眼内压的增高及后囊膜的破裂。

完成撕囊后，用水分离针将撕囊的边缘挑起，接着顺势插至囊的下方。轻轻注入液流（图 7–1，图 7–2）后可以见到液流沿着囊袋弥散一周。这样可以彻底分离皮质和囊膜的连接。当液流弥散至晶状体后部（图 7–3，图 7–4）时，液流会在囊袋与晶状体之间截留。如果继续注入，液流会通过晶状体的后极部，从撕囊孔边缘弥散出来。这样就可以导致晶状体从囊袋脱入前房，这正是进行 SICS 所需要的，也是进行囊袋平面上超声乳化所需要的。水分离针的平布可以用来给晶状体卸压，使得后部截留的液体到达晶状体赤

道部，并解除皮质 / 囊袋的粘连。水分离彻底完成后，继续注入液流并且不再卸除囊袋内的压力，直至核的一端赤道部脱出囊袋。持续注入液流的目的就是通过增加囊袋内的静态液流压力以脱出晶状体核，这也是进行 MICS 的关键步骤。

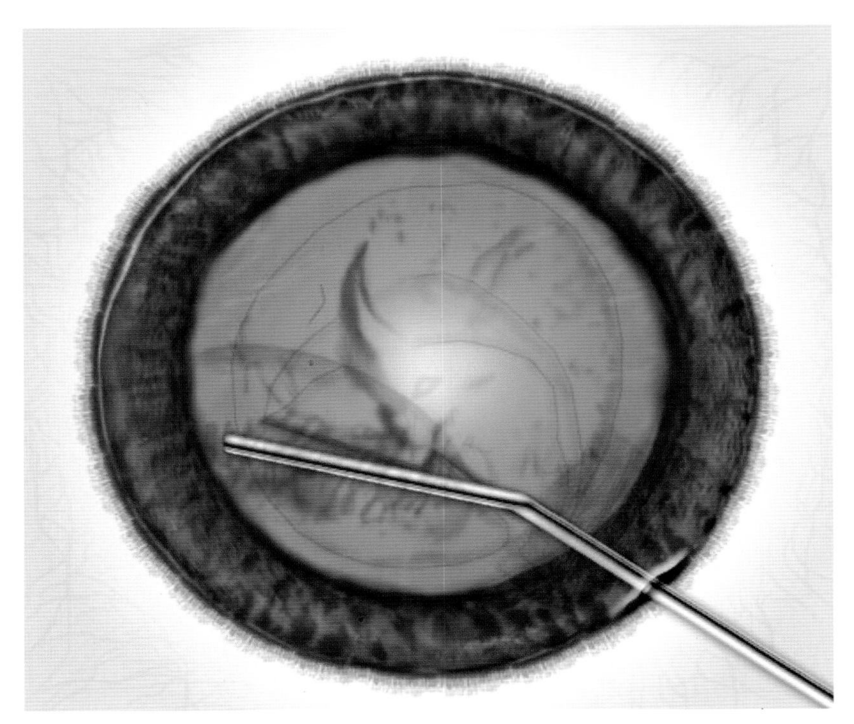

▲ 图 7-1　将水分离针从前囊孔边缘插入，注入液流。可以看到起始的液流

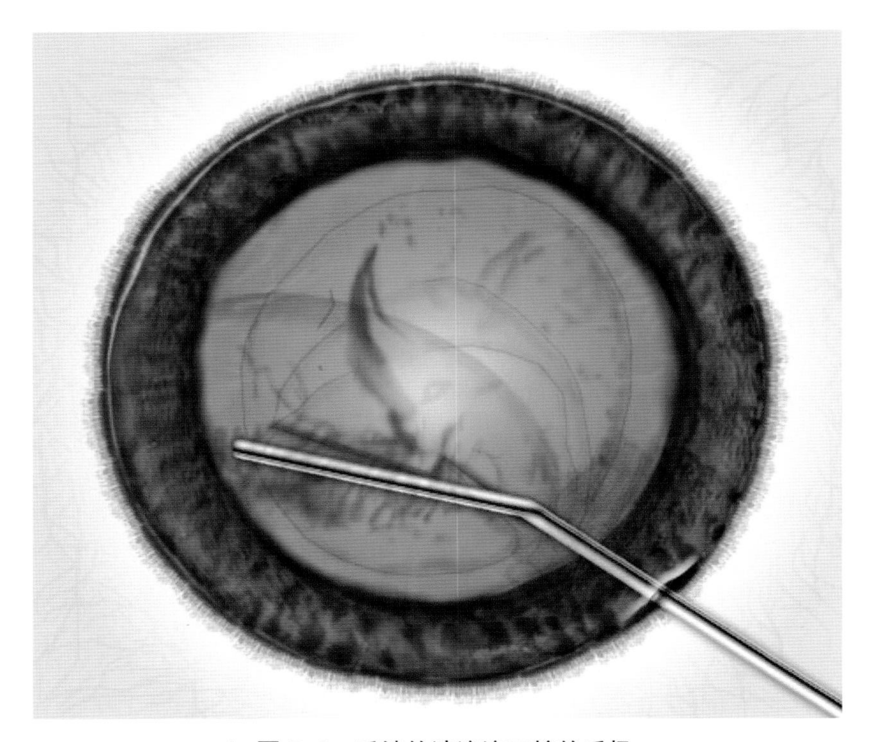

▲ 图 7-2　后续的液流流至核的后极

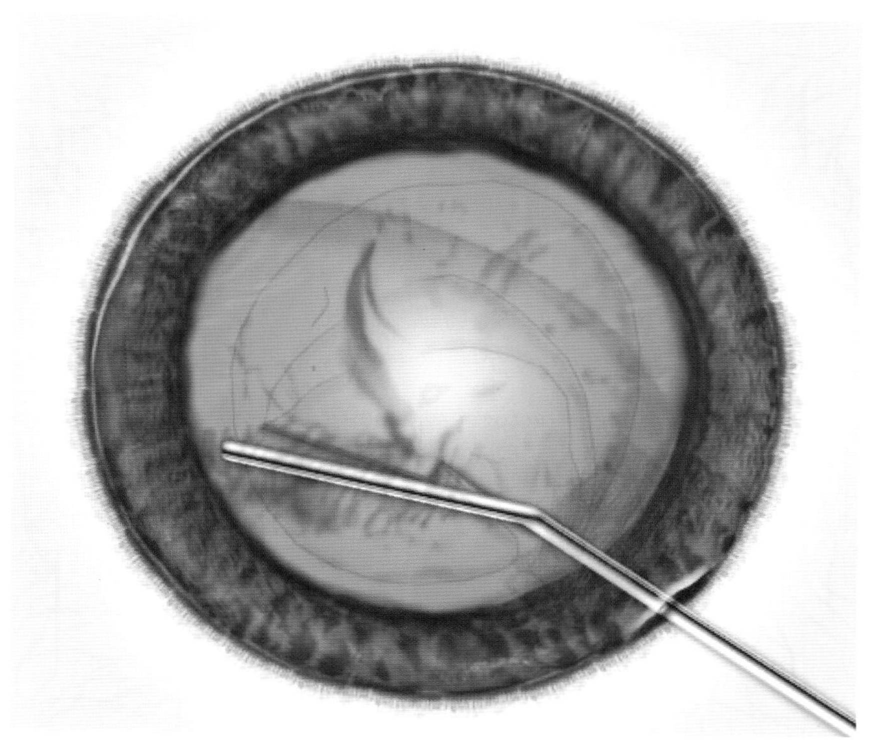

▲ 图 7–3　液流继续向前传播

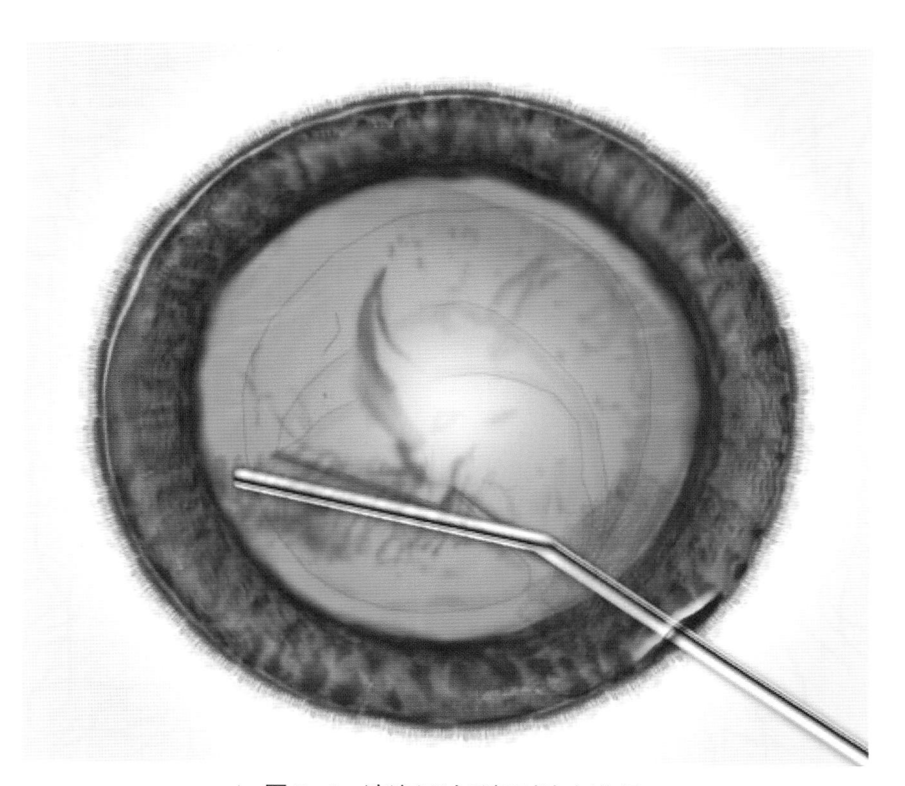

▲ 图 7–4　液流经过后部到达赤道部

成功的水分离可以看到液流的传播。如果进行持续注入液流后，液流的传播仍然不明显，停止操作，将水分离针换一个方向后再进行。

三、讨论

操作正确的情况下，水分离是常规白内障手术中一个简单安全又有效的步骤。在前囊膜下注入液流后，可以通过水分离针的平部轻压晶状体的中央来达到给囊袋卸压的作用。并且可以使液流从后方流向赤道部，松解赤道部及前囊下皮质/囊袋的连接[2,3]。皮质从囊袋分离开，可以使液体经撕囊孔从囊袋流出，并可以使晶状体在囊袋内进行旋转[2,3]。只要液流注入缓慢，并且在形成每一次液流波后都及时进行囊袋卸压，水分离是很安全的，并且有助于控制后发障（posterior capsule opacification, PCO）的发生。该过程中液流波的剪切作用有助于清除晶状体上皮细胞（lens epithelial cells, LECs），降低 PCO 的发生率[4-10]。研究表明[9]水分离的操作可以将赤道部的晶状体上皮细胞从赤道部的囊袋上分离开，使得清除更加容易。根据每个医生的手术习惯，可以进行单部位水分离或多象限水分离，当然后者由于大量的液流剪切作用效果会更好一点[11-13]。多象限的水分离有助于更彻底地松解皮质 / 囊袋的连接，这种连接在年龄相关性白内障患者中是最多见的。一些医生习惯从穿刺口进行水分离，这样容易增加眼内的压力，造成后囊破裂或虹膜脱出[12]。因此如果从侧切口进行水分离，要使用较少的液体以保证后囊膜的完整。对于高度近视、玻璃体切割术后的白内障、外伤性白内障、假性囊膜剥脱综合征、晶状体后圆锥及复杂性白内障，进行水分离时尤其要多加小心。进行水分离的针有许多种，有圆头的也有平头的。平头的水分离针可方便地插入前囊下，并可以减少从前囊孔流出的液体。使针管的平部与前囊保持水平一致很重要。针头应尽量伸向周边部，以确保液流向后充分传播。J 形针管可以用于切口下方的液流注入。当然针管越长越容易伸到撕囊孔的边缘部。

四、复杂情况

在面对后极性白内障时要格外小心，后极性白内障多伴有后囊膜的脆弱。这种情况下尽量不做水分离[14, 15]，但可以进行水分层的操作（图 7-5），水分层可以保留核壳作为保护垫。棕黑核白内障由于整个晶状体已完全混浊，也要特别小心，这种情况下可以进行低液流多象限的水分离。

在进行水分离时，当过多的液体推挤晶状体向前凸并阻塞前囊孔，使得液体滞留在囊袋内，从而造成囊袋阻滞[16]，极度情况下甚至造成后囊膜破裂。术中前囊阻滞可通过晶状体前凸、撕囊孔边缘突出、前房变浅，且不能通过尝试晶状体减压以缓解等表现来诊断。由于前囊孔的阻塞，囊袋内的液体不能流出，在这种情况下，频繁地尝试旋转晶状体可能会损伤悬韧带的完整性。MICS 术中出现这种情况时，可以在前囊撕囊孔边缘进行一些切开。这会有助于释放囊袋内的压力，使前房加深、晶状体后退。

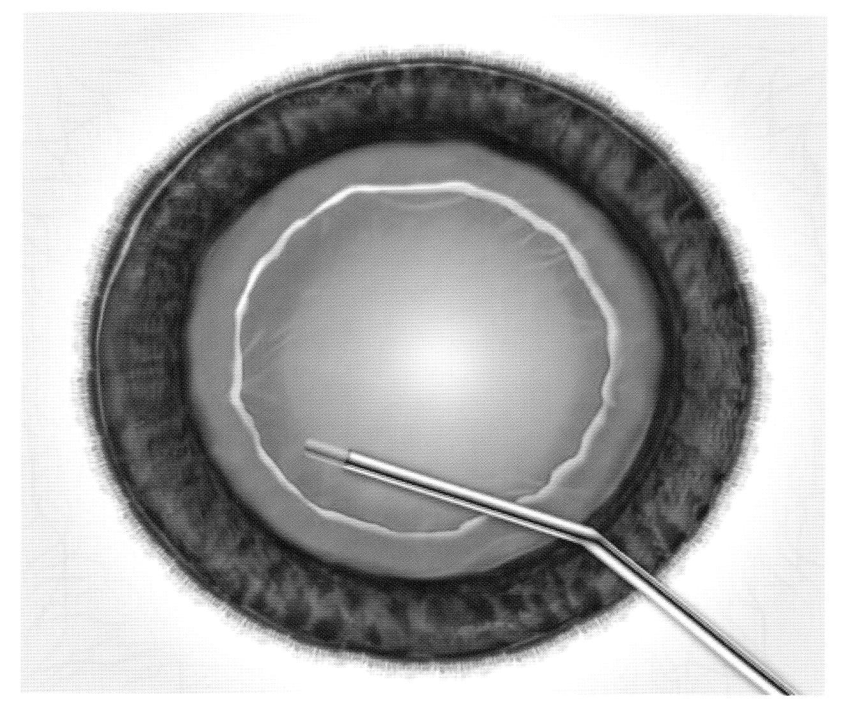

▲ 图 7-5 在后极性白内障中进行水分层，可以看到“金色环”

五、要点

• 进行多象限水分离。

• 用水分离针将前囊膜挑起后伸至前囊下，缓慢注入液体。

• 液流波看不清或核转动不充分的时候，可以重复进行水分离。

• 避免在后极性白内障、棕黑核或硬核白内障中进行水分离，因为这些情况下往往伴有后囊膜脆弱。

• 为避免囊袋阻滞综合征，注入的液量要控制，并且前房内的黏弹剂不能过多。

总之，操作正确的水分离既可以减少后囊破裂的发生，也可以降低 PCO 的发生。通过技术和设备的优化，就可以获得持续的良好的结果。

☞ 参考文献

[1] Faust KJ. Hydrodissection of soft nuclei. J Am Intraocul Implant Soc. 1984;10:75–7.

[2] Fine IH. Cortical cleaving hydrodissection. J Cataract Refract Surg. 1992;18:508–12.

[3] Fine IH. Cortical cleaving hydrodissection. (letter). J Cataract Refract Surg. 2000;26:943–4.

[4] Apple DJ, Peng Q, Visessook N, et al. Eradication of posterior capsule opacification; documentation of a marked decrease in Nd: YAG laser posterior capsulotomy rates noted in an analysis of 5416 pseudophakic human eyes obtained post-mortem. Ophthalmology. 2001;108:505–18.

[5] Apple DJ, Solomon KD, Tetz MR, et al. Posterior capsule opacification. Surv Ophthalmol. 1992;37:73–116.

[6] Nishi O. Posterior capsule opacification: Part 1: experimental investigations. J Cataract Refract Surg. 1999;25:106–17.

[7] Tetz MR, Nimsgern C. Posterior capsule opacification: Part 2: clinical findings. J Cataract Refract Surg. 1999; 25:1662–74.

[8] Apple DJ, Peng Q, Visessook N, et al. Surgical preventionof posterior capsule opacification: Part 1: progress in eliminating this complication of cataract surgery. J Cataract Refract Surg. 2000;26:180–7.

[9] Peng Q, Apple DJ, Visessook N, et al. Surgical preventionof posterior capsule opacification: Part 2: enhancement of cortical cleanup by focusing on hydrodissection. J Cataract Refract Surg. 2000;26:188–97.

[10] Peng Q, Visessook N, Apple DJ, et al. Surgical preventionof posterior capsule opacification. Part 3: intraocularlens optic barrier effect as a second line of defence. J Cataract Refract Surg. 2000;26:198–213.

[11] Hurvitz LM. Posterior capsular rupture at hydrodissection. (letter). J Cataract Refract Surg. 1991;17:866.

[12] Koch DD, Liu JF. Multilamellar hydrodissection in phacoemulsification and planned extracapsular surgery. J Cataract Refract Surg. 1990;16:559–62.

[13] Gimbel HV. Hydrodissection and hydrodelineation. Int Ophthalmol Clin. 1994;34(2):73–90.

[14] Vasavada A, Singh R. Phacoemulsification in eyes with posterior polar cataracts. J Cataract Refract Surg. 1999;25:238–45.

[15] Osher RH, Yu BC-Y, Koch DD. Posterior polar cataracts: a predisposition to intraoperative posterior capsule rupture. J Cataract Refract Surg. 1999;25:157–62.

[16] Miyake K, Ota I, Ichihashi S, Miyake S, Tanaka Y, Terasaki H. New classifi cation of capsular block syndrome. J Cataract Refract Surg. 1998;24(9):1230–4.

第8章

Lens Delivery
晶状体娩出

K.V. Satyamurthy, Arup Chakrabarti，著

董　喆，宋旭东，译

一、概述

现代白内障手术的目的是通过术后早期的视觉重建来达到好的裸眼视力。达到这一目的的方法之一就是缩小手术切口。这些年白内障手术经历了从 10 ～ 12mm 的囊外白内障摘除（ECCE）到 4.0 ～ 6.0mm 的小切口白内障手术（SICS）直至 2.2mm 的超声乳化手术的发展。虽然超声乳化手术后视力恢复很快、散光很小，但设备的费用及消耗对于许多发展中国家的患者来说，仍然是难以接受的。在视力恢复方面能与超声乳化媲美的就是手法小切口白内障手术（MSICS）。该手术的关键就是核块的处理，因为这个问题决定了手术切口的大小。本章内容包括介绍将核块脱入前房的方法，以及通过不同的器械将核块娩出的方法。并且就不同方法的操作难点、技巧及解决方法进行了讨论。

出核可以分为两个步骤：①将核块脱入前房；②将核块从巩膜隧道娩出。

出核需要在前房内多步操作，因此要用到较多的眼科手术用黏弹剂（ophthalmic viscosurgical devices，OVD）来保护角膜。常用的 OVD 是在发展中国家有能力使用的 2% 羟丙基甲基纤维素（HPMC），是一种低黏度的弥散性 OVD。

二、核块脱入前房

对于晶状体核的第一步处理就是将其从囊袋脱入前房。水分离后，可以通过以下方法将核脱入前房：①水法脱核；②黏弹剂法脱核；③使用 Sinskey 钩：单手操作法 / 双手操作法；④将核脱入特别位置。

将核脱入前房的前提要求是充分地撕囊，直径根据核的密度不同而决定。不可能仅用一种方法就可以将各种类型的核都顺利脱入前房。每一个病例所使用的方法要根据白内障的类型、核的大小、悬韧带的完整性、瞳孔的大小及前房的深度来选择。以下是关于不同脱核技术的介绍。

（一）水法脱核

器械：25G 水分离针管和 Sinskey 钩。

完成 5.5mm 直径大小的撕囊后，进行水分离，将 25G 的水分离针管从撕囊孔的边缘垂直插入前囊膜下注入液体（压力式水分离）。这个可以将操作位置对侧核的一端脱出囊袋（图 8–1）。一旦核的一端被移出囊袋，其余部分的核就可以通过旋转的方法转出囊袋。在使用 OVD 的情况下，用同样的针管或 Sinskey 钩也可以完成这一操作。这一方法的优点是操作方便，特别适用于软核，后者在使用 Sinskey 钩时不易操作；但缺点是要求完成一个大直径的撕囊。该方法适用于各种类型核的脱出。硬核需要的撕囊直径较大，在进行水分离前完成水分层可以有助于减小核的大小。

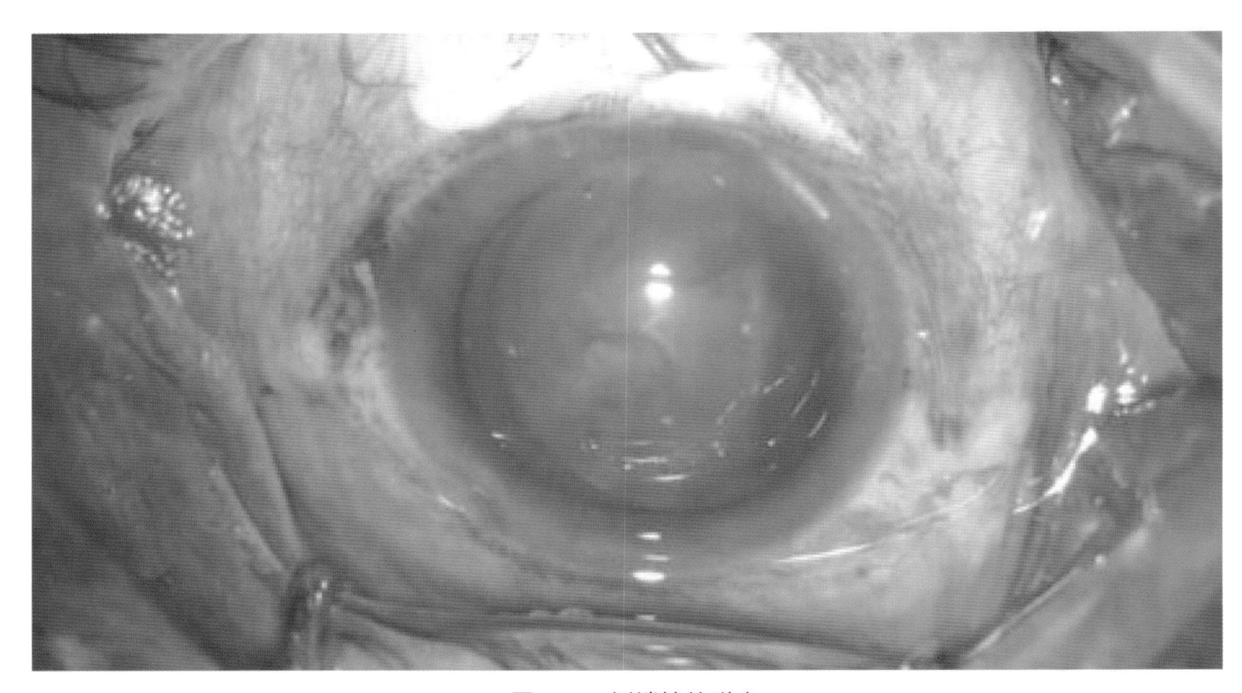

▲ 图 8–1　侧端核的脱出

（二）黏弹剂法脱核

将2%HPMC从撕囊孔的下方注入囊袋的赤道部，可以将晶状体核的一端脱出囊袋。该技术和水法脱核相似，也适用于软核。前提是要求有足够大的瞳孔和撕囊孔径。

（三）使用Sinskey钩脱核

该技术适用于中等硬度核到硬核性白内障。可以单手操作也可以双手操作。

1. 单手操作法　在进行充分的水分离和水分层后，用HPMC或硫酸软骨素充填前房。将Sinskey钩从主切口伸入前房，接触到核的中央位置后，沿着核的表面伸入到赤道部。在赤道部的位置将Sinskey钩插入皮质内，核的一端被提出囊袋（图8–2），然后通过旋转的方法将整个核转至前房。这一方法在瞳孔比较小而固定、撕囊孔较小，或者悬韧带较弱的情况下不易操作。

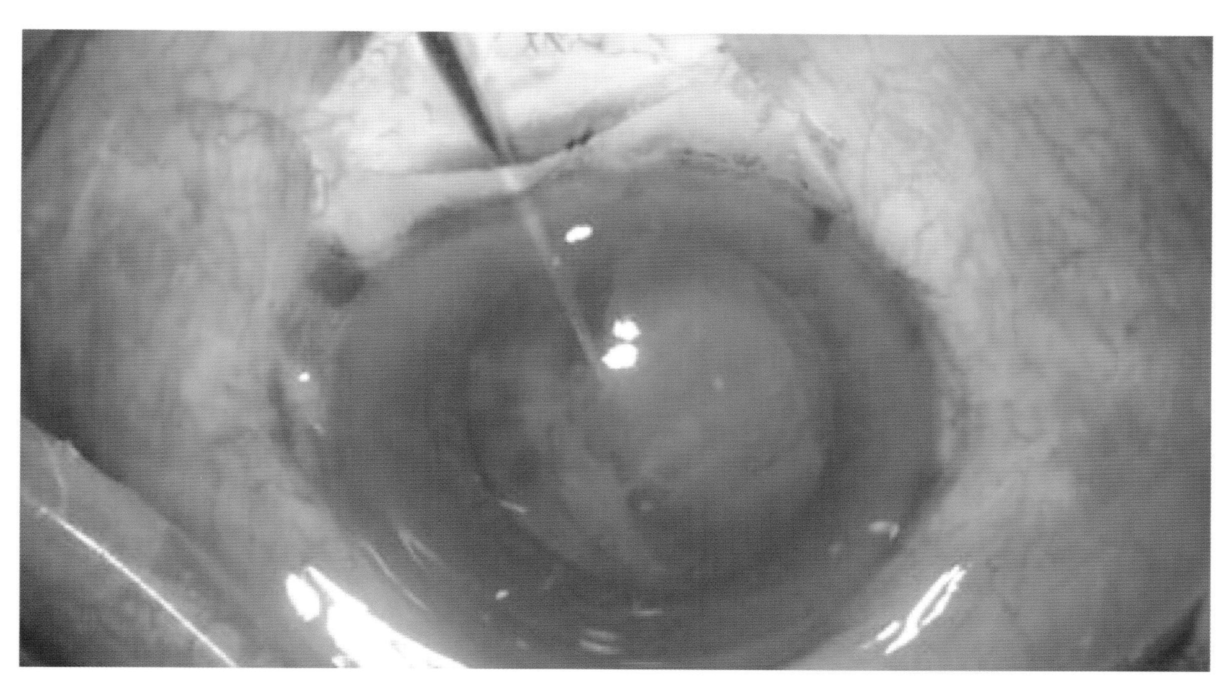

▲ 图8–2　使用Sinskey钩脱核

2. 双手操作法　该技术需要使用两把Sinskey钩，或者一把Sinskey钩和一把虹膜恢复器。操作有两种方式。

(1) 第一种方法是将Sinskey钩或虹膜恢复器从左侧的侧切口伸入，将核的边缘轻轻推向后方。这样，核的对侧一端就会脱出囊袋。这时使用另一把Sinskey钩将整个核转至前房（图8–3A）。

(2) 第二种方法中，将OVD充填入前房。Sinskey钩从左侧的侧切口或从主切口伸入，在核的下方小心施压，这样就显露了核的上方一端。将OVD注入上端显露的核的下方后，并将Sinskey钩伸入，然后将其托至前囊的上方。在同样位置注入更多黏弹剂以形成足够的操作空间后，伸入第二把 Sinskey 钩，通过双手的车轮转动式操作将核转至前房（图 8-3B）。该方法更适用于成熟期白内障、棕色核性白内障、高度近视、假性剥脱综合征、悬韧带松弛及瞳孔中等散大等情况下。将器械伸入上端核的下方，可以提供一定的支撑，反作用力可以将核脱入前房。

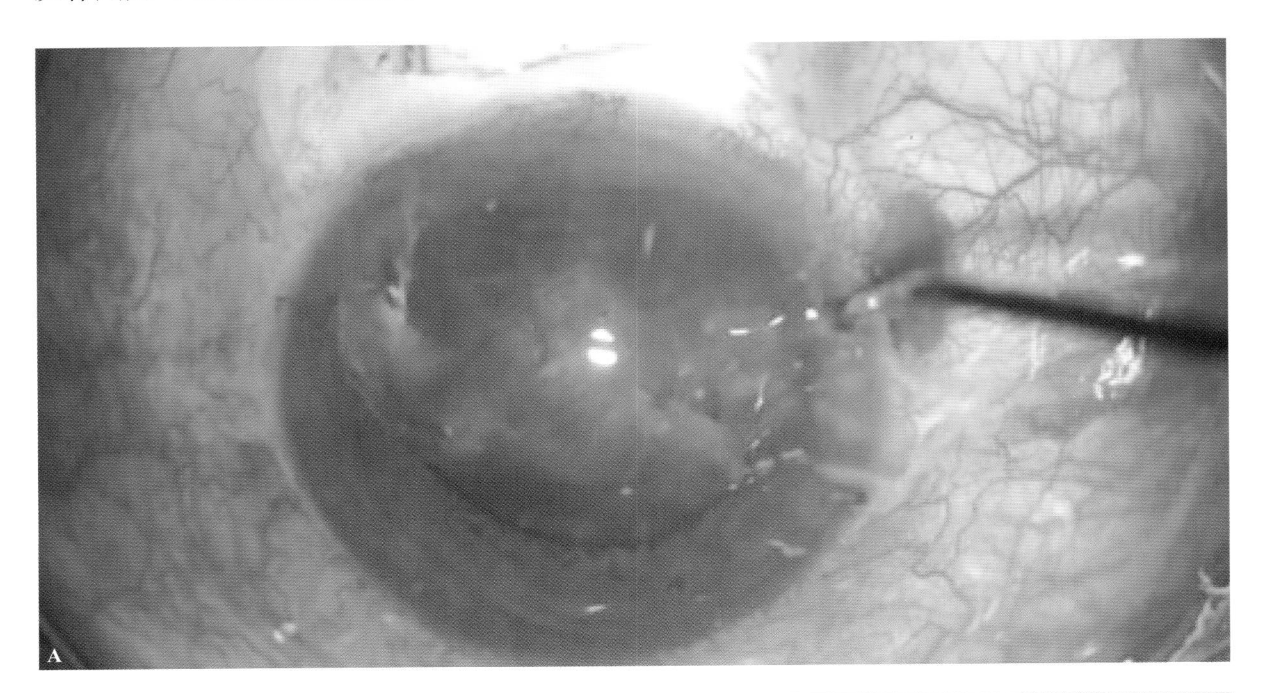

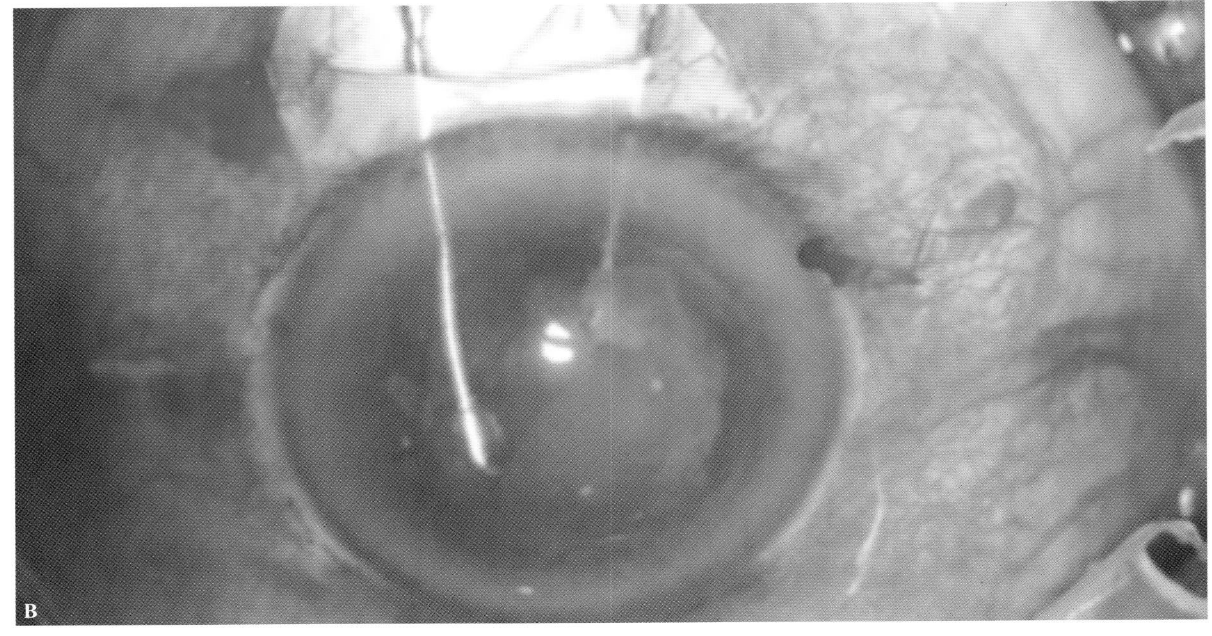

▲ 图 8-3 双手脱核法

（四）特殊情况下的脱核

1. 小瞳孔　在瞳孔没有强直的情况下，可以将虹膜恢复器从左侧的侧切口伸入后进行牵拉扩张（图 8–4）。将 Sinskey 钩从主切口伸入前房后，通过常规方法将核脱出。在瞳孔强直的情况下，需要在瞳孔成形术、括约肌切开术或使用瞳孔扩张器，如在 Malyugin 环的帮助下完成操作。仅用虹膜钩不太可能完成原位脱核，但是虹膜钩有助于完成大小合适的撕囊。

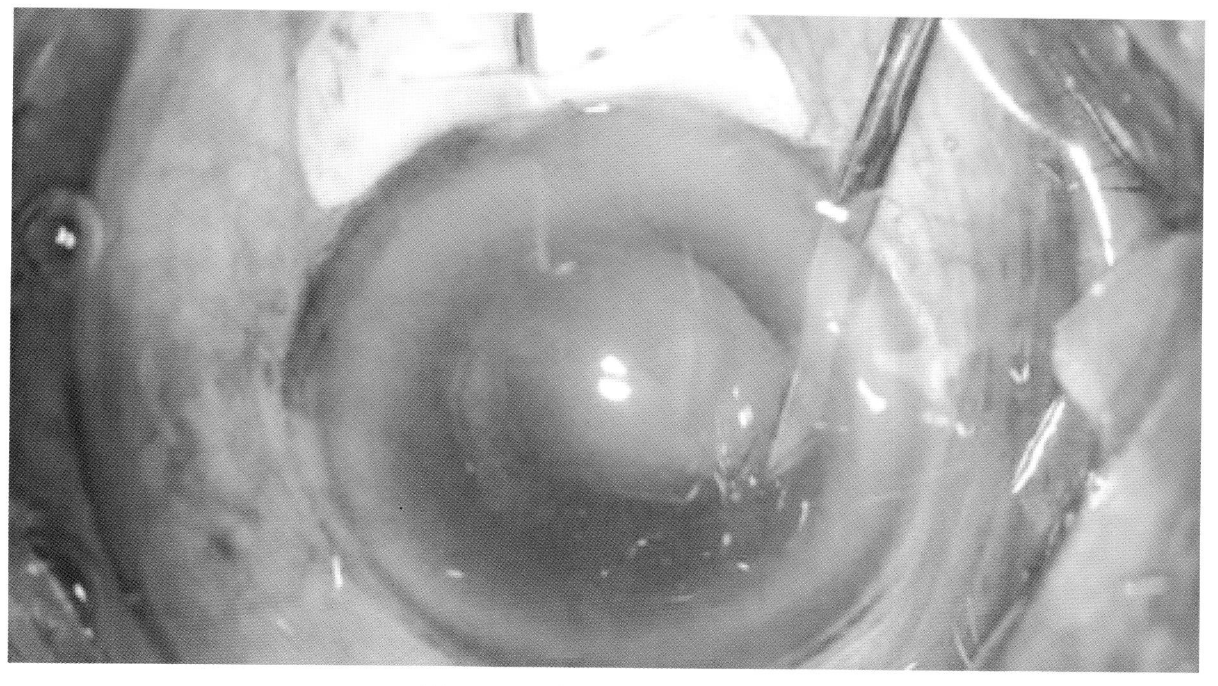

▲ 图 8–4　小瞳孔下的双手操作脱核

2. 大硬核　在常规大小 5.5mm 的撕囊孔下很难完成大的硬核的脱核。这种情况下需要扩大撕囊口径，或者在撕囊孔的边缘完成多个松解切口，以减轻对悬韧带的牵拉。这种处理方法同样适用于前囊纤维化不能完成撕囊或悬韧带脆弱的情况下。

3. 后极性白内障　后极性白内障中，有 20% 的患者伴有原发性后囊开裂 [1]，这种情况下不宜进行水分离。对合并软核的后极性白内障，多数很难通过常规的脱核方法完成操作。可以通过被称之为“棒棒糖法”的操作来完成，将黏弹管像棍子插入棒棒糖一样插入软核中央，然后再将其托出囊袋。对于合并中等硬度或硬核的情况下，可以通过使用 Sinskey 钩完成脱核。

过熟期 Morgagnian 白内障对于晶状体核没有支撑的力量。前房需要充填 OVD，用虹膜恢复器轻压 9 点钟的撕囊孔边缘，在囊袋内浮动的很小的核块就可以轻易地进入前房。

三、通过巩膜隧道娩核

晶状体核从囊袋及前房娩出后，保证巩膜隧道完整、保证眼前段结构如角膜内皮不受损伤，是进行MSICS的重要要求。世界各地有许多进行MSICS的技术，许多医生都对基础操作进行了个性化改进，保证手术能得心应手地进行。本章的开头就这些操作进行了详尽描述，并有视频配图。这些常用的方法一般可以分为以下几类。

出核技术主要包括完整出核和晶状体碎片出核。

1. 完整出核

(1) 水压法：如Blumenthal技术、使用灌注管。

(2) 黏弹剂压力法：如晶状体冲击技术。

(3) 三明治法：如Sinskey钩法、黏弹套管法。

(4) Hennig鱼钩技术。

2. 晶状体碎片出核

(1) 二分法或三分法：如手法二分或三分、黏弹套管法、金属线圈套法、尼龙线圈套法、Kongsap技术、钳口滑板钳夹技术。

(2) 多分碎核法：手法多分碎核法、劈砍多分法及筷子技术、Boramani密闭前房内手法碎核、预劈手法碎核、四分出核技术。

以下将就这些内容进行描述；安全技术所需要的器械、方法及操作技巧。

（一）完整出核

1. 水压出核　这一步骤最基本的是要提高前房内的压力。在主切口开放、隧道底部受压的情况下，晶状体核在压力的引导下会从隧道娩出。

(1) Blumenthal技术[2]：该方法是经受时间考验一直沿用的方法之一。1990年由Michael Blumenthal开始这一操作。许多医生都采用这一技术，并根据个人的手术情况进行修改。通过水动力来进行娩核引起广泛的兴趣。许多情况下，Blumenthal提出的前房维持器（anterior chamber maintainer,ACM）仍然在广为使用。其优势在于使SICS的每一步骤都可以在不用黏弹剂的情况下完成。

①器械：前房维持器、Sheet滑板。

前房维持器（ACM）这是一个2.5mm长的有锯齿状外表面和斜面的金属套管，外径1mm，内径0.6mm。用20G MVR刀在6点钟从颞侧到鼻侧方向完成一个1.5～2mm宽的基质内切口，将ACM在无灌注的情况下斜面向上插入，插入后再将斜面转向下方，并打开灌注。（编者注：该ACM类似于进行玻璃体切割术所使用的灌注头）

Sheet滑板[3]是一个宽3～4mm的塑料片，0.3mm厚，3cm长，头端为光滑圆形。有两个作用：其一，将晶状体核导入隧道；其二，提供一个光滑的表面以便于核的滑动。

②步骤：一旦晶状体核脱入前房，将滑板从上端晶状体的下方轻轻插入约1/3长度。用虹膜铲轻压滑板可以使隧道中间凹陷。晶状体核进入隧道后，将灌注瓶高度升至70cm（译著注：原著为70cm，有误）以增加前房灌注压。持续的压力可以将核壳挤去，并不断

调整形状直到完全娩出。然后重复该过程娩出核壳。

③注意事项：为防止后囊破裂，滑板插入晶状体核下方后要向6点钟方向推进，不能向下推进。

有时候会出现核卡在隧道的角膜端。这时可以用Sinskey钩将核拨出。核可以完整娩出，也可能会被挤掉一层。这时旋转核块，使其沿小直径的方向娩出。

(2) 用带灌注的圈套器通过水压法娩核

①器械：带灌注圈套器（5mm宽，略微凹陷，有1～3个0.3mm的灌注开孔）、装有BSS的2.5ml的一次性注射器。

该方法是结合使用了机械力和水动力。器械简单，并且使用了黏弹剂，对于角膜内皮是比较安全的。

②过程：需要通过上直肌牵引缝线来拮抗娩核时的作用力。将晶状体核脱入前房后，在核的上下方注入黏弹剂，手术前检查灌注圈套器的情况（图8-5A）。将无灌注时的圈套器顺着核的后表面弧度滑入核的后方，直到圈套器伸至下方虹膜的上方。为避免虹膜根部离断，一定要防止虹膜夹在圈套器和核之间。只要不是白色核或黑色核，都可以透过核看见圈套器的边缘。在快速连续地安全娩核过程中，会需要以下的操作技巧（图8-5B）。

- 灌注圈套器撤出时，需要在无灌注的情况下进行。这样可以有利于核的上端顺利进入隧道。
- 上直肌牵引线需要收紧才能很好地固定眼球。
- 在圈套器轻压隧道底部的时候，一定要有灌注液注入。当核堵在隧道中时，前房内可以形成流体静力压。这样，当圈套器缓慢撤出时，核就会随着娩出。一旦核的最大径部分娩出隧道，为防止出核的过大压力和瞬间的低眼压及浅前房，需要降低灌注压力。

该技术的优点是，整个手术过程中前房形成良好，在隧道底部受压、核娩出的过程中，不会损伤角膜内皮。

③硬核处理：一旦棕黑核进入隧道，圈套器的后段上抬，这样可以挤断上方1/3～1/2的核。也可以在核堵塞隧道的时候，圈套器完全撤出，娩出隧道口的那部分核由Sinskey钩劈断。残余的核推回前房，将其长轴方向转至与隧道方向一致后，再用圈套器娩出。

2. 晶状体三明治方法[4, 5]

(1) 器械：圈套器（5mm宽，上方凹陷或有锯齿状）、Sinskey钩、OVD。

①使用Sinskey钩的晶状体三明治方法：充分水分离和水分层后，核脱入充填着大量OVD的前房（用得最多的是HPMC，在硬核及老龄患者中，更适合用硫酸软骨素）。然后用左手握持的圈套器轻压隧道底部，核的上端就会进入隧道。在核的下方补充注入OVD，以将虹膜推回前房。小心地将圈套器在核的下方进一步伸进，然后会在对侧虹膜的上方见到圈套器的头部，此时注意不要让虹膜夹在圈套器与核之间。将圈套器向后轻压以形成更大的前房空间。在核与角膜内皮之间补充注入OVD。这时将右手握持的Sinskey钩

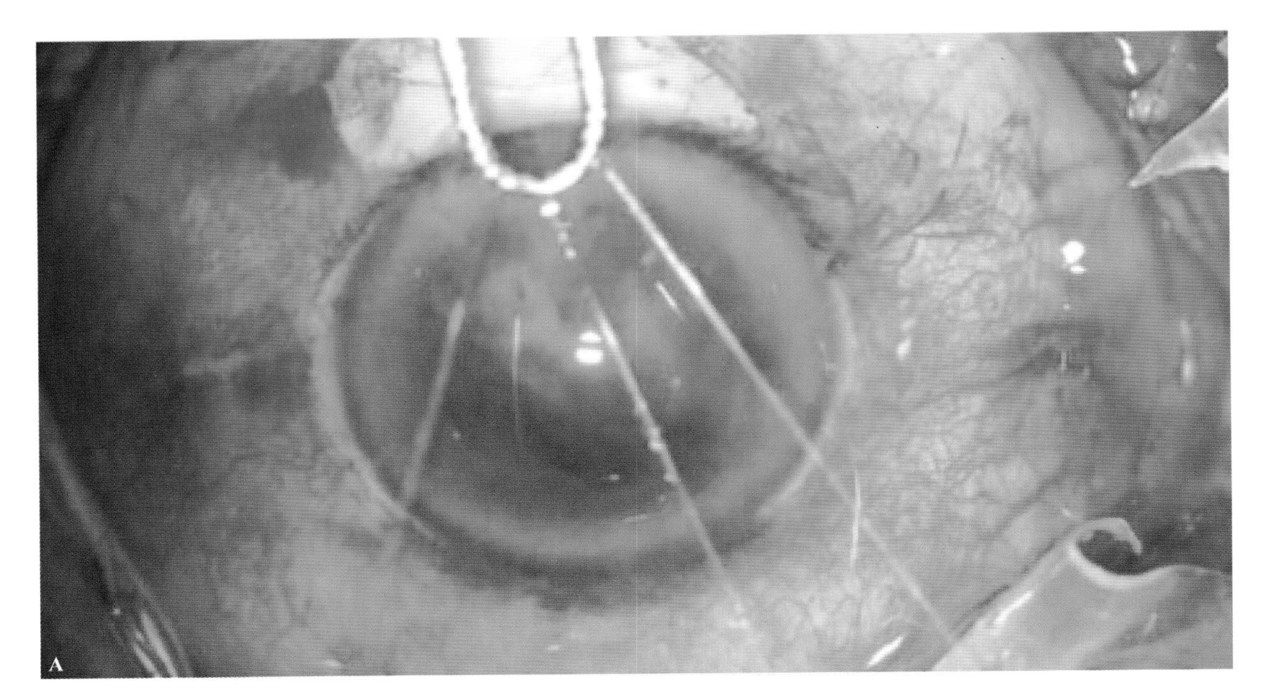
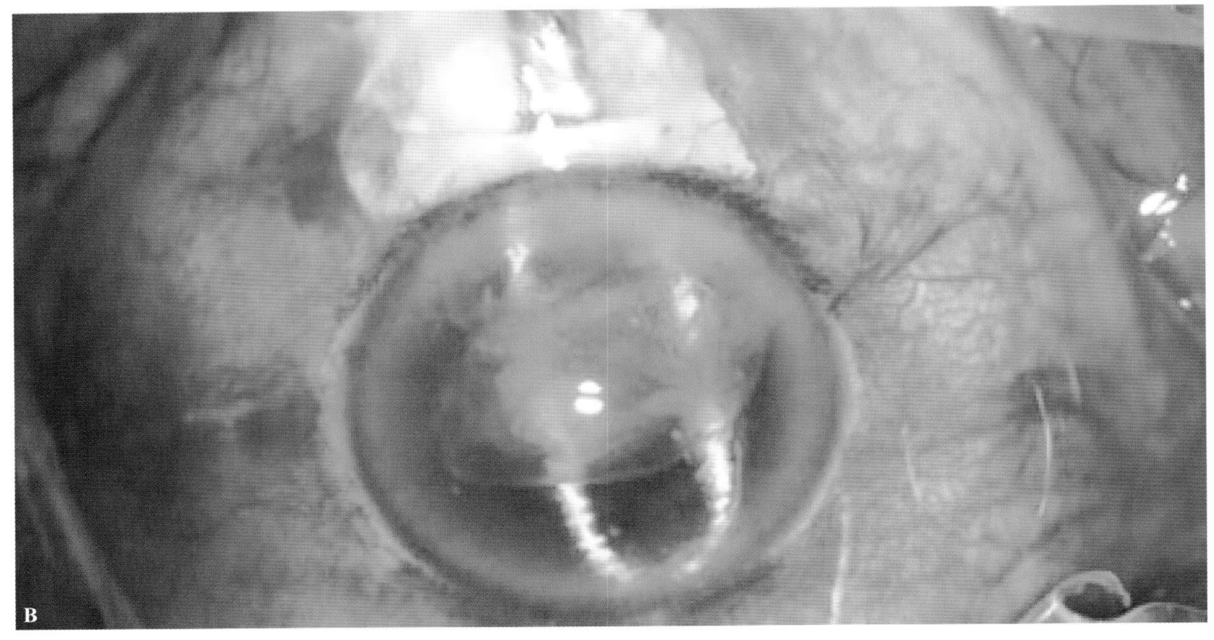

▲ 图 8-5 用带灌注的圈套器通过水压法娩核
A. 检测灌注圈套器的功能；B. 用灌注圈套器出核

伸入前房，放在核的上方，钩向下轻用力，像三明治一样将核夹在钩与圈套器之间（图8-6）。拉紧上直肌牵引线后，被夹住的核即被娩出前房。在这个过程中，核壳离开前房后，就被隧道的内口从核上剐蹭下来。如果是软核，会被完整娩出；如果是硬核，在隧道内就被挤碎，在这种情况下需要轻度扩张隧道。将核碎块推回前房，小直径的碎块按6点至12点钟方向沿其长轴调好位置，用三明治方法依次将碎核取出。该方法的缺点是在核比较大的情况下，需要扩大隧道。核娩出后，可以通过黏弹剂压力法将核壳娩出。

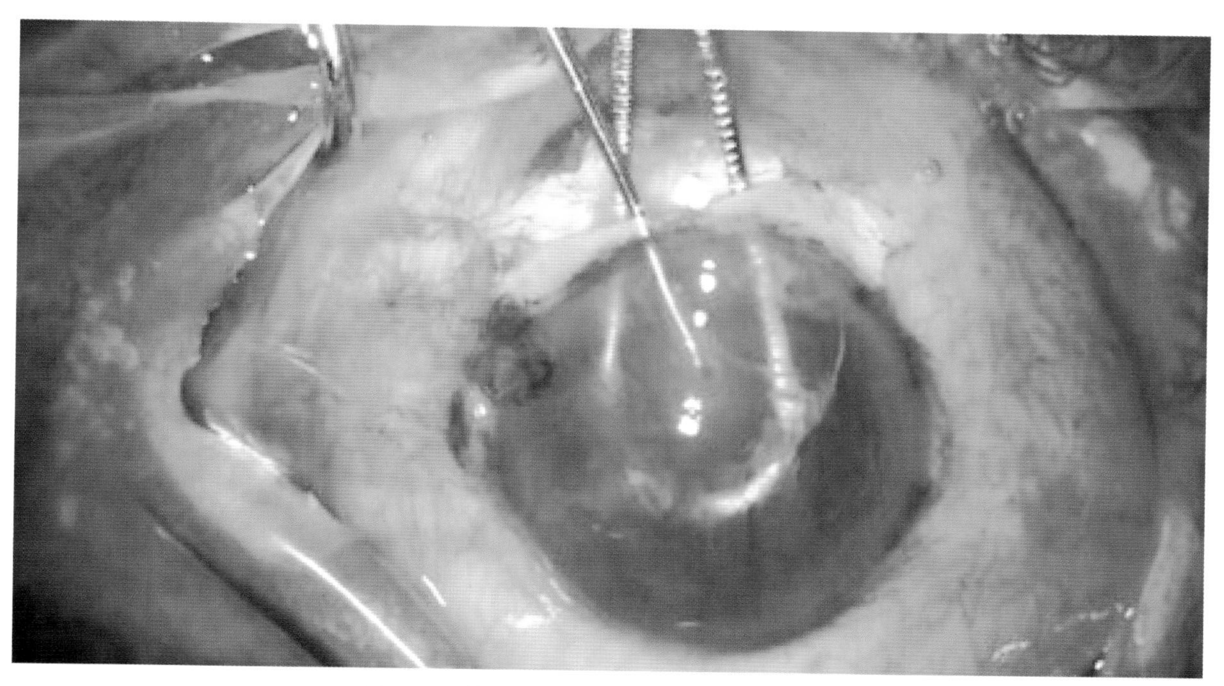

▲ **图 8-6　使用 Sinskey 钩的晶状体三明治方法**

②使用黏弹剂针管的晶状体三明治方法[4, 6]（图 8-7）：可以用内有黏弹剂的 20G 注射针来替代 Sinskey 钩。在娩核过程中持续将黏弹剂注入前房，前房始终得以维持，并保护了角膜内皮。

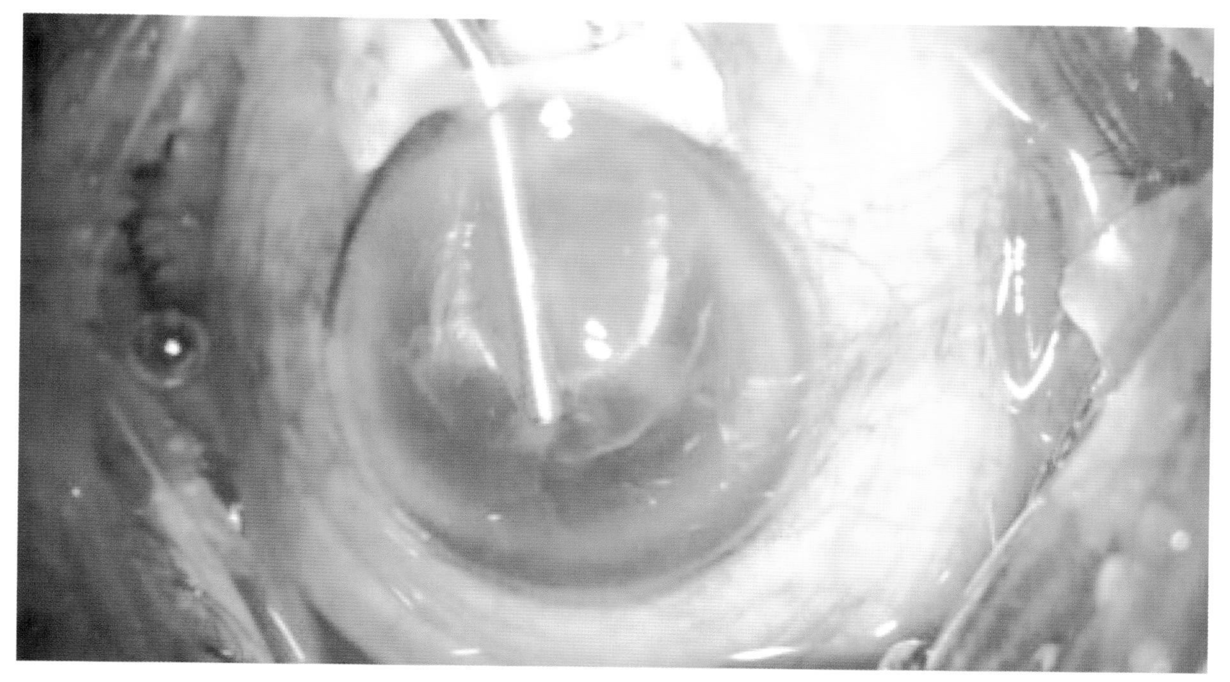

▲ **图 8-7　使用黏弹剂针的晶状体三明治方法**

(2) 优点：该方法适用广泛，学习曲线短，缩短了手术时间，方便完整出核。在对角膜内皮的保护方面，使用黏弹剂针较 Sinskey 钩更有优势。

(3) 缺点：在对大的硬核进行操作时，隧道的宽度要达到6.5mm以上。

3. 黏弹剂压力法　充分地水分层以缩减核的大小。将核脱位至前房。前房内充填OVD。拉紧上直肌牵引线。将一定弯度的黏弹剂针管伸入至核的下方，直至其头端位于6点钟位置的虹膜上方。注入OVD的同时，针管下压隧道的底部，核就会随黏弹剂一起娩出隧道。

(1) 优点：学习曲线短；整个操作过程中，角膜内皮都得到保护；极少发生后囊破裂。

(2) 缺点：该方法适用于软核或较小的核。隧道需要根据核的大小进行扩大。

4. Hennig 鱼钩技术[7]　该技术由尼泊尔东南部的Lahan眼科医院的Albrecht Hennig医生于1997年发明。因此广为熟知的鱼钩技术也叫Lahan技术或Hennig技术。这是目前为止唯一一个可以在不接触角膜内皮的情况下，将核直接从囊袋脱入隧道进而娩出的技术。

(1) 器械：鱼钩（图8-8A）是用持针器将30G的一次性针头弯成。有两种针头弯制方法。①针头的尖端需要插入核中；②在针柄的中部略弯一个弧度，以便于针头插入囊袋内核的下方。

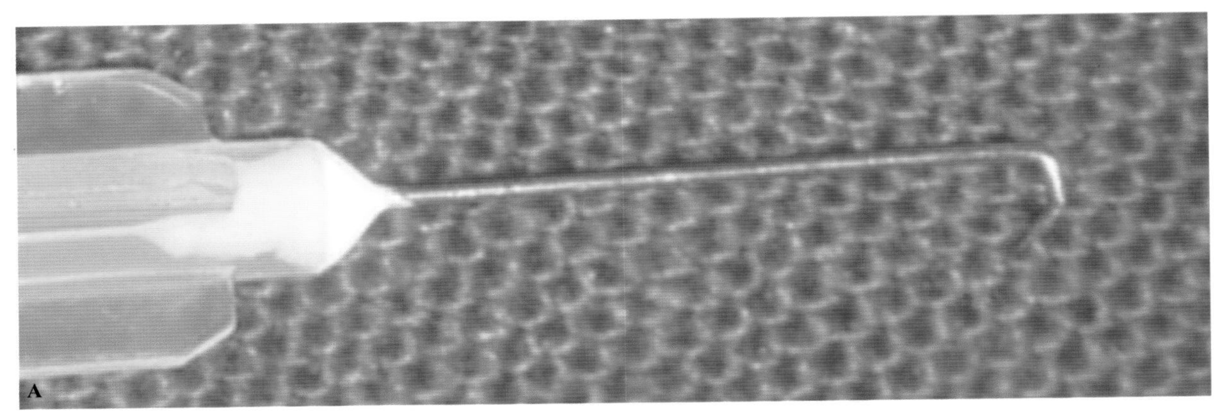
A

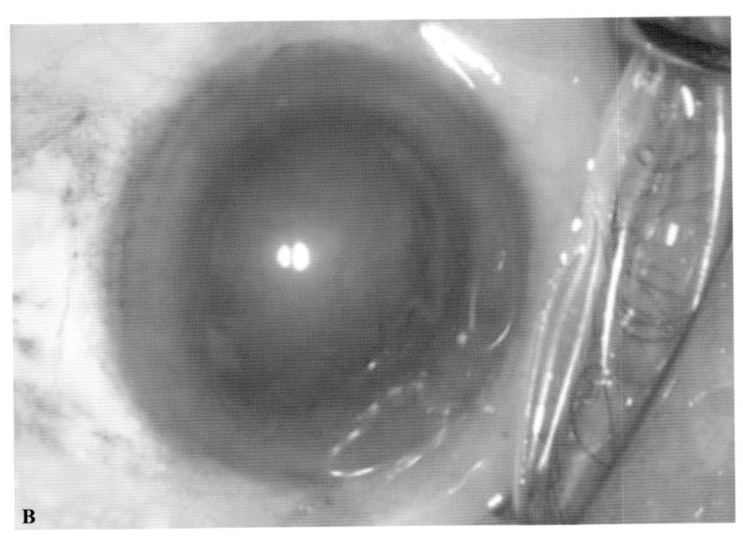
B

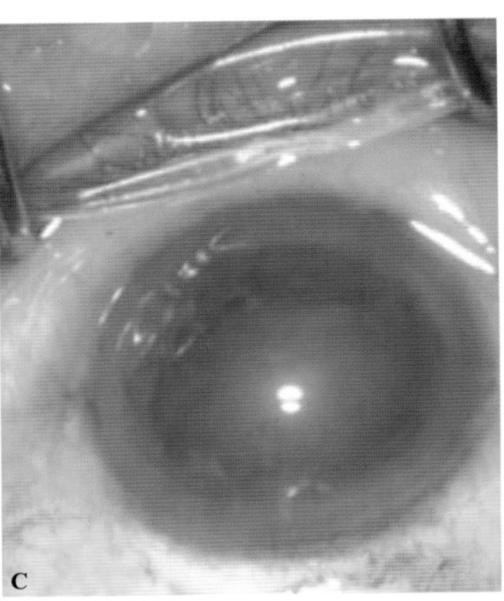
C

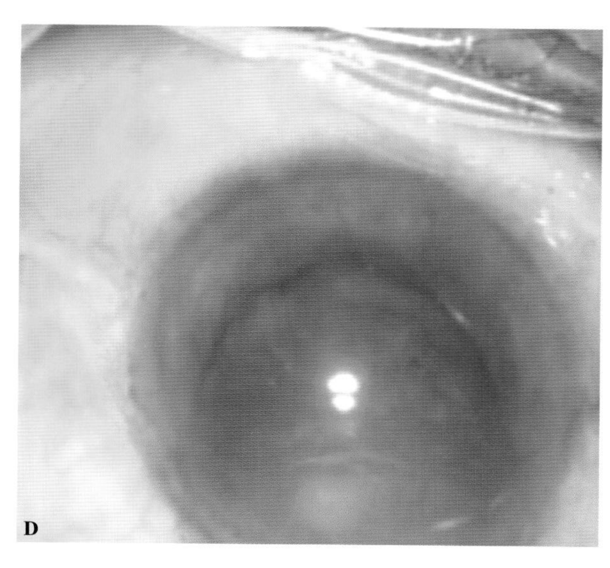

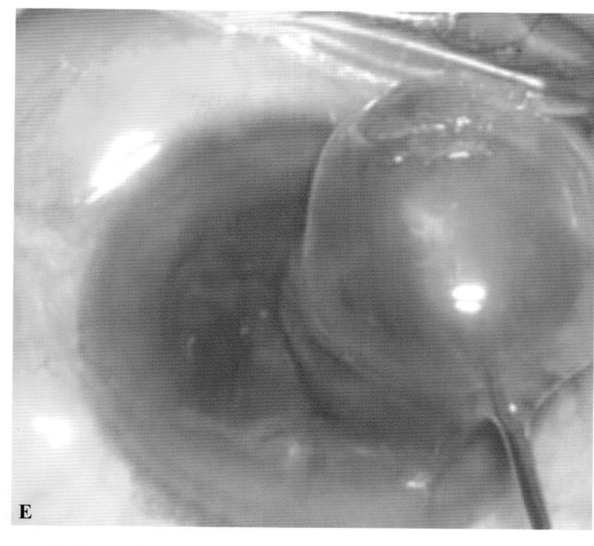

▲ 图 8-8 **Hennig 鱼钩技术**
A. 鱼钩；B. 核部分脱出；C. 将鱼钩置于核下方；D. 用鱼钩娩核；E. 鱼钩插在核内

(2) 操作步骤：前房注入 OVD（HPMC）。并在核与后囊膜之间注入 OVD。部分核的上端脱入前房。将针头的尖端转至右侧，伸入囊袋至核与后囊膜之间。然后将钩翻转向上并轻轻回抽，这样针的尖端就插入下方核的内部。

无须提拉，核就从囊袋脱出并进入隧道。皮质留在前房内充当隔垫，以保护角膜内皮避免与核接触。

(3) 优点：学习曲线短；是一种安全、快速并便宜的方法；仅一步就直接出核，避免了角膜内皮损伤；出核时所需的隧道宽度较使用水压力法要小。

（二）晶状体碎核法出核

分核或碎核技术 [8]，这一类方法有许多不同的操作技术，都比较个性化。这里我们将介绍一种世界通用的技术，其他技术也会进行简单介绍。分核或碎核技术是目前唯一一种可以通过 4mm 宽的隧道完成出核及可折叠 IOL 植入的技术。如果由经验丰富的医生操作，可以与超声乳化技术媲美 [9-11]。

其手术绝大部分步骤都是通用的；只有分核的方法是修正的。

1. 用三分器进行分核

(1) 器械：三分器、金属圈套器（其作用相当于切板）、Kansas 碎核取出镊（有较长的带锯齿的头端）。

(2) 步骤（图 8-9A 至 C）：通过上述的任何一种方法将核脱至前房。建议使用弥散性好的 OVD 使前房扩张到最大体积。将三分器伸入前房置于核的上方，注意不要碰触角膜内皮。这样可以避免核对角膜内皮的摩擦。然后根据核后表面的弧度将金属圈套器伸入前房。

注意圈套器的头端要位于6点钟位置虹膜的上方。这样可以避免相应位置的虹膜被夹入圈套器与核之间。轻轻后压圈套器，提供一定的前房空间。以圈套器为切板，将位于核上方的三分器向下压，即可将核分为三块。中间的核块如同三明治一样被夹在圈套器和三分器之间，在两个器械退出前房时，中间的核块会随之娩出。前房注入OVD，剩下的两块核块按6点至12点钟方向沿其长轴调好位置，分别用三明治方法依次取出。核块也可以用带锯齿的Kansas核块取出镊取出。在出核时，用有齿镊将上方隧道的顶部轻轻抬起，会有利于核的娩出。在核块从巩膜隧道娩出的过程中，轻压隧道的底部会有利于核块的取出。如果残留的核块宽度相对于隧道仍然较大的话，可以通过二分法进一步缩小体积后取出。

晶状体核也可以通过二分器切开（图8-9D）。使用二分器分核的操作与上述方法相似，在前面的章节已有描述。当核被分为两块后，出核的隧道宽度也需要较核块略大（不小于6mm）。否则，也可以多次通过二分法将核切成若干小块。在所有步骤中，都需要使用OVD来保护角膜内皮细胞。

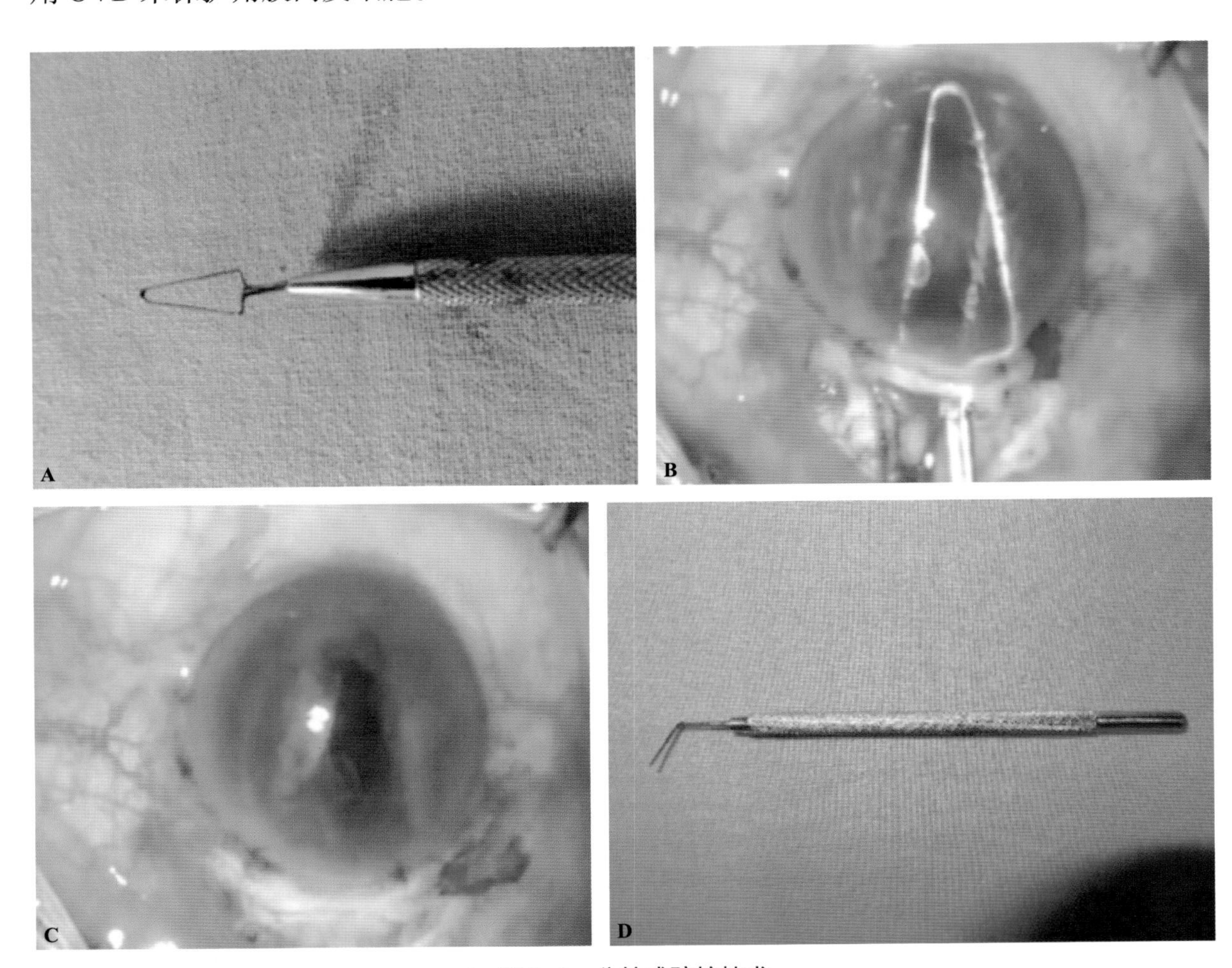

▲ **图8-9　分核或碎核技术**

A. 三分器（trisector）；B. 用三分器将核切开；C. 取出中央的核块之后；D. 双分器（bisector）

对于像 Fuchs 角膜营养不良这样的角膜病变，建议在核进行二分后，通过大的隧道娩出。

2. 使用 26G 黏弹剂针管进行分核

(1) 器械：带锯齿边缘的金属圈套器、26G 针管（接在 2ml OVD 注射器上）。

(2) 步骤：核脱入前房后，术者左手持金属圈套器，右手持 26G 黏弹剂针管。前房内注入足量的 OVD 后，将圈套器伸入核的下方，沿着核的后表面伸至对侧虹膜的表面。如果不能沿着核的后表面伸入，圈套器会触及核的中央凸起部分，并将核推向 6 点钟方向。这时可以分别将圈套器和 26G 针管分别置于核中央的下方和上方（图 8-10）。必要时随时补充 OVD。将针管缓慢持续地压向圈套器，就可以将核分开。期间不需要有上下来回的动作。不管核的硬度如何，都可以通过该方法将其分开。为保证两个核块是彻底分开的，可以在两个半核之间注入 OVD。没有离断的部分必须要用针管切断。如果核的后部没有离断，在第一块核娩出隧道的过程中，第二块核会跟着进入隧道，带来操作的不便。完成分核后，将圈套器移到左侧核块的下方，黏弹剂针管位于其上，通过三明治的方法将其娩出。另半块核通过同样方法娩出。隧道的宽度维持在较小的范围。

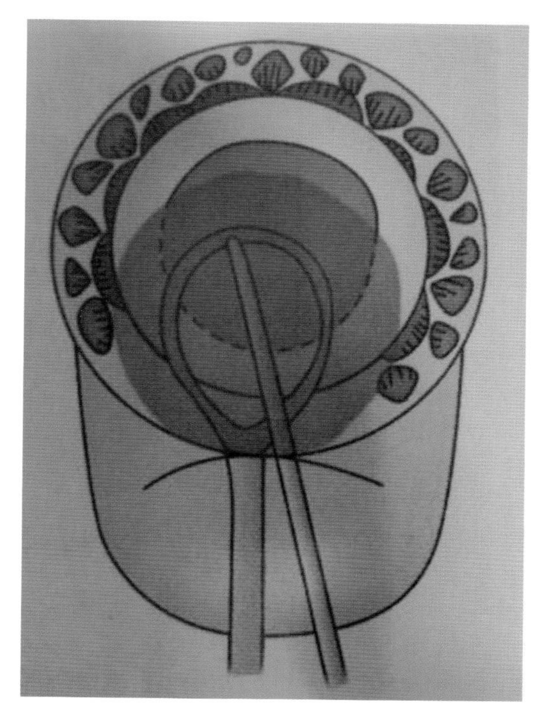

▲ 图 8-10 使用 26G 黏弹剂针管进行分核

在核块娩出的过程如果遇到任何阻力，都不要强行操作，要检查一下核的上端是否通过圈套器进入巩膜瓣的下方。如果确认发生了这种情况，需要将核块推回前房，重新以上三明治娩核的操作。

(3) 技巧：在学习初期，避免对过软核和过硬核进行这种分核操作。

3. 挤切线圈分核 [12]

(1) 基本原理：在纵向子午线的方向将细金属线环或尼龙线环绕过核。收紧细线的时候，环会缩小并切开核。根据环的数量，核会相应被分为两块或多块。

该技术适用广泛，可以有很多改进，完全基于术者的习惯和喜好。

(2) 器械：①挤切线圈（图 8-11A 和 B），基本上是直径 13 ～ 15mm 的金属线或尼龙线环被安装在一个手柄上，相应的线绑在一个牵拉活塞上。活塞后拉的时候，挤切器变短；向前推的时候，挤切器变宽。单环设计的挤切器可以将核二分，双环设计的可以将核三分。该器械耐热耐压。②圈套器。③ Sinskey 钩。

(3) 步骤（图 8-11B 至 D）：充分水分离和水分层后，核与核壳很好地分层。核脱入前房。前房内及核的下方注入足量的 OVD。在使用挤切器之前，进行以下方面的充分检查是非常必要的。

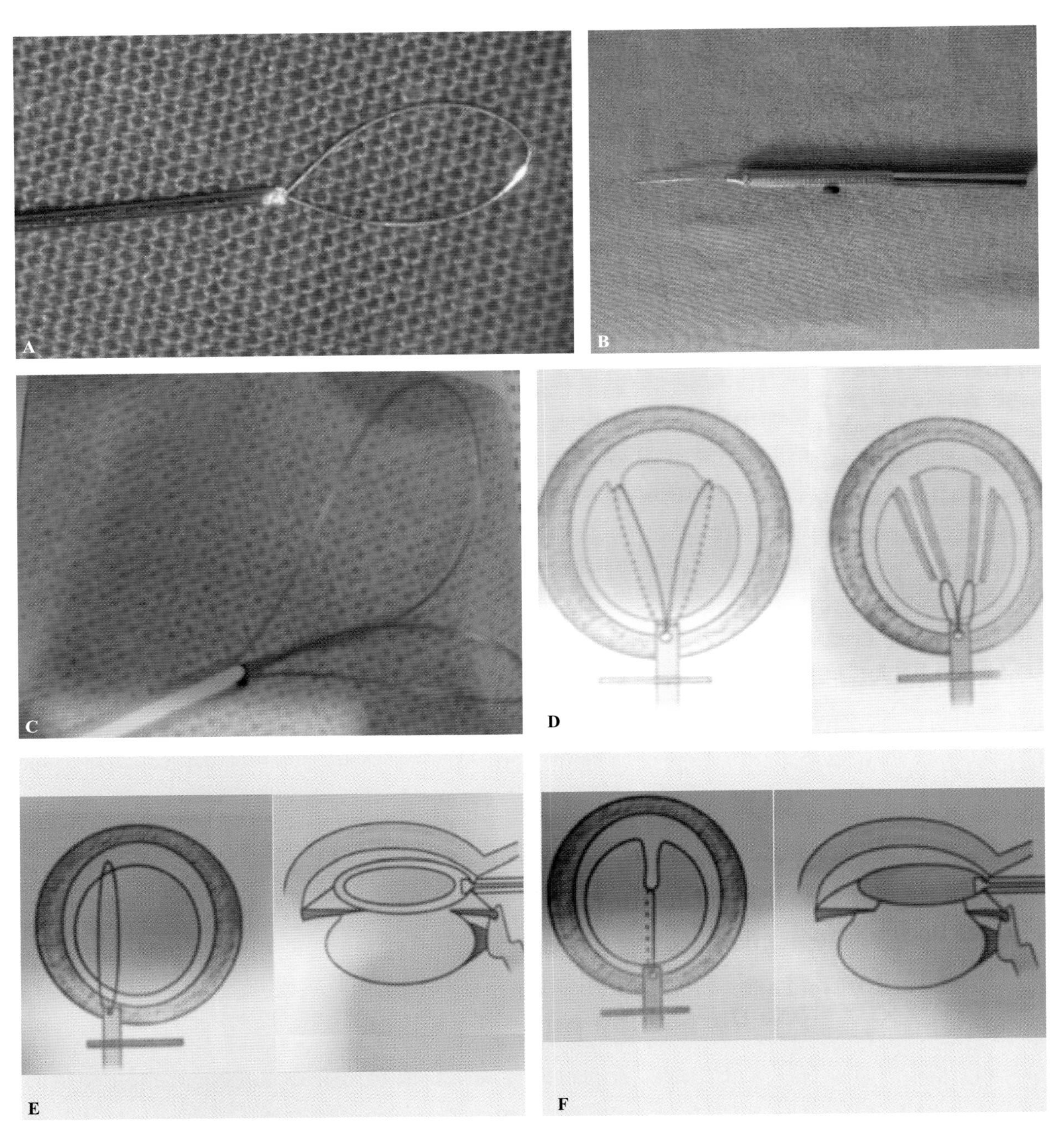

▲ **图 8-11　挤切线圈分核**

A. 单环晶状体挤切器；B. 挤切器及手柄；C. 双环晶状体挤切器；D. 使用挤切器进行三分核；E. 使用单环挤切器进行二分核；F. 使用单环挤切器进行二分核

①推拉挤切器的手柄，观察线环的活动十分顺滑。

②如果使用金属挤切器，调整环的形状，使其呈椭圆形。

③确保挤切器的环没有纽绞或损坏。

(4) 双分：右手持挤切器的手柄，左手加以固定。在进入前房之前，环是部分闭合的，进入过程中呈略微扭曲状态。进入前房后环张开，用环的最宽部位沿核的长轴环绕住核。这样，环的前部分在核的前方，埋入皮质中；环的后半部分在核的后方，并且不与后囊接触。后拉手柄上的按钮，就可以收缩挤切器。随着环的缩小，核被分为两块。将OVD注入核瓣之间从而彻底分离核块。

可以使用同一个单环挤切器反复切开核块。使用双环挤切器可以将核分为三块，双环呈凹形相对。

软核的核块可以通过黏弹剂压力法将其娩出，也可以通过三明治方法或使用Kansas镊将其取出。

按照描述，该技术会比较简单，但有一个学习曲线。一旦熟练掌握，效果非常好。

4. Boramani 闭合前房下的手法分核

(1) 器械：前房维持器（ACM）、Boramani斧形劈核器（外观类似IOL调位钩，末端略厚，头端是一个0.6mm×0.6mm的斧形设计，有一个弧形切缘）、0.9mm矛形刀、虹膜恢复器。

(2) 步骤（图8-12A和B）：在6点钟位置入ACM。核的左上部分脱出囊袋，其余部分留在囊袋内。完成闭合的巩膜隧道。10点钟位完成侧切口。隧道末端的左侧用矛形刀完成0.9mm的穿刺口。虹膜恢复器从该穿刺口进入前房并伸至左侧核的下方，注意不要损伤后囊。Boramani斧形劈核器从侧切口伸入前房至右侧核的上方。通过两个器械的连续弧形用力来完成分核，并将核块相互推开。最初时，两个器械是作连续弧形的运动，最终还是通过相对运动来完成分核，完成分核后两个器械相向运动将核向两侧推开。张开巩膜隧道后，通过Blumenthal滑板技术将核娩出。分开的核块可以是大小不同的。

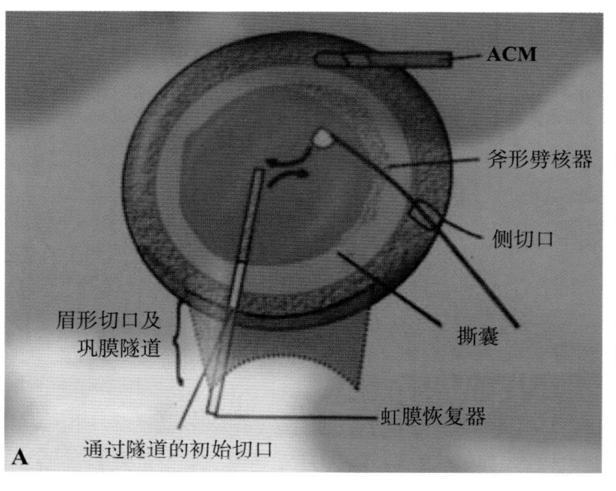

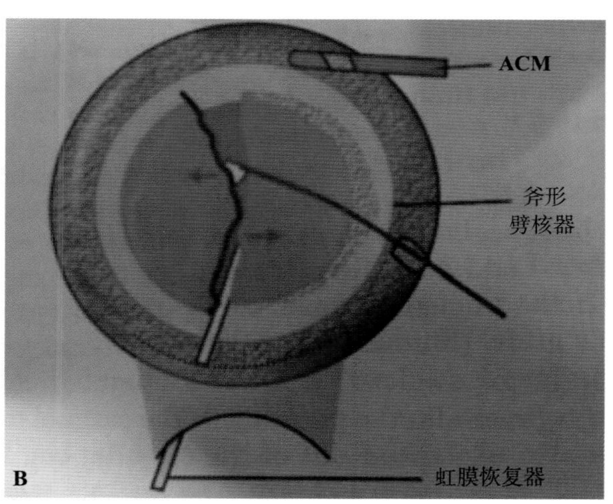

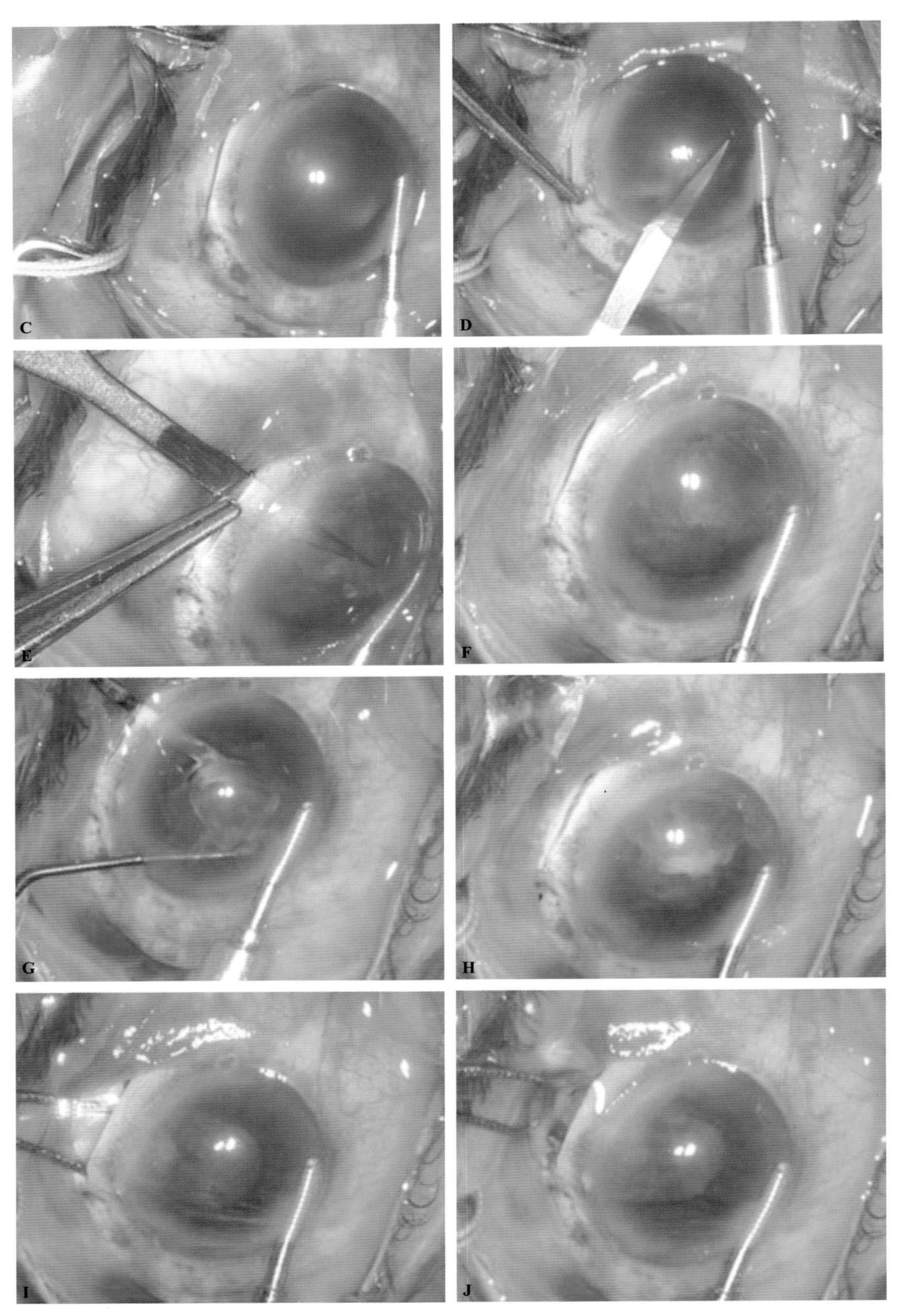

▲ 图 8-12 Boramani 闭合前房下的手法分核

A. 切核；B. 分离核块；C. 植入的前房维持器（ACM）；D.10 点钟的侧切口；E.0.9mm 刀从隧道进入；F. 部分核脱位；G. 用劈核刀碎核；H. 劈开的核块；I. 娩出第一块核块；J. 娩出第二块核块

有时，核块娩出时不如完整的核容易。这种情况下，可以使用 Binskey 钩从侧切口将核推送出。

(3) 要点：①核必须是部分脱出。②晶状体碎核需要很好的器械。操作时必须避免翻转核块，这是非常危险的。③使用侧切口进针进行撕囊时，注意进针口的大小，尽可能减少液体外流。

5. 多次碎核法（multi-phacofragmentation，MPF）[13] 西班牙的 Francisco J G Carmona 最早对该技术进行了描述。多次碎核法可以通过 3.2mm 的透明角膜切口或 3.5mm 的巩膜隧道切口完成。核可以被分为多个 2mm × 2mm 的碎块。

(1) 器械

①球拍形的核切开器（图 8-13A），8mm 长，2mm 宽。沿短轴有 3 条横向的栏条，距离 2mm 处，是一夹角成 45° 的手柄。

②与核切开器大小形状一样的铲，作为切板。

③两个直柄操作器。左右手使用，用来收集核碎块。

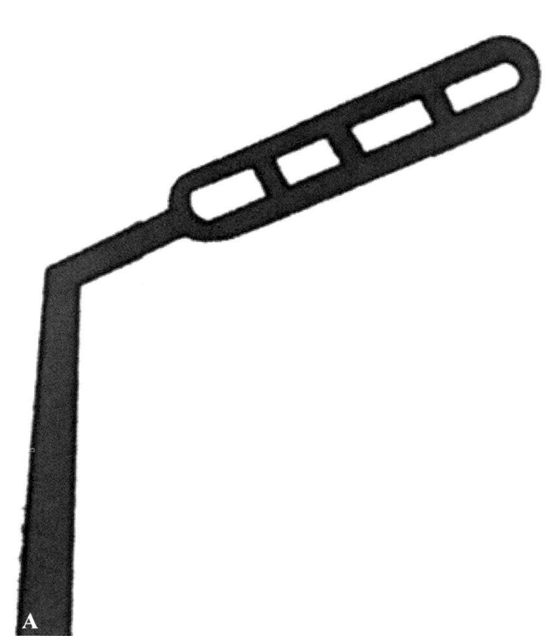

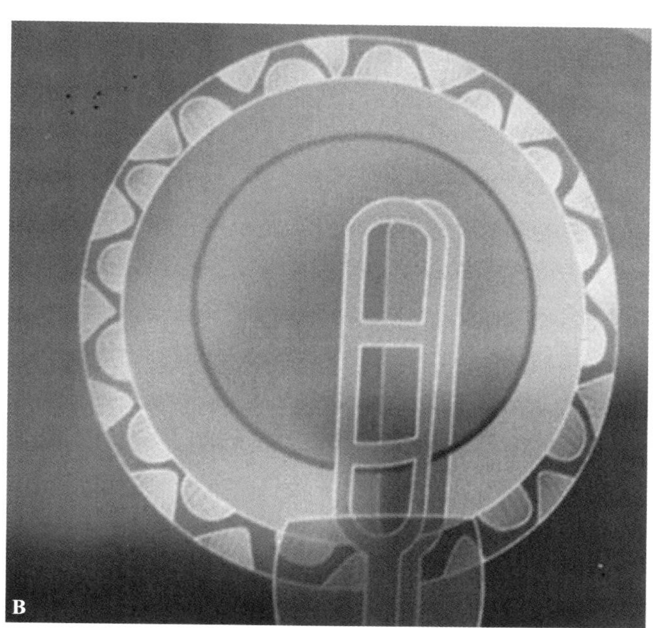

▲ **图 8-13　器械**
A. 核切开器；B. 多次碎核

(2) 手术技术：核脱至前房。铲置于核下方，切开器置于核的上方（图 8-13B）。将切开器向铲的方向下压，即可完成碎核。将核碎成四块后，通过三明治方法将其取出。旁边两条核也用同样的方法完成碎核及取核。

(3) 操作技巧：前房要反复补充高黏弹性的 OVD 来保护角膜内皮。

四、总结

分核有许多不同方法，每位医生会有自己的喜好。可以根据白内障的类型、选择适合的操作方法，来获得最好的效果。

☞ 参考文献

[1] Osher RH, Yu BC, Koch DD. Posterior polar cataracts: a predisposition to intraoperative posterior capsular rupture. J Cataract Refract Surg. 1990;16:157–62.

[2] Blumenthal M. Surgical principles and techniques for Small Incision ECCE. Mini Highlights of Ophthalmology. 1992;21:5(1–8).

[3] Bluementhal M, Askenazi I, Fogel R, et al. The gliding nucleus. J Cataract Refract Surg. 1993;19:435–7.

[4] Fry LL. The phacosandwich technique. In: Rozakis GW, editor. Cataract surgery: alternative small incision techniques. Thorofare: Slack; 1990. p. 71–110.

[5] Bayramlar H, Cekic O, Totan Y. Manual tunnel incision extra capsular cataract extraction using sandwich technique. J Cataract Refract Surg. 1999;25(3):312–5.

[6] Singh K. The Phacosandwich technique. In: Singh K, editor. Small incision cataract surgery (manual phaco). India: Jaypee Brothers; 2002. p. 101–7.

[7] Hennig A, Kumar J, Yorston D, Foster A. Sutureless cataract surgery with nucleus extraction: outcome of a prospective study in Nepal. BRJ Ophthalmol. 2003;87(3):266–70.

[8] Kansas PG, Sax R. Small incision cataract extraction and implantation surgery using a manual phaco fragmentation technique. J Cataract Refract Surg. 1988;14:328–30.

[9] Sacca SC, Patrone G, Macri A, Rolando M. Small incision nucleus capture: results of 200 cases. J Cataract Refract Surg. 1999;25:969–74.

[10] Carmona FJ. Manual multi-phacofragmentation through a 3.2 mm clear corneal incision. J Cataract Refract Surg. 2000;26:1523–8.

[11] Vajpayee RB, Sabarwal S, Sharma N, Angra SK. Phacofracture versus phacoemulsification in eyes with age-related cataract. J Cataract Refract Surg. 1998;24:1252–5.

[12] Hepsen IF. Small incision extracapsular surgery with manual phaco trisection. J Cataract Refract Surg. 2000;26:1048–51.

[13] Gutierrez-Carmona FJ. Nueva tecnica e instrumental de phacofragmentation manual para incision escleralestunelizadas de 3.5 mm. Arch Soc Esp Optalmol. 1999;74:181–6.

第9章

Cortex Removal
皮质吸除

Sandra C.Ganesh, Ganesh V.Raman, Kalpana Narendran，著
董　喆，译

要点

1. 在手法小切口白内障手术中，皮质的清除主要通过 Simcoe 管道。
2. 最先要处理的是最容易接触到的部位，比如下方 3—4 点钟位置。
3. 60° ～ 90°（一个象限）的皮质要一次性吸除。
4. 侧切口不仅是在术毕用来形成前房的，还可以通过侧切口吸除主切口下方的皮质。
5. 吸除皮质过程中，施加在眼球的压力对于操作顺利完成是个威胁。
6. 后囊膜破裂的情况下，应该交替进行无灌注下的皮质吸除与玻璃体切除，同时还要防止皮质脱入玻璃体腔。
7. 在浅前房的情况下吸除皮质，需要关注并发症的发生。此外，根据手术切口进行相应操作的调整，有助于获得良好的手术预后。

一、概述

白内障手术中，娩核及核壳清除后的皮质吸除，是 IOL 囊袋内植入的前提。彻底的皮质清除有利于保证 IOL 居中性、有利于获得很好的视觉效果、有利于减轻术后早期的炎性反应及降低术后远期的后囊膜混浊的发生。

二、器械

在手法小切口白内障手术中，皮质清除需要使用 Simcoe 管道。

Simcoe 管道由两个并排的中空的金属管组成。右侧的金属管是扁平的，左侧是圆形的。每个金属管都有一个插孔，分别用来接在灌注线（右侧接灌注插孔）和注射器（左侧接针头插孔）上。灌注进入右侧金属管，通过管右侧的开口流出（图 9–1A 和 B）。吸引口位于左侧金属管的顶端，左侧金属管通过一段硅胶管与注射器相连，进行皮质吸除。

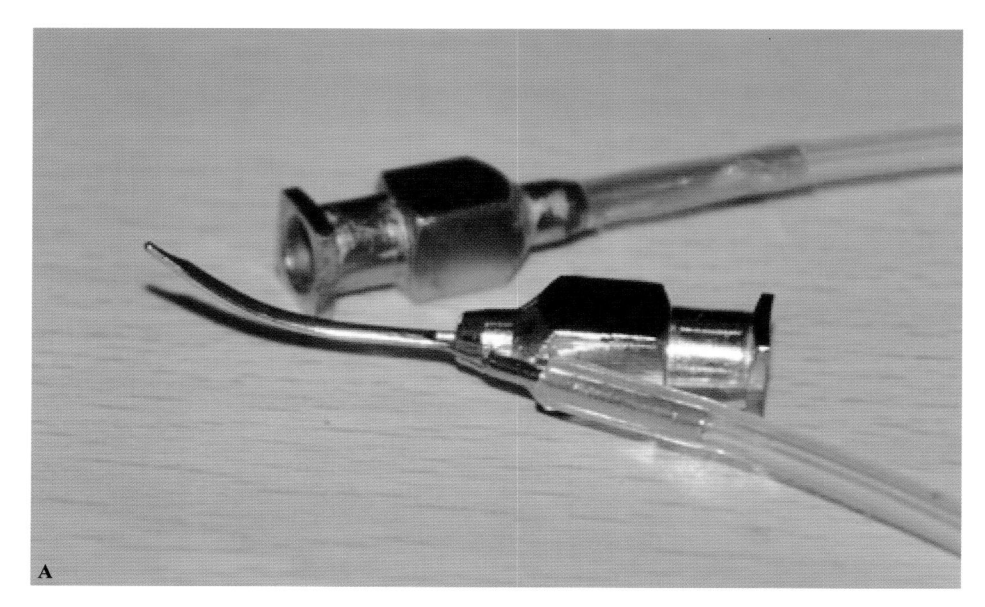

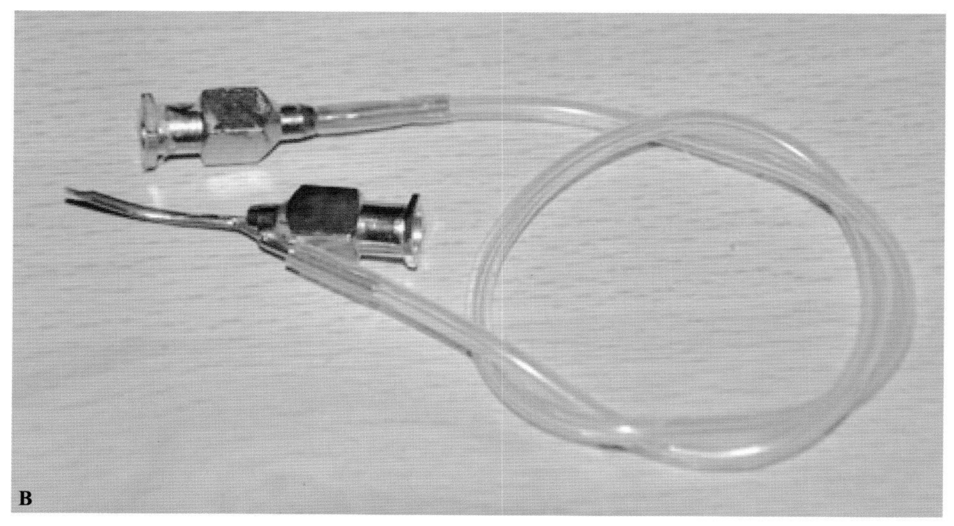

▲ **图 9–1　器械**
A. 硅胶管道的头端及插孔；B.Simcoe 管道

管道的头端是钝圆形的，可以防止在眼内操作时对眼组织造成损伤。该管道的设计原理是：将 Simcoe 管道置于某一象限，右侧金属管的水流会充盈相应处囊袋的穹窿部。左侧金属管向上的开口就可以吸除前囊下的皮质。

除了常规设计外，还有反向设计的 Simcoe 管道。即右侧的灌注管的开口向前，灌注液流向上方注入，左侧吸引管道的开口则向左侧开。

操作步骤

核从前房娩出后，会有核壳残留。核壳包绕在核周围，通常会与核一起娩出。很少需要分别娩出。将核与核壳娩出后，注入黏弹剂，开始进行皮质吸除。该步骤的操作一定要轻柔。一些医生喜欢用 5ml 或 2ml 的注射器接上平衡盐溶液后将其注入皮质内。该操作有助于将皮质从囊膜松解开，从而有利于皮质的吸除。可以从主切口或穿刺口完成操作。在小切口白内障手术中，皮质清除的最佳工具是 Simcoe 管道。最先处理的是最容易接触到的部分，一般是 3—4 点钟位置。对于在上方进行手术的病例，通过 3 点钟的侧切口，可以完成 9 点钟位置的皮质清除；3 点钟位置的皮质，可以通过上方的主切口完成。侧切口不仅用于术毕完成前房形成，也可以帮助完成切口下方区域的皮质清除。J 形的金属管也可以用来吸除切口下方的皮质。

晶状体皮质疏松地包绕在核及核壳外面，分为前后两叶黏附在囊袋的穹窿部。皮质吸除的原则是吸住前叶皮质，以从囊膜剥离的方式将其与囊膜分离。传统的做法是将前叶皮质以垂直向心的方向从穹窿部的囊膜剥离。60° ～ 90° 范围（一个象限）的皮质一次性清除。前叶皮质被吸住后，通过左右摆动 Simcoe 管道继续将皮质从囊膜剥离（图 9–2）。更有效的方法是，吸住前叶皮质后，向后囊膜的方向（不是向心性）下拖，从而轻轻地将皮质从前囊膜撕开。这种情况下，不会对囊袋周边的悬韧带造成过多的牵拉（图 9–3）。比较适用于假性剥脱综合征及因先天性悬韧带松弛造成闭角型青光眼的患者。

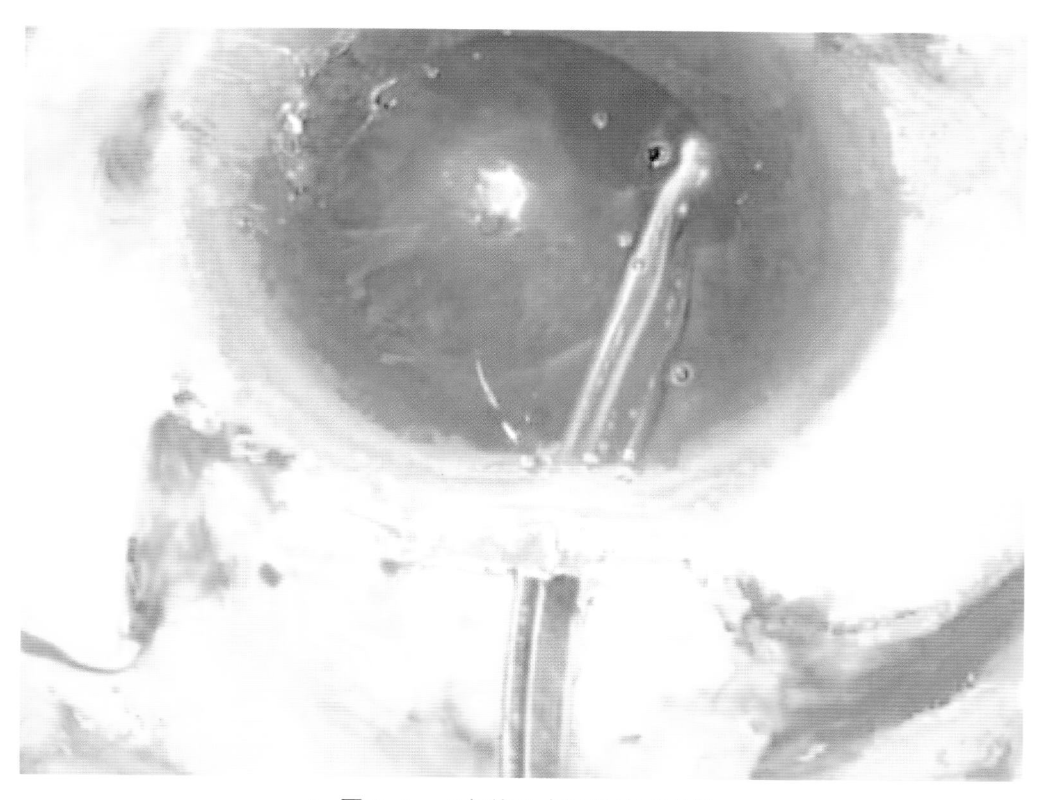

▲ **图 9–2　子午线 3 点钟的皮质吸除**

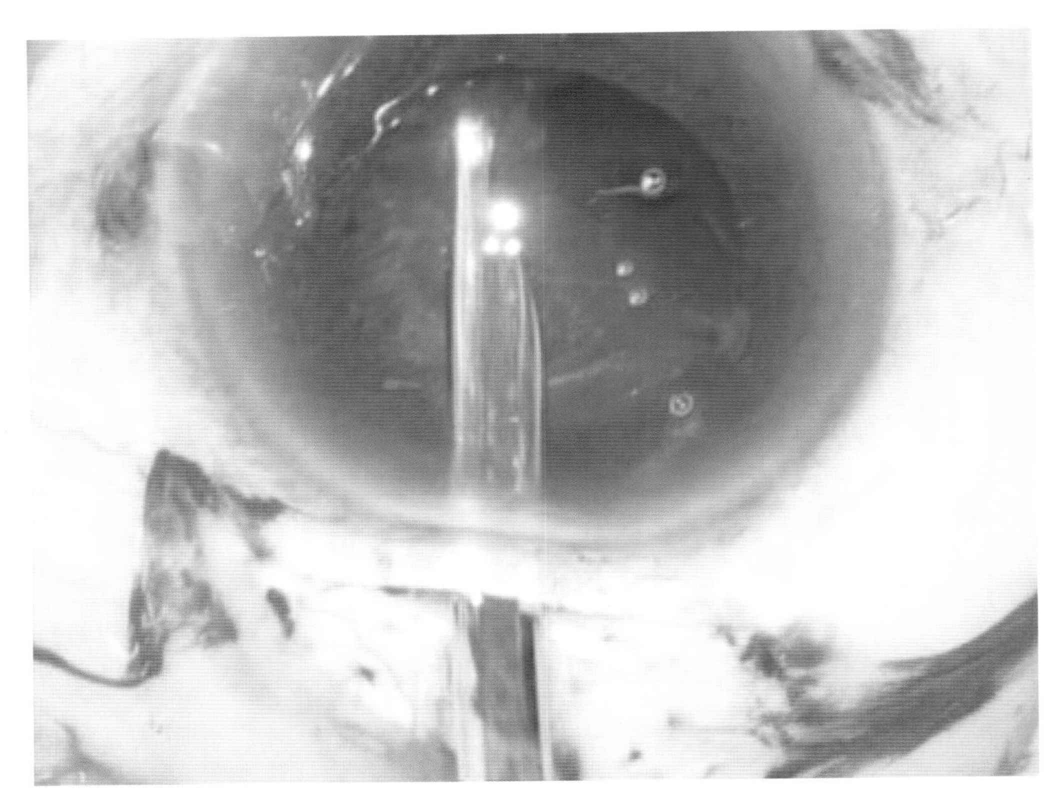

▲ 图 9–3　子午线 6 点钟的皮质吸除

三、特殊情况下的皮质清除

（一）切口下方的皮质清除

切口下方的区域是位于子午线 12 点钟的主切口下方的区域（图 9–4）。这个区域的皮质比较难吸除，尤其是在撕囊孔过小或上方撕囊孔偏离 12 点钟的情况下。较安全的方法是在 9 点钟位置完成侧切口，通过该侧切口完成切口下的皮质吸除（图 9–5）。另外，也可以通过使用 J 形或 U 形金属管进行该区域的皮质吸除。还有最后一个方法，就是当小片皮质残留在囊袋内的情况下，可以先植入 IOL，将 IOL 在囊袋内旋转，通过 IOL 襻的机械作用将皮质与囊膜分离开。

（二）小瞳孔及可视性差

娩核后，随之会出现瞳孔缩小。瞳孔的收缩往往与眼压降低有关。皮质吸除需要在可视性好的情况下进行。可以将黏弹剂注入前房。先将黏附疏松的皮质及贴附在角膜后表面的皮质吸除，以保证术野的清晰。操作过程中可以将 Simcoe 管道金属管的顶部轻轻抬起，从而维持一个半开放的前房。突然的前房塌陷，或者由于虹膜 – 囊袋隔的前后运动造成的前房忽深忽浅的变化，都会加重瞳孔的进一步收缩，因此一定要避免。Simcoe管道从主切口伸入的时候，可以吸除下方、鼻侧及颞侧的皮质，切口下方区域的皮质，可以通过侧切口来完成吸除。少数情况下，也可以利用虹膜拉钩扩张瞳孔来完成操作。

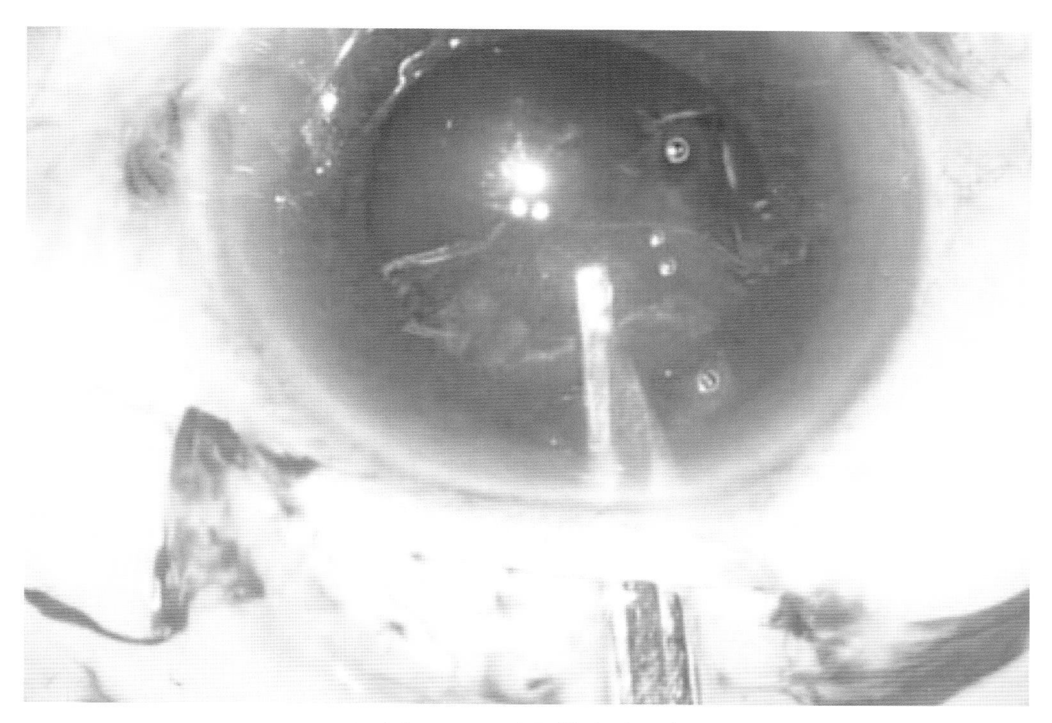

▲ 图 9-4　下半周的皮质吸除

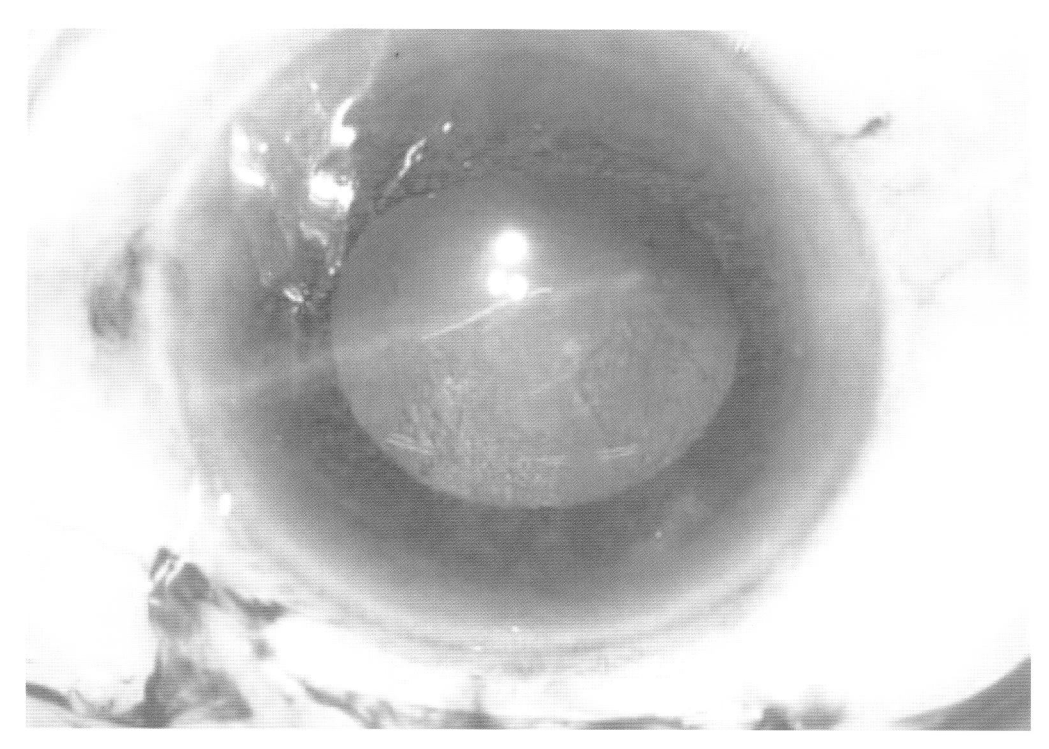

▲ 图 9-5　中央皮质层及下口下方皮质

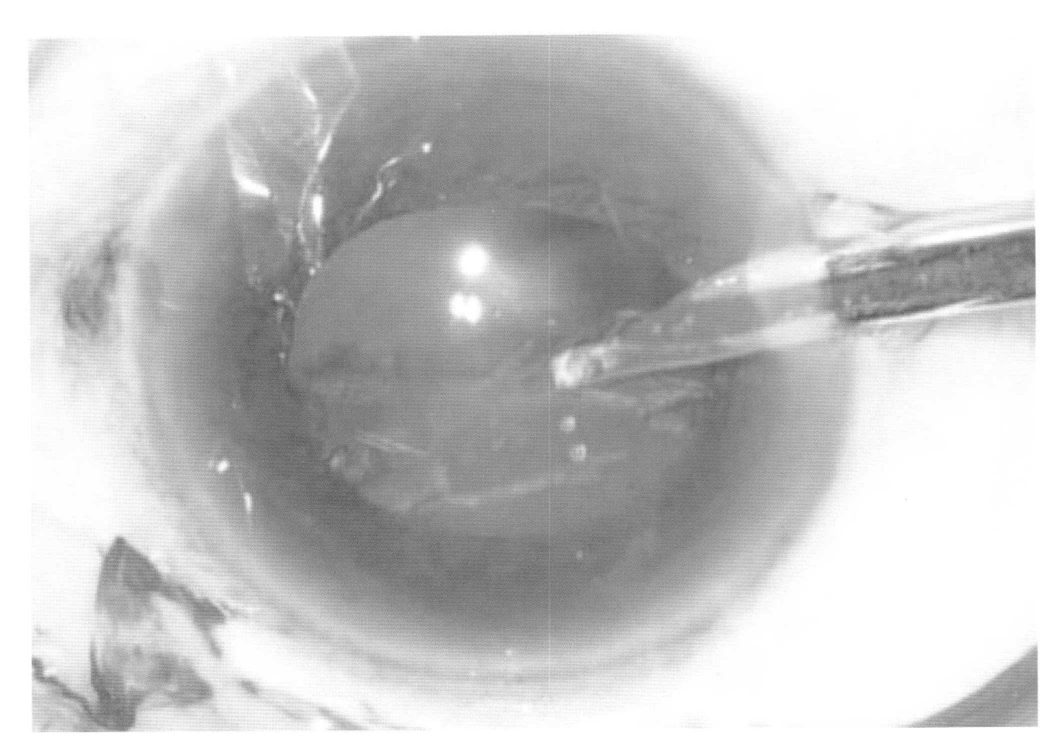

▲ 图 9-6 通过侧切口吸除切口下方的皮质

（三）假性剥脱综合征

假性剥脱（pseudo-exfoliation，PXF）综合征的患者其悬韧带比较脆弱，操作动作要轻。进入前房后从 Simcoe 管道注入的液流会加重局部悬韧带的脆弱性。因此要在前房充盈的情况下进入，并且要注意避免前房的涌动。尽管 PXF 综合征患者的瞳孔较小，但在手术过程中还是能维持的。有时候为了保护悬韧带，会使用囊袋环，通过切线方向的作用力来完成皮质的吸除。吸住皮质后向心性牵拉，会引起囊袋及囊袋环的不稳定，从而造成并发症。

（四）增加的眼内压

皮质吸除过程中增加的眼内压会影响手术的顺利完成。需要分析其产生原因，并进行相应纠正。一般会有以下原因：①患者因疼痛、手术室低温、膀胱充盈等发生的 Valsalva 动作；②过紧的眼睑开睑器；③肥胖及短脖的患者；④过量的局部麻醉注射。这种情况下必须仔细处理，皮质的吸除尽可能从穿刺口进行。如果眼内压过高，可以使用 Simcoe 管道进行皮质干吸。就是在前房注入黏弹剂后，伸入 Simcoe 管道但不打开灌注阀进行皮质抽吸。该操作可以反复进行，直至皮质完全清除。

（五）成熟性白内障

皮质吸除在白色成熟白内障患者中会有一定的操作难度，因为这种情况下较难完成撕囊。撕开的囊膜容易与白色的皮质相混淆，并且在撕拉的时候会使囊膜撕裂至后囊，造成破裂。在撕囊前进行染色有助于获得良好的清晰度，避免囊膜撕裂。当片状的皮质黏附在后囊膜上时，使用 Simcoe 管道不太容易清除。可以用装有 2ml BSS 的注射器连接 30G 的针管，用液流将残留皮质冲刷下来再吸除。

（六）合并葡萄膜炎的白内障

合并葡萄膜炎的白内障属于软核性白内障，在手术中皮质吸除不是非常困难的。操作与软核性白内障的皮质吸除相似。合并慢性葡萄膜炎的白内障，其皮质往往较厚，需要使用虹膜铲或其他钝性器械将皮质从囊袋穹窿机械性地剥除。并且还需要通过如 Y 形的拉钩等器械将瞳孔拉开以确认有无皮质残留。

（七）外伤性白内障

外伤性白内障的表现呈多样性，可合并前囊膜或后囊膜的破裂，严重者前后囊膜都有破裂。这些情况下，手术的预后往往不好预测。进行皮质吸除的时候，需要格外小心，以免扩大囊膜的破裂范围，并要预防玻璃体进一步脱入前房或皮质脱入玻璃体腔。吸除皮质时保持前房低灌注流量，或在前房内反复注入黏弹剂后改为皮质干吸，这些都有助于 IOL 的顺利植入。

（八）后极性白内障

在后极性白内障的手术中，完成娩核后，需要尽快在前房注入黏弹剂。迅速检查一下有无后囊膜破裂的发生。如果没有，可以进行常规的皮质吸除。如果发生了后囊膜破裂，要进行皮质干吸及玻璃体切除的交替操作，同时还要防止皮质脱入玻璃体腔。

（九）后囊膜破裂情况下的皮质吸除

及时发现后囊膜破裂（presence of rupture of posterior capsule, PCR）对于正确的手术后续处理非常重要。处理目的是为了防止玻璃体脱入前房及皮质脱入玻璃体腔。一旦发现发生了 PCR，前房内注入黏弹剂，并使用 Simcoe 管道进行皮质干吸。用玻璃体切除设备切断玻璃体的条束。尽可能多地保留后囊膜，避免因疏忽误切虹膜。用黏弹剂铺平残留的后囊膜，并小心吸除皮质。要做好各种准备，因为玻璃体总是容易被同时吸住。

（十）合并晶状体源性青光眼的皮质吸除

在发展中国家，晶状体源性青光眼主要包括晶状体形态性青光眼及晶状体溶解性青光眼。对这类青光眼的明确处理原则是，只要可能的情况下，就进行白内障摘除及 IOL 植入。白内障手术按照标准步骤进行。娩核后，检查囊袋及后囊膜的完整性。一定要重视持续高眼压引起的悬韧带脆弱性增加，要避免前房的突然加深或变浅。皮质的吸除尽可能从侧切口进行，操作时保持低灌注流量。囊袋穹窿部有黏性皮质黏附的情况下，可以先植入 IOL，然后再进行皮质进一步吸除。在晶状体溶解性青光眼术中，可以见到前房有大量漏出的晶状体皮质。这部分皮质需要在进行撕囊前先进行清除。Simcoe 管道中低灌注流量的液流对准房角进行冲洗。皮质被从虹膜冲洗下来后，皱缩囊膜下的中央硬核就比较清晰了。白内障的核呈碟状，在液化的皮质中漂浮。几乎没有皮质可供吸除，娩核后就可以在囊袋内植入 IOL。

四、结论

对于初学者而言，皮质吸除是一项比较令术者紧张的操作。在学习的开始阶段需要有指导老师，以后随着手术例数的增加，术者会越来越自信。手术中保持前房的密闭性很重要，要作为常规的要求。浅前房下进行皮质吸除要防止并发症的发生。评估手术条件、调整手术操作对于获得良好的预后有很大帮助。

☞ 参考文献

[1] Natchiar G. Manual on small incision cataract surgery, Madurai, Aravind Publications, 2nd ed. 2004.

[2] Luther L. Fry, Ashok Garg, Francisco Guitérrez-Camona, Suresh K. Pandey, Geoffrey Tabin. Clinical practice in small incision cataract surgery. New Delhi, Jaypee Brothers Medical Publishers (P) 2004.

第10章

IOL Insertion
IOL植入

Fathima Allapitchai, Shivkumar Chandrashekaran, Ramakrishnan Rengappa，著
王　瑾，译

一、概述

在白内障手术中有多种类型的人工晶状体（IOL）可供选择。对于硬性人工晶状体来说，在遵循小切口白内障手术（SICS）操作规范的前提下，当切口较宽时，使用此种类型的晶状体是较为合理的。而对于可折叠型人工晶状体，如果成本不是限制因素的话，那么除了其自身具有的可折叠性外，考虑到此种晶状体的其他优点，也可考虑应用于该手术。本章将描述人工晶状体的不同类型以及植入人工晶状体及清除黏弹剂的相关技巧方法[4]。

根据所用材料的类型、设计，形状和尺寸（光学部的总长度和直径），IOL 可分为不同类型。光学部可由聚甲基丙烯酸甲酯（PMMA）、硅树脂、丙烯酸树脂或聚合物制成。支撑襻由 PMMA、聚丙烯、聚酰胺或聚乙烯基二氟乙烯制成。光学部的设计可分为球面、非球面或复曲面，更进一步可分为单焦点或多焦点。支撑襻的设计可分为形状为 J 形或 C 形的单个或多个襻，并形成开放、闭合或脚踏板（foot plate）结构。

在大多数发展中国家，由于成本的限制，多选用由 PMMA 制成的不可折叠型 IOL 作为 SICS 手术的首选晶状体。并且临床试验已经证实植入此种人工晶状体的眼具有长期稳定性，因此 PMMA IOL 也被选择用于儿童人工晶状体植入[1]。虽然发达国家和某些发展中国家的眼科医生已经大部分转向使用可折叠型 IOL 生物材料，如硅胶、丙烯酸树脂和亲水材料，但 PMMA 在许多地区仍然广泛使用。尽管出现在晶状体光学部的微小气泡（Glistenings 现象），很少出现在 PMMA 人工晶状体中，但仍有少量报道[2]。

二、IOL 植入的技巧

首先一个手术的目标是创造一个可供 IOL 放入的良好的囊袋开口，因为这对保持 IOL 的长期居中至关重要。理想情况下，前囊开口应略小于人工晶状体的光学部，以便连续的前囊边缘能覆盖光学部的外周。这样可以产生收缩包裹效果，提高后囊型人工晶状体（PC IOL）的稳定性，并降低后囊膜起皱和纤维化的发生率[3]。由于晶状体核作为一个整体取出，因此 SICS 手术需要更大的撕囊口。在核较软的情况下可以尝试 5 ～ 5.5mm 大小的撕囊口，而椭圆形的撕囊口则可用于核较硬的白内障手术，这样可以保证 IOL 光学部与前囊膜开口边缘部分重合（图 10–1）。

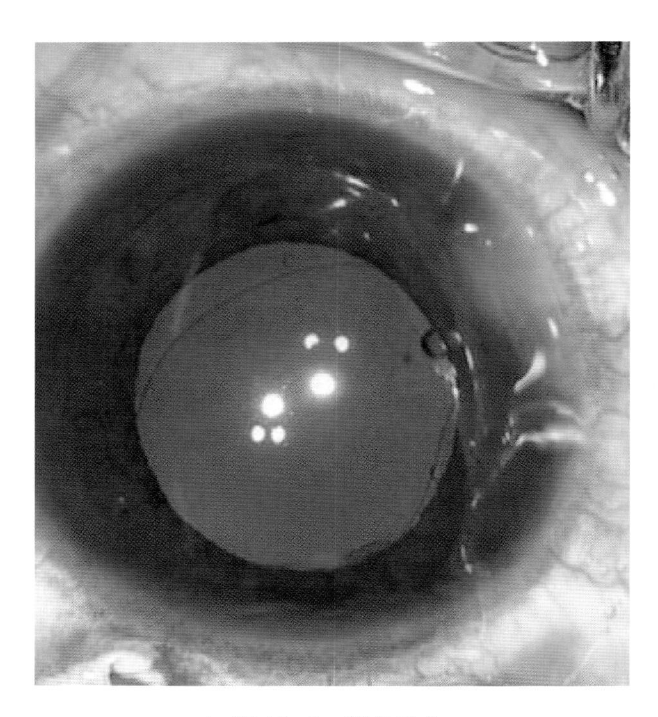

▲ 图 10–1　部分重合

三、硬性 IOL

聚甲基丙烯酸甲酯具有良好的结构记忆和刚性，可抵抗 IOL 光学部由于囊袋纤维化导致的位置偏移，但可由于处理不精细而产生破裂。

（一）IOL 植入囊袋的技巧

包括 2 步，一是前襻入袋技巧，另一是后襻入袋技巧。

IOL 植入可在黏弹剂、连续灌注或气泡存在下进行。气泡存在所造成的成像位置偏移可能会使缺乏经验的术者感到困惑。

1. *前襻植入技巧* 对于硬性 IOL 的植入，应用晶状体夹持镊（如 McPherson 镊）夹住晶状体的光学部及尾襻，将头襻朝向囊袋内送入，从而将 IOL 放入眼内。

接下来，为了确保晶状体光学部位于囊袋中，松开部分光学部，顺时针旋转使其进入囊袋。

一旦晶状体的光学部与头襻位于囊袋中，那么可有两种放入尾襻的方式。

2. *后襻植入技巧*

(1) 镊子的使用：补充注入黏弹剂以填充囊袋和前房。夹住靠近后襻的末端，将其折叠到晶状体光学部上，使其移动到 3 点钟位置。支撑襻被压下并释放到囊袋边缘下方（图 10–2A 至 H）。术者外展手臂并旋转前臂，将支撑襻放入囊袋内。这种操作更适合于多片式 IOL。

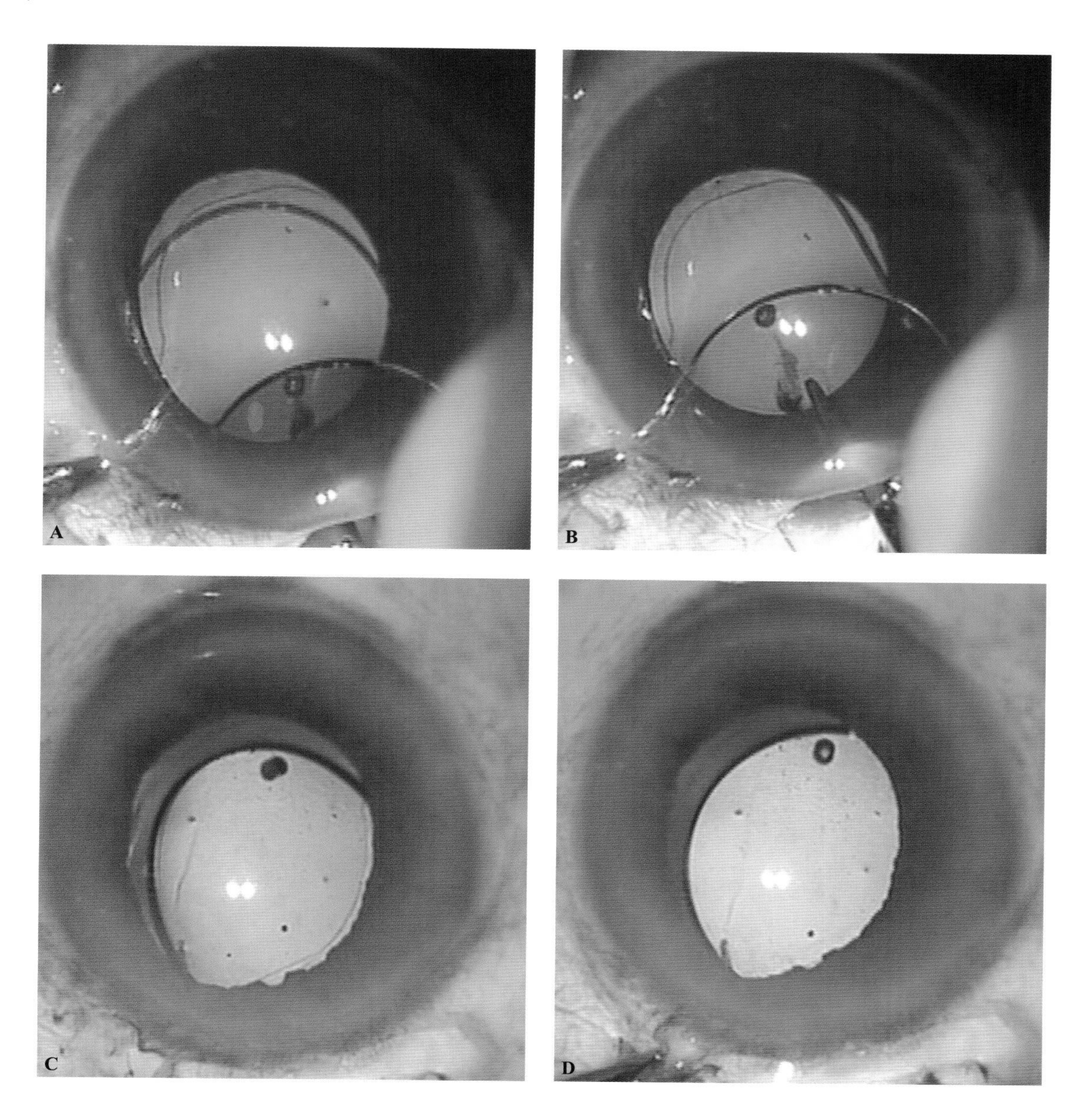

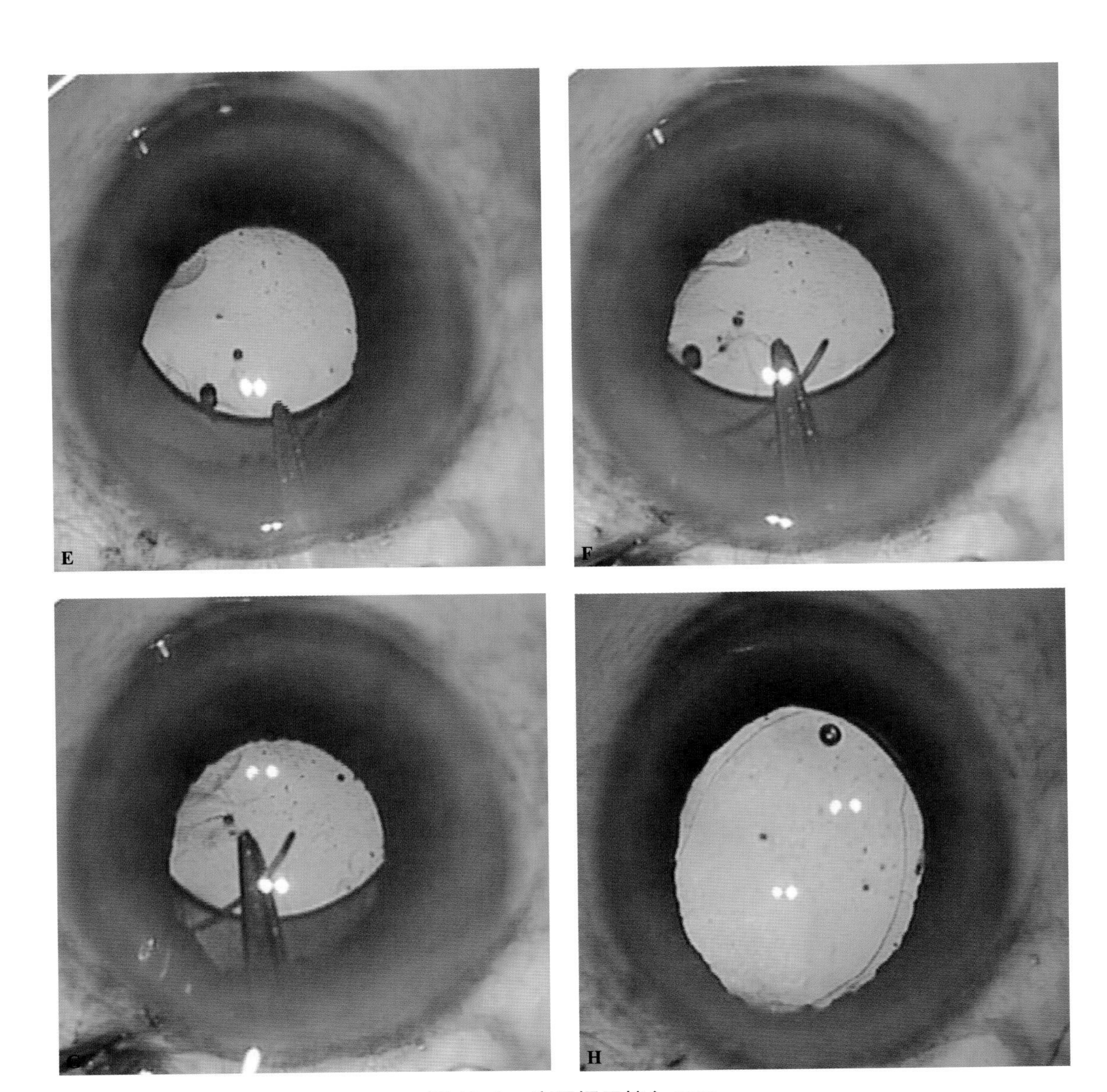

▲ 图 10–2 应用镊子植入 IOL

(2) 使用 Sinskey 钩：此步骤可以通过主切口或侧切口完成。如果在主切口中操作，则必须意识到会有黏弹剂漏出导致前房变浅的可能。带有调位孔的 IOL 可以通过在调位孔中放置 Sinskey 挂钩轻松地旋转 IOL 使其向下移动 2 ～ 3 个钟点，最好位于 3—6 点钟方向，进而将晶状体拨入囊袋内（图 10–3A 至 F）。

没有调位孔的 IOL 也可以通过 Sinskey 钩进行旋转。在这种情况下，Sinskey 钩位于晶状体光学部与支撑襻的连接处，并在虹膜上方将 IOL 旋转至 3 点钟方向，然后向下旋转，使光学部与支撑襻连接处进入前囊开口，并最终将整个支撑襻部分带入囊袋内。在此操作中，术者的前臂必须从内旋变为稍微外旋。并且，应注意用黏弹剂充盈囊袋，防止 Sinskey 钩子撕裂后囊膜。

由于硬性不可折叠 IOL 植入（与预装可折叠 IOL 相比）需要更多对人工晶状体的操作和处理，因此应注意尽量减少结膜菌群对 IOL 的污染。

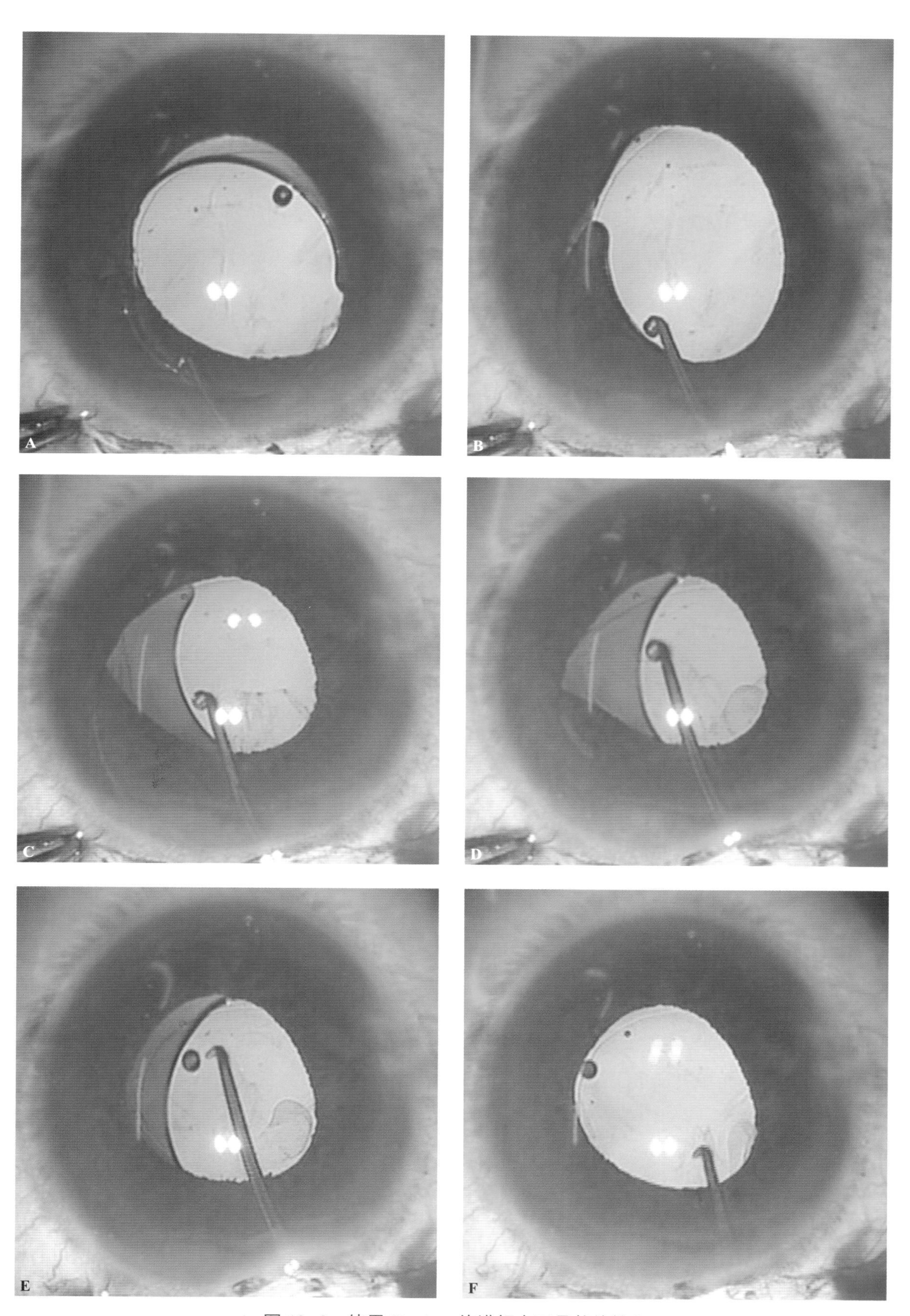

图 10-3 使用 **Sinskey** 钩进行人工晶状体植入

（二）确认标志

出现在后囊中心的牵拉线提示，正是由于IOL光学部和支撑襻的准确植入，囊袋才出现最大程度的扩张（图10–4B）。这个标志在瞳孔收缩且支撑襻难以观察到时，对IOL植入位置的判断起到了很大的作用。

如果支撑襻无意中位于睫状沟内，则不会在后囊中心看到拉伸线。判断支撑襻是否位于囊袋内的另一种方法是在支撑襻上方观察到前囊膜边缘的闪光（图10–4A）或者使用钝的器械推动IOL确保其位于囊袋下。

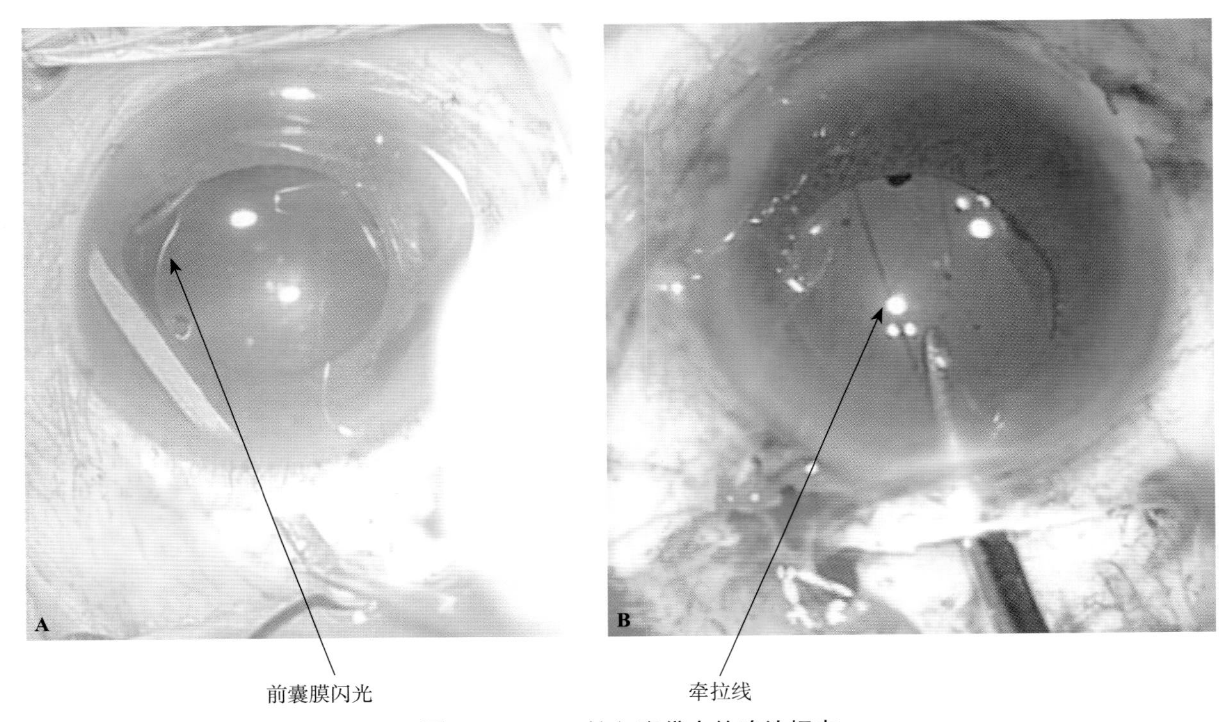

▲ 图10–4　IOL植入囊袋内的确认标志

（三）特殊情况下的人工晶状体植入技巧

对于硬核或钙化的核来说，制作的前囊开口过大或后囊发生裂开，那么将IOL的支撑襻植入睫状沟可能是有益的。选择较长的多片式IOL（13.5 mm）可以更好地保持晶状体的居中状态。而单片式IOL则不应植入睫状沟内。

1. *后囊膜破裂*　使用镊子抓住IOL光学部，用支撑襻提起虹膜以找到睫状沟的位置，从而将头襻放入睫状沟内。然后松开光学部。尾襻可使用镊子或Sinskey钩放在睫状沟里。使用晶状体固定镊，捏住晶状体支撑襻末端，通过折叠晶状体光学部从而进入睫状沟内（该方法与囊袋植入方法相同）并用晶状体支撑襻提起虹膜来放入晶状体（图10–5A至G）。

也可以使用Sinskey钩将IOL调入睫状沟内。在这个操作中，Sinskey钩位于光学部与支撑襻的连接处，并稍微向上移动旋转。将IOL放置在睫状沟内后，在调位孔附近可能存在瞳孔椭圆化，这对应于支撑襻凸起最大的部分（图10–5H）。这可能是由于支撑襻触及虹膜根部导致的，可以用Sinskey钩轻轻朝着瞳孔的方向推动虹膜来缓解（图10–5I）。玻璃体引起的尖形瞳孔不应与此相混淆。

2. 悬韧带断裂　如果存在超过2～3个钟点的悬韧带断裂，则应使用囊袋支撑工具，如囊袋张力环，改良的Cionni环或节段式囊袋张力环，且IOL可以按照通常的方式植入囊袋中。在悬韧带断裂不足2～3个钟点时（图10–6A），可以通过常规技术将多片式IOL放入囊袋中，并调整其中一个支撑襻的位置，使其置于悬韧带断裂处，以此填塞薄弱点区域（图10–6B至H）。增加囊袋张力的工具将有助于晶状体位置的居中及防止以后出现囊袋收缩。

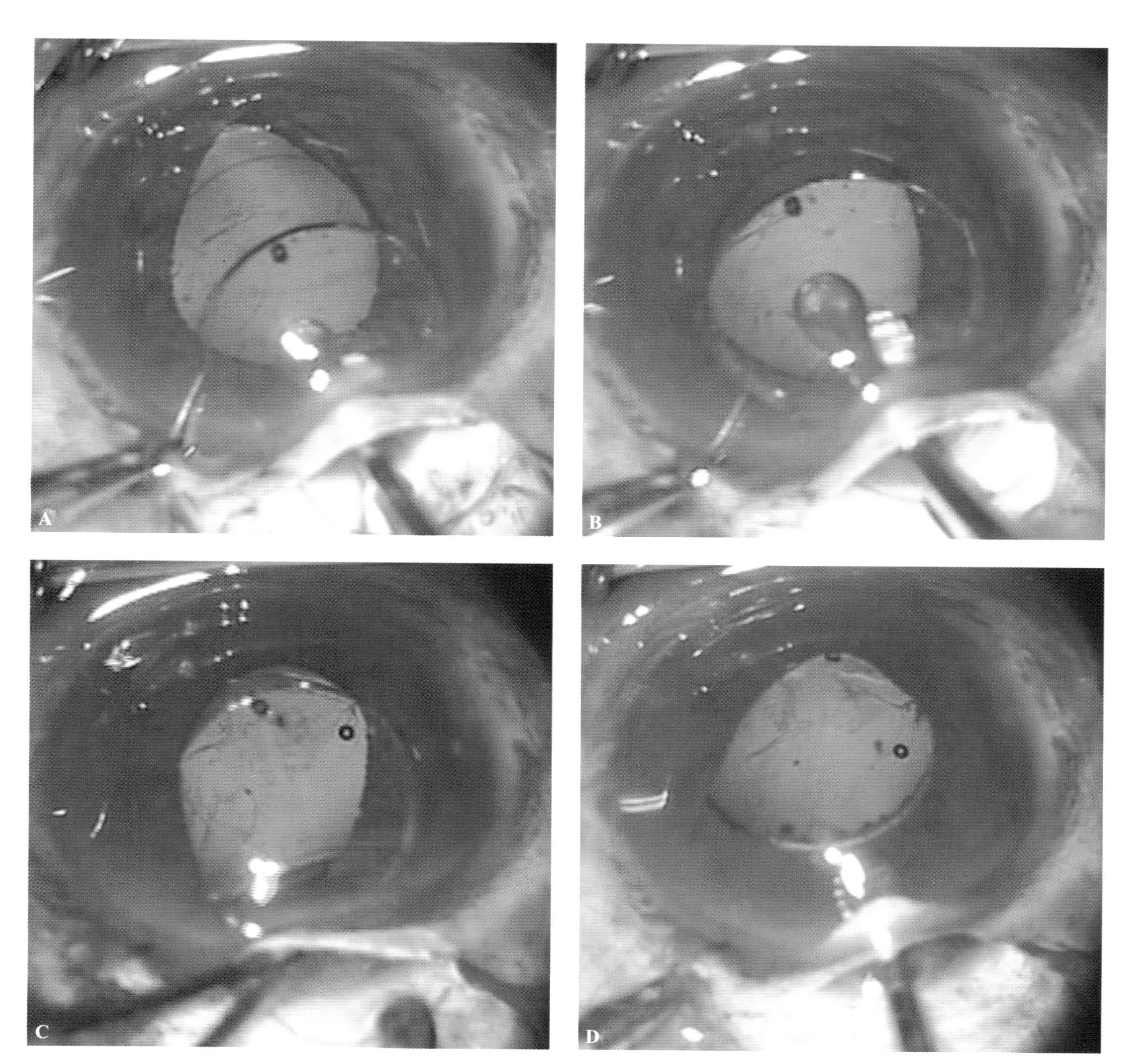

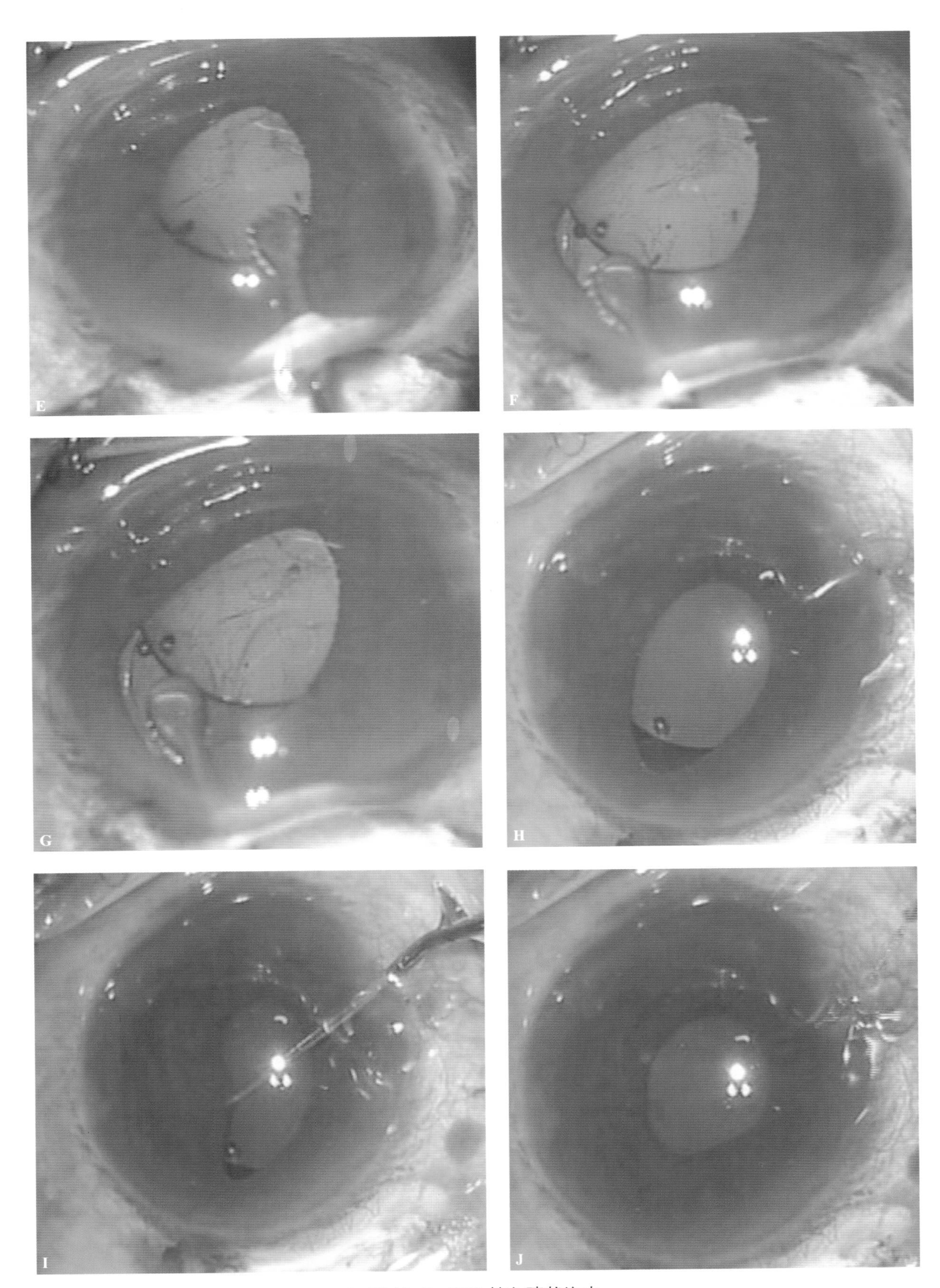

▲ 图 **10-5** **IOL** 植入睫状沟内

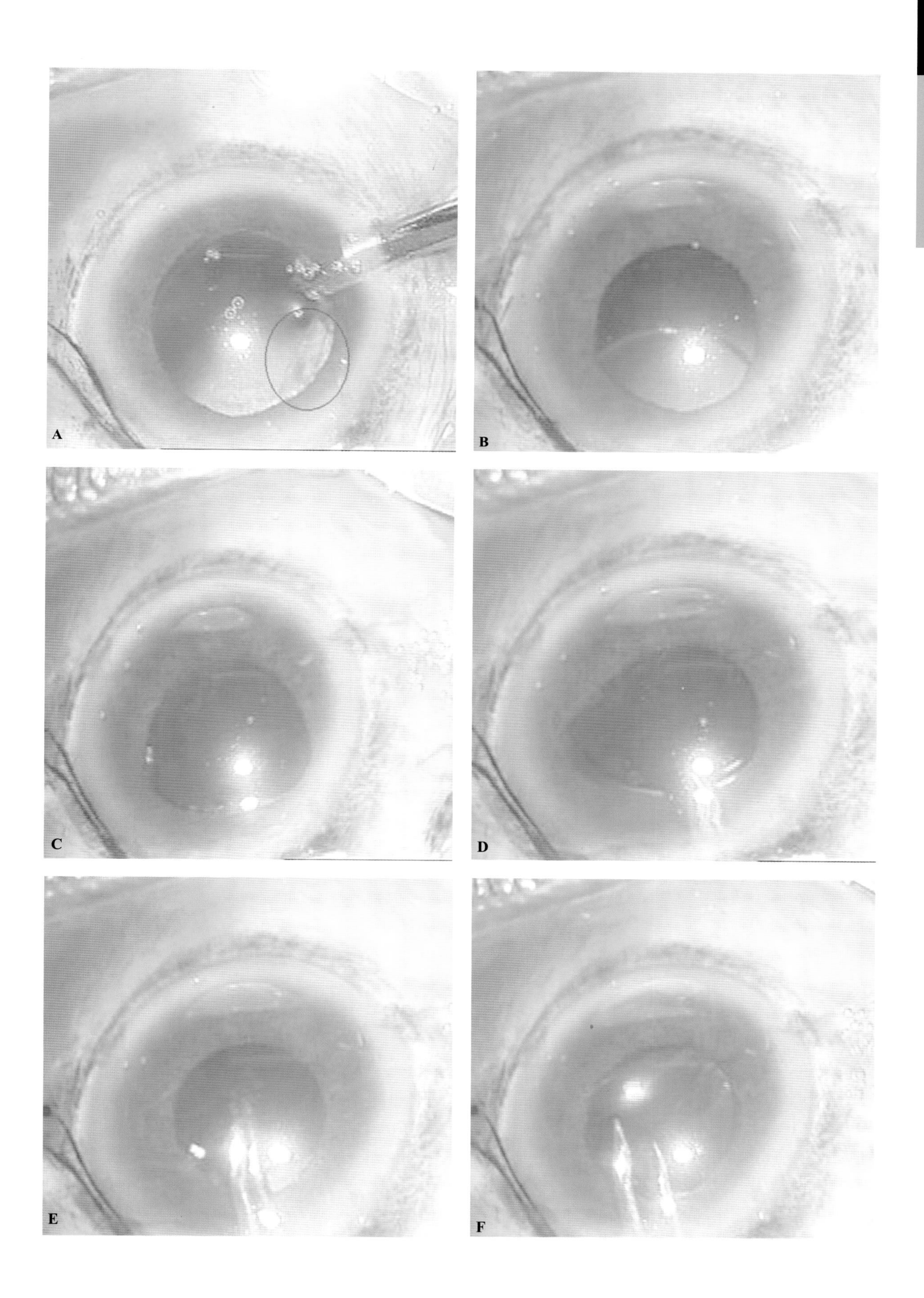
A
B
C
D
E
F

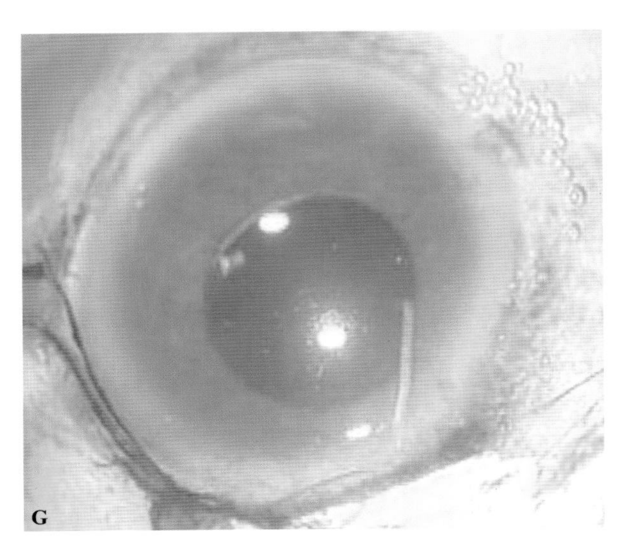

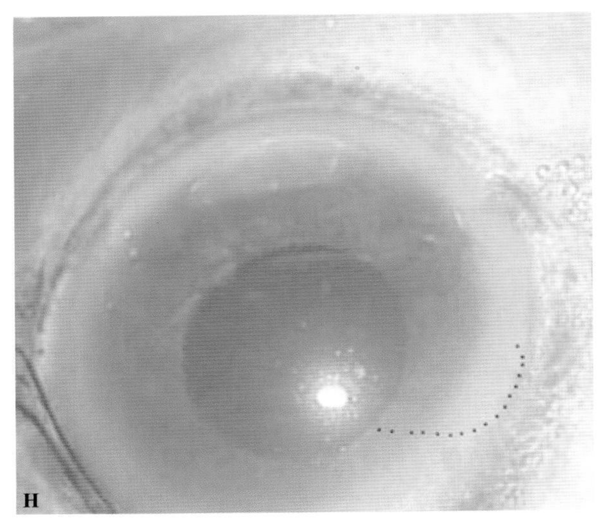

▲ 图 10-6　悬韧带断裂时的 IOL 植入

四、可折叠 IOL

可以用通常的方法进行可折叠 IOL 的植入。但由于切口很大，植入晶状体时可能会出现前房塌陷，这也同时增加了后囊膜破裂的机会。最好避免在 SICS 中使用带有方形边缘支撑襻的单片式 IOL，其中，由于虹膜接触和擦伤的可能性，前囊膜开口的尺寸应大或不规则。可以直接手动植入多片式可折叠 IOL（使用方法与硬性 IOL 相同），按照常规方法注入黏弹剂。

五、黏弹剂的清除

虽然黏弹剂具有维持前房和保护角膜内皮的作用，但在手术完成之前仍需彻底清除，以避免相应的术后并发症，如眼压升高 [5] 和囊袋扩张综合征 [6]。

技术要点

由于 SICS 中的切口较大，因此可以使用 Simcoe 套管轻松冲洗黏弹剂。

最初是通过在 IOL 下方放置 Simcoe 套管并将抽吸口朝上来吸除 IOL 下的黏弹剂（图 10-7A）。黏弹剂被灌注液替换，通常不需要主动抽吸，除非使用弥散性好的黏弹剂（dispersive viscoelastics）。

然后抽吸前房内的黏弹剂。同时在前房中心用 Simcoe 套管冲洗，从前房的下部开始抽吸，然后抽吸口朝上抽吸四周的黏弹剂（图 10-7B 至 D）。

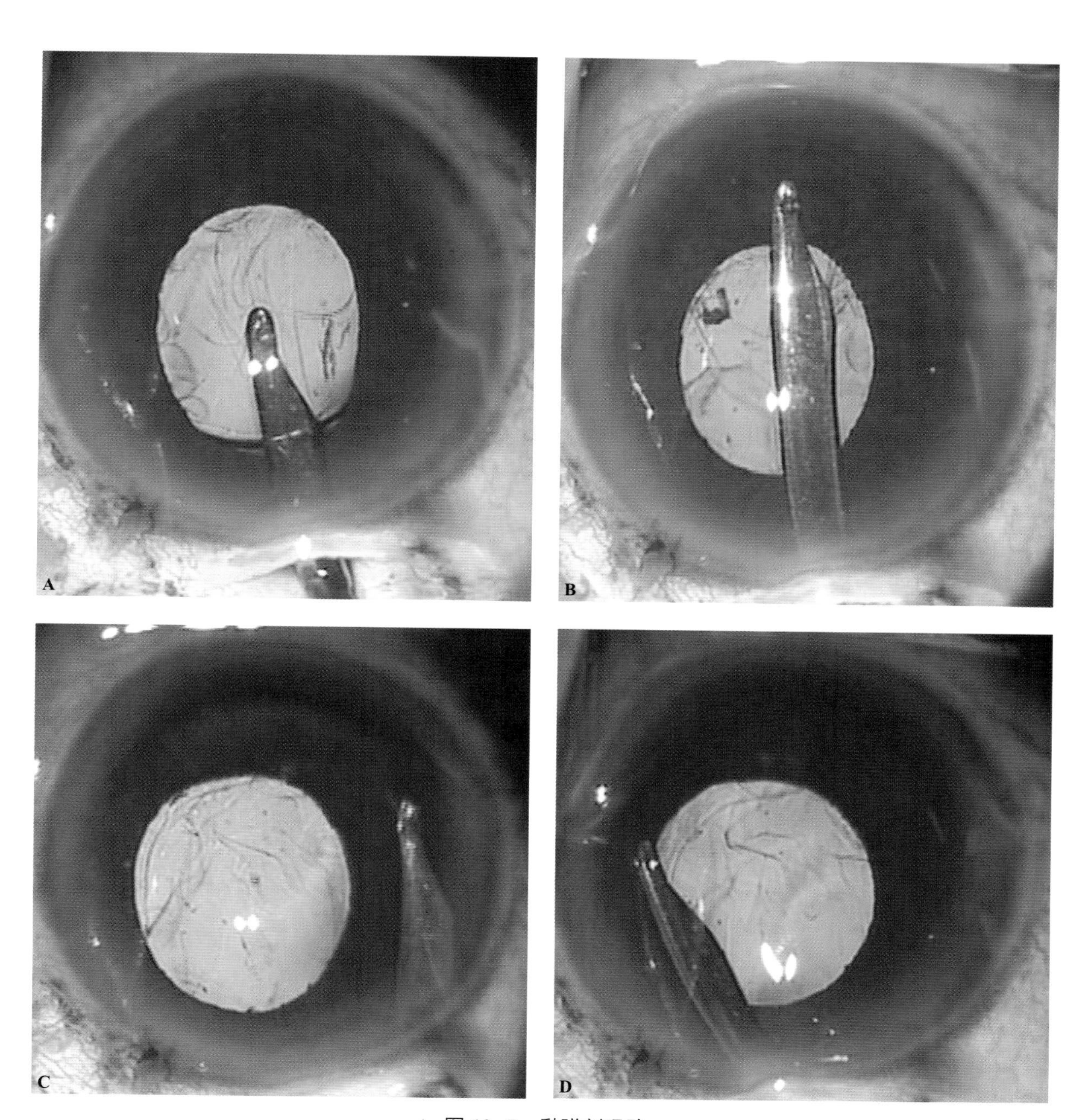

▲ 图 10-7 黏弹剂吸除

建议使用更容易从前房清除的低分子量黏弹剂（如甲基纤维素）。去除弥散的黏弹剂则需要花费更多的时间。如果使用高分子量黏弹剂，则应彻底清除，这可以通过后部反光照明法来判断是否完全吸除。

参考文献

[1] Ram J, Gupta N,Sukhija Js, Chaudhary M, Verma N, Kumar S, Severia S, Out come of cataract

surgery with primary intraocular lens implantation in children. BR J Ophthalmol 2011 ; 95: 1086–1090

[2] Michelson J , Werner L , Ollerton A, Leishman L, Bodmar Z : Light Scattering and light transmittance in intraocular lenses explanted because of optic opacification. J Cataract Refract Surg 2012 ; 38:1476–1485

[3] Chehade M1, Elder MJ.Intraocular lens materials and styles: a review.Australian and New Zealand Journal of Ophthalmology (1997) 25, 255–263

[4] Dr.G.Natchiar ; Manual on Small Incision Cataract Surgery, 2nd ed, 2004.

[5] Liesegang TJ. Viscoelastic substances in ophthalmology. Surv Ophthalmol 1990; 34:268–293

[6] Durak I, Ozbek Z, Ferliel ST, Oner FH, Soylev M. Early postoperative capsular block syndrome. J Cataract Refract Surg 2001;27:555–9.

第11章

Wound Closure
切口密闭

Samar K.Basak, Soham Basak，著
董　喆，译

一、概述

在进行手法 SICS 时，有两到三个手术切口需要密闭，包括：①主切口，例如角巩膜隧道；②角膜侧切口；③结膜切口。

二、检查切口的完整性

在用平衡盐溶液（BSS）将前房形成后，需要在手术结束时再检查一下切口有无渗漏，并进行侧切口的水密。

操作技术用注水针管轻压角膜的顶部或正对切口的角膜缘。检查前房的压力情况及切口的稳定性。密闭良好的前房有一定的抵抗力，不会随外加压力过大而下陷。同时，还要仔细检查切口周围有无渗漏。当轻压角膜后出现后弹力层皱褶，说明前房形成不是很好。

也可以用干的明胶海绵来检查主切口及侧切口的附近，如果变湿，说明存在渗漏。极少使用荧光素条来检测渗漏。

三、角巩膜隧道的密闭

将角巩膜隧道作为主切口的优势就在于其自闭性。好的切口构建是保证切口闭合良好的前提。角巩膜隧道包括三部分——最外的巩膜外切口、隧道、最内的角膜内切口。

理想情况下，SICS 是一项无须缝线的手术操作。用 BSS 或林格乳酸溶液充盈前房，使角膜后唇像瓣膜一样压住隧道前部，从而密闭切口。正常的眼内压力足以闭合角膜瓣的内唇，使隧道闭合。

手术结束时，可以通过主切口、侧切口或前房维持器（ACM）来形成前房。

（一）缝合的适应证

在以下这些情况下需要进行隧道缝合 [1]。

1. 角巩膜隧道渗漏。

2. 隧道过短或隧道有孔眼。

3. 隧道完成后压力过高。

4. 高度近视或儿童患者，由于其巩膜较薄且硬度低，为了防止隧道前壁下陷或减少术后散光，即使在切口没有渗漏的情况下也需要进行缝合。

5. 进行联合手术的情况下，如进行三联青光眼手术——SICS 联合后房型 IOL 植入联合小梁切除术。

6. 在后囊破裂、玻璃体脱出的情况下，建议进行缝合，避免前房污染，以降低术后眼内炎的风险。

7. 在隧道宽度大于 6.5mm 的情况下，为了降低逆规散光，需要缝合。对于术前逆规散光度数高的患者也需要缝合。

（二）缝合的方法

包括垂直缝合、水平缝合（如 Shepherd 单针缝合、Fine ∝形缝合）、交叉褥式缝合、盒形缝合。

常用缝线为 10–0 的单股尼龙线。也有医生喜欢使用 8–0 的可吸收 Vicryl 缝线。但是 Vicryl 缝线的张力较尼龙线要弱一点。在所有缝合中，线结必须埋进去。

1. 垂直缝合　垂直缝合操作相对简单，但更易引起散光。

垂直缝合仅缝在隧道的外部。张力会使角膜内唇不闭合，引起术后散光。为减少散光，在后瓣巩膜床进针可略深 [2]，以使瓣和下方的组织贴附更安全，并且可以减少由于瓣下陷造成的散光。

一般情况下，单针缝合就够了。但需要根据切口大小或其他情况，如隧道结构不佳等，进行三针或更多的两侧对称的缝合（图 11–1）。

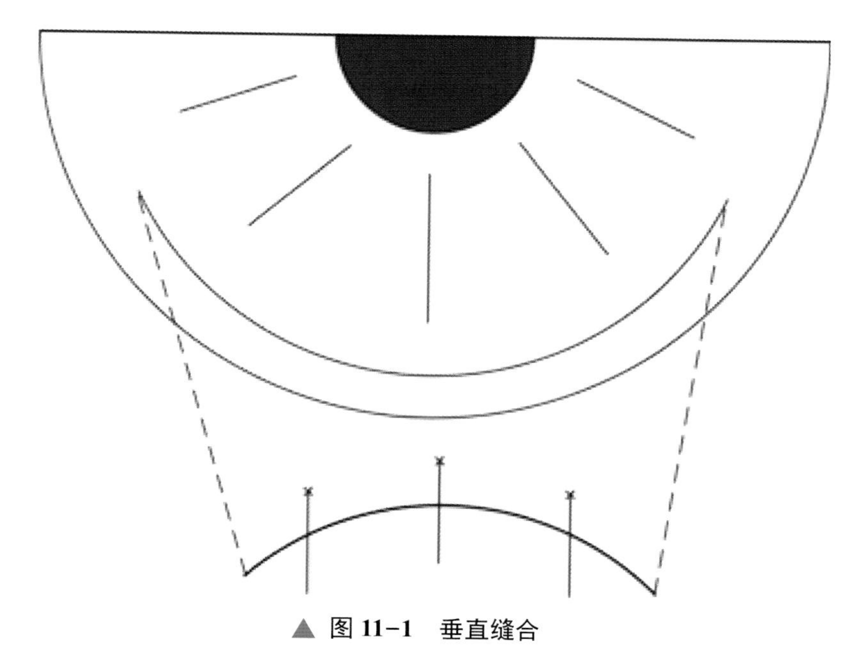

▲ 图 11–1 垂直缝合

2. 水平缝合　水平缝合更接近生理状态。缝线作用力方向与角膜切口内唇的方向相垂直，所以不会引起散光。是通过缝合使巩膜瓣与其下方的组织相贴近[3]。

水平缝合的方法有以下两种：① Shepherd 单针水平缝合；② Fine ∝形缝合。

(1) Shepherd 单针水平缝合：这是一种水平位置的垂直褥式缝合。

该方法有两个优点。缝线覆盖隧道上下方的面积较大。缝合与角膜缘呈切线方向，缝线的牵拉力量不会改变角膜曲率，造成的散光最小（图 11–2）。

其他的缝合方法都是基于这种缝合进行的。

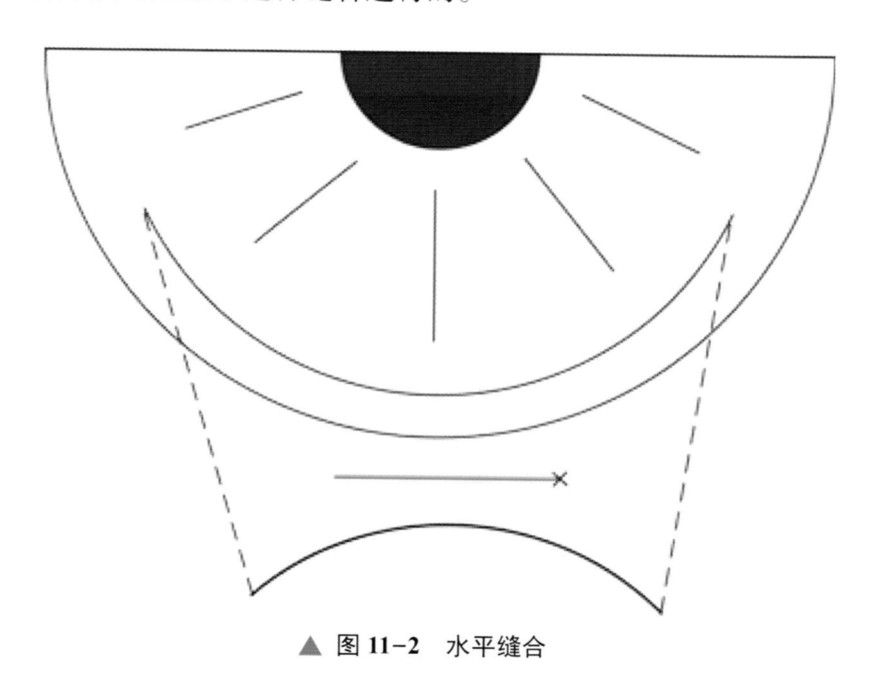

▲ 图 11–2 水平缝合

(2) Fine ∝形缝合：是一种改良的 Shepherd 缝合方法。就像数字“无限”的符号“∝”（图 11-3A 至 C）。

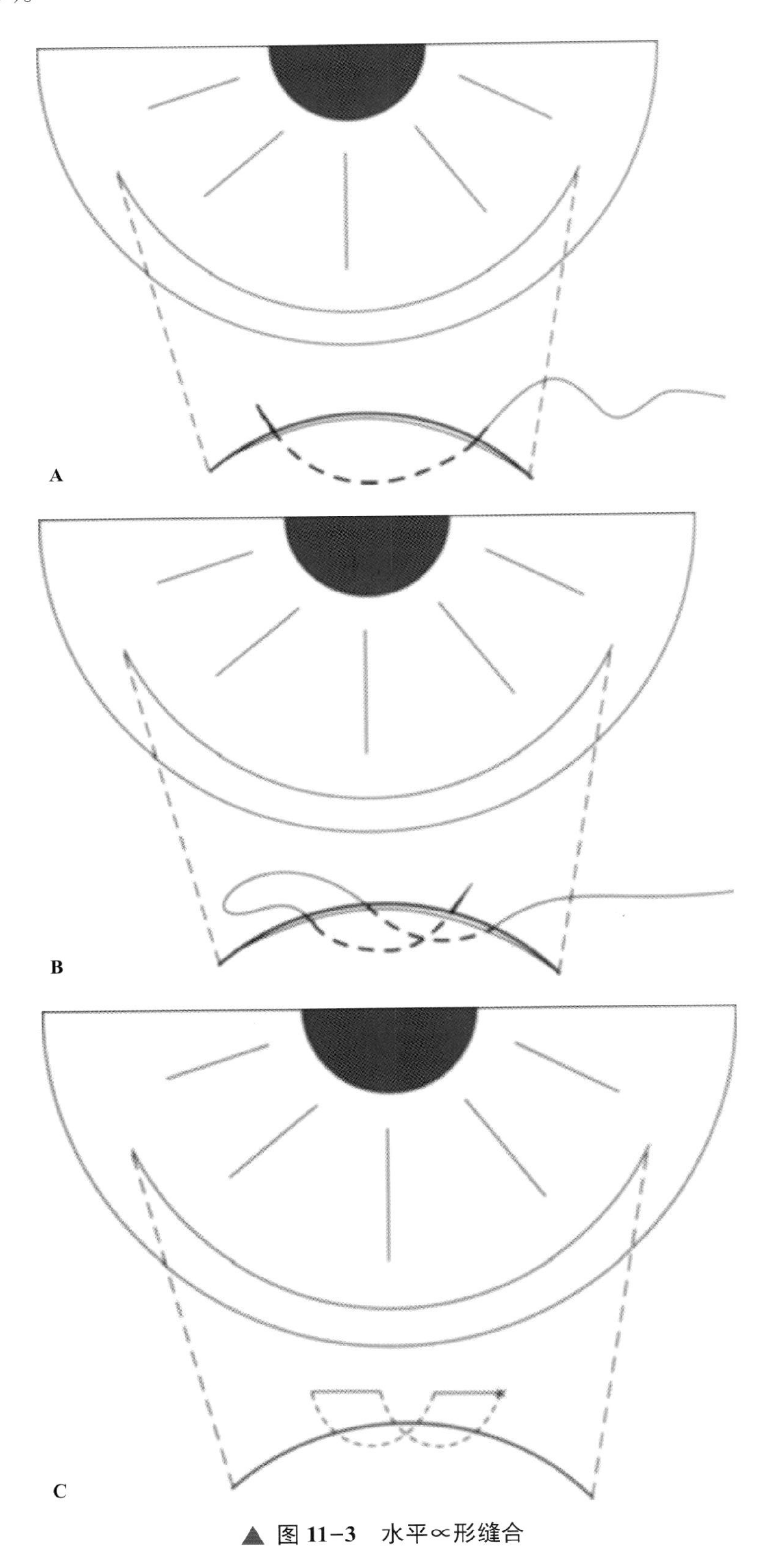

▲ 图 11-3　水平∝形缝合

3. 交叉褥式缝合　需要进行斜线式进针。完成后外观呈交叉（X）形（图 11-4A）或两条垂直的缝线（图 11-4B）。交叉褥式缝合的优点是拉力强，但不会引起后唇的下陷及散光。

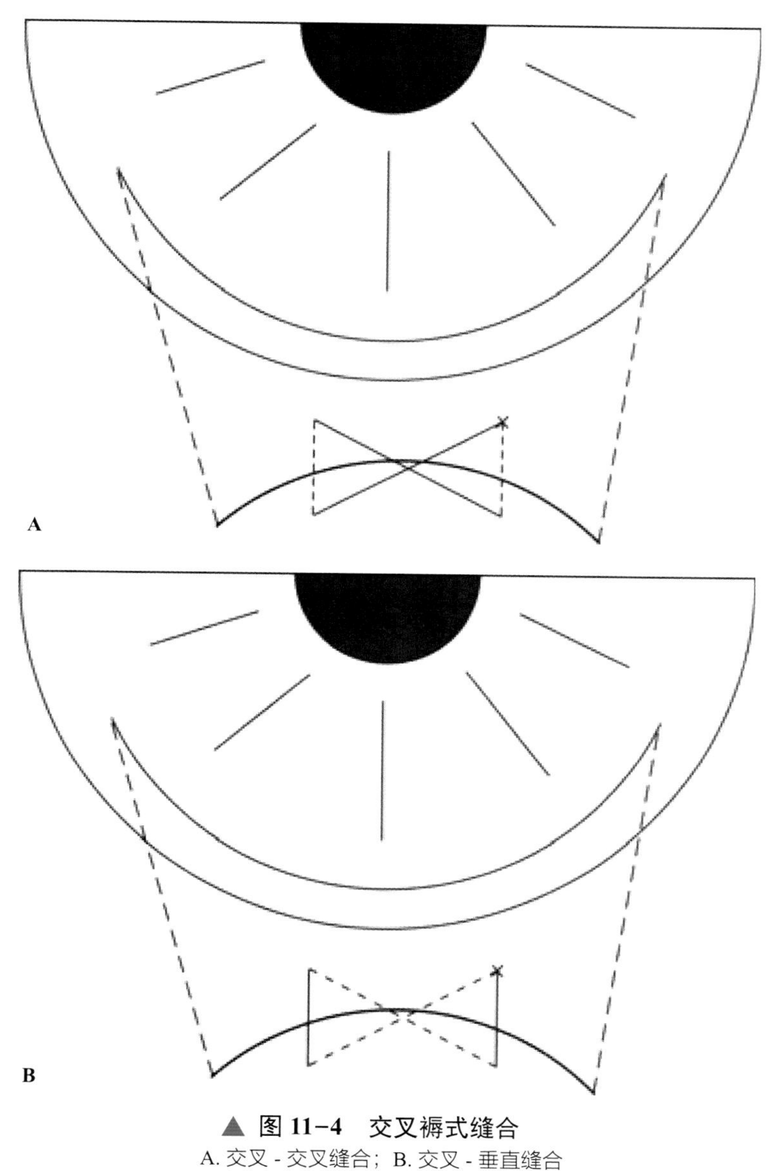

▲ 图 11-4　交叉褥式缝合

A. 交叉 - 交叉缝合；B. 交叉 - 垂直缝合

4. 盒形缝合　将针水平穿过巩膜隧道的上下唇部（图 11-5）。

（三）缝合技巧

缝合的目的是使组织对合。除了眼压过高、有玻璃体向上脱出，或前房形成不佳的情况，一般一到两针的间断缝合就够了。缝合的张力要适中，避免过松或过紧；缝合过紧会出现鱼嘴样的外观。而且两者都会造成较大的散光。因此，松紧适中是非常重要的（图 11-6A 至 C）。

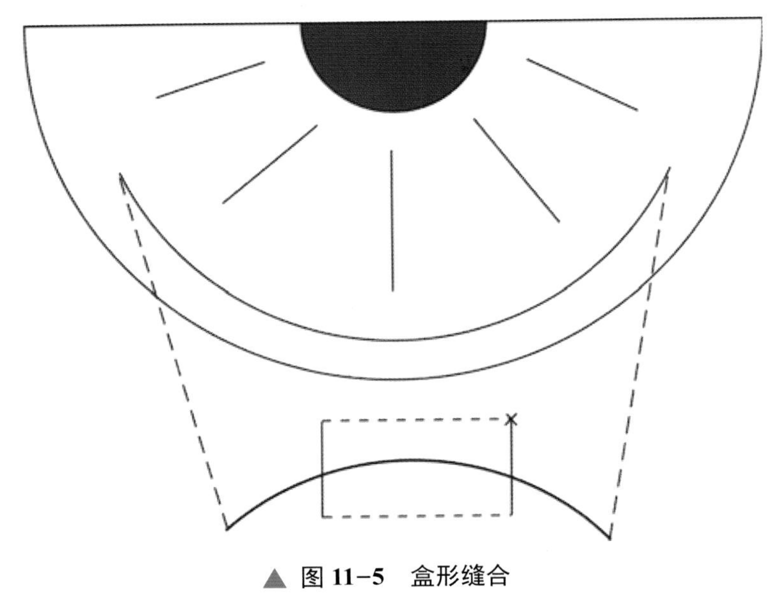

▲ 图 11-5　盒形缝合

最好是在巩膜进针，角膜或角膜缘进针都容易引起散光。

通常主切口是巩膜隧道的情况下，无须拆线，但是线结外露的情况除外。缝合后 4 ～ 6 周，即可在表面麻醉下去除缝线。

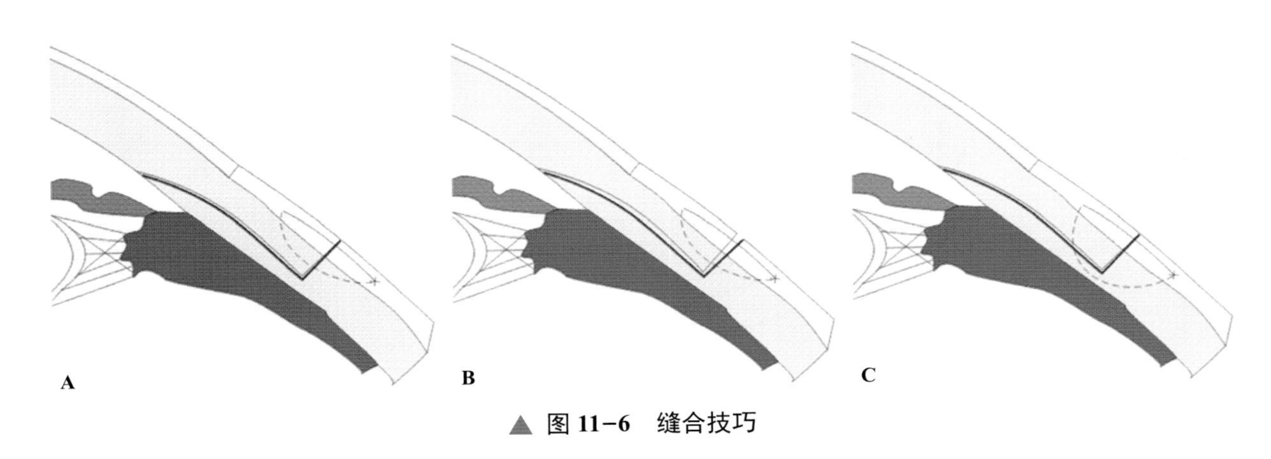

▲ 图 11-6　缝合技巧

A. 错误缝法；B. 进针深度不合适引起的切口下陷；C. 正确的缝合方法

四、侧切口的闭合

通过在切口周围角膜基质注水来闭合侧切口。

1. *技术*　用注水针在侧切口周围的角膜基质内注入少量 BSS。基质水肿表现为肉眼可见的变白。局部增厚的角膜闭合了切口。几小时后，水肿变白的基质就可以恢复。

2. *并发症*　注意注水针不要接触后弹力层，针的头端置于中间位置，朝向角膜缘的方向（不能指向前房），注意注射时不能过于用力，否则会造成后弹力层撕脱。

3. 缝合　在侧切口过大、充分水化后仍然不能闭合，或压力过大的情况下，建议缝合一针。

10–0 尼龙线作一针间断缝合即可。完成小跨度的缝合，进针深度约 2/3 角膜厚度。可在术后 4 ～ 6 周去除缝线，也可适当提前。

五、结膜闭合

结膜瓣的闭合可以通过烧灼完成。

1. 技术　将环状切开的球结膜两端用镊子状的烧灼器夹合在一起，进行烧灼。结膜瓣的闭合对颞侧角巩膜面很重要，该部位的暴露容易引起感染。

2. 缝合　在烧灼过多导致结膜变短的情况下，或进行青光眼联合手术的情况下，需要进行结膜缝合。常规使用 8–0 的 Vicryl 线进行缝合。

☞ 参考文献

[1] Natchiar G. Manual on small incision cataract surgery. 2nd ed. Madurai: Aravind Publication; 2004. p. 45–6.

[2] Paul KS. Converting to phacoemulsification – a manual for the surgeon in transition. 2nd ed. Thorofare, NJ: Slack inc.; 1988. p. 62.

[3] Fine IH, Hoffman RS, Packer M. Chapter 13 – Incision construction. In: Steinert RF, editor. Cataract surgery. 3rd ed. Philadelphia: Saunders Elsevier; 2010.

第12章

Post Operative Care in Manual Small Incision Cataract Surgery
手法小切口白内障手术的术后护理

Aravind Roy, Prashant Garg，著

董　喆，宋旭东，译

一、去除缝线的时机和方法

MSICS 技术的原则是通过自闭型的手术切口达到无须缝合即可保证切口愈合良好。因此一般情况下是不需要进行切口缝合的。但如果存在切口渗漏或对合不佳，应该及时进行缝合以保证切口的水密。切口的缝合与其他眼部手术一样，使用单股的尼龙线。尼龙线是不可吸收缝线，一般不会引起眼内炎性反应。一般在缝合两年后会失去 70% 的缝线张力。此外，为了降低缝线引起的散光，需要及时去除缝线。一般来说，切口可以在 6 周左右愈合，所以常规的缝线去除时间是在术后 6 周。当然，如果缝线松动，则可以提前去除。

缝线去除是一项门诊操作，可以表面麻醉后在裂隙灯下去除。一定要注意，缝线去除是一项有创操作，缝线在组织内的活动可以导致有机物植入眼组织甚至眼内。为预防这种情况的发生，需要在缝线去除前在结膜囊点用 5% 聚维酮碘，持续 3min。去线时要用消毒器械。并且要防止缝线的外露部分穿过眼组织。常规是紧贴根部将线剪断，用消毒镊子夹住另一端后将其拉出。去除缝线后，在结膜囊内再点一次 5% 聚维酮碘。此后点用 5d 广谱抗生素滴眼液。要提前告知患者去线可能有引起伤口感染甚至眼内炎的风险。

二、药物治疗：方法及时间

与其他白内障手术一样，术前、围术期、术后正确合理的药物治疗对于MSICS手术患者而言，有重要作用。用药原则和其他白内障手术类似。本章我们将就MSICS的药物治疗进行回顾，讨论内容如下：①术前用药；②围术期用药；③术后用药。

（一）术前用药

1. 散瞳药　瞳孔充分散大对于MSICS顺利进行非常重要。常用的散瞳药有托品卡胺，5%盐酸去氧肾上腺素，或1%盐酸赛克洛奇。术前1h开始，每10分钟1次，给药3次，散瞳效果会比较好。

2. 非甾体抗炎药（nonsteroidal anti-inflammatory drugs, NSAIDs）双氯芬酸钠滴眼液、羧甲基纤维素钠、溴芬酸溶液等都可以在术前使用，以防术中瞳孔收缩。术前使用时间不短于半小时。

3. 抗生素滴眼液　关于术前抗生素的使用，尚无共识。应用中呈多样性。在我们的研究中，术前无须使用抗生素。（译者注：根据中华医学会眼科学分会白内障及人工晶状体学组2017年关于我国白内障摘除手术后感染性眼内炎防治的专家共识，结合我国国情及围术期局部抗生素的使用效果，围术期局部使用抗生素仍应是我国必要的眼内炎预防措施，并建议术前使用氟喹诺酮类和氨基糖苷类等广谱抗生素滴眼液。建议常规术前连续使用1～3 d，每天4次。）

4. 术前消毒时使用聚维酮碘　聚维酮碘的使用是预防术后眼内炎的标准化操作。明确一致的观点是，术前在眼部皮肤消毒的同时点用5%聚维酮碘，并在结膜囊有足够的存留时间，通过消毒眼表组织，可以降低1/3的眼内感染风险[1]。除非过敏的情况下，眼部手术使用聚维酮碘已达成共识。但除了使用浓度为5%以外，对于存留时间、何时使用尚无定论[2]。近期有研究表明，反复用0.25%聚维酮碘冲洗手术野，在手术结束时，可以明显降低前房内的细菌感染率[3]。但是，综合评估其抗菌效果和眼毒性作用的风险后，这个结论并未被多数医生接受。另一项研究证明，手术结束后使用5%聚维酮碘在术后1d可以显著降低细菌数量及种类，这一现象说明，聚维酮碘的灭菌作用可以持续到术后24h[4]。我们仍然没有确定致病菌数量低于多少，才可以忽略眼内炎的风险[5]。因此，现在发表的文献都建议，白内障手术，包括MSICS手术，都需要在眼表使用聚维酮碘。（译者注：根据中华医学会眼科学分会白内障及人工晶状体学组2017年关于我国白内障摘除手术后感染性眼内炎防治的专家共识，参与讨论的专家一致认为PVI结膜囊消毒是有效的白内障围术期预防感染的手段，但使用前需关注患者是否存在眼表问题，如角膜上皮损伤、一定程度干眼等。建议使用浓度为1%或低于5%的PVI进行结膜囊消毒。）

（二）术前抗生素使用

为减少术后眼内炎（post operative endophthalmitis, POE）的发生，会有以下几种使用抗生素的方法：表面点用、结膜下注射、加在灌注液内前房使用，或做成小片在术毕置于前房内。

前房内注入抗生素：以ESCRS的一项关于预防POE的多中心研究结果为依据，前房内注射浓度为10mg/0.1ml的头孢呋辛在欧洲国家已成为一项常规操作[6]。研究发现，术毕前房使用头孢呋辛联合术后点用左氧氟沙星的患者，较仅在术后点用左氧氟沙星的患者，其眼内炎的发生率明显降低。但是该观点没有被多数美国医生认可。关于该操作更多的看法是：①未纳入商业保险赔偿范围，②浓度稀释不当会造成眼前段毒性综合征，③角膜内皮毒性反应。前房内使用有强力杀菌作用的第四代喹诺酮类药物莫西沙星，被认为是安全有效的选择[7-10]。尽管有诸多术中使用抗生素的方法，但医生建议要根据患者情况酌情使用。（译者注：根据中华医学会眼科学分会白内障及人工晶状体学组2017年关于我国白内障摘除手术后感染性眼内炎防治的专家共识，建议术前使用氟喹诺酮类和氨基糖苷类等广谱抗生素滴眼液。建议常规术前连续使用1～3 d，每天4次。）

（三）术后用药

1. 抗炎药物　皮质类固醇及非甾体抗炎药（NSAIDs）滴眼液是白内障手术，包括MSICS术后常用的抗炎药物。我们可以选择以下药物中的任何一种，如泼尼松龙、地塞米松或倍他米松等。但是对类固醇敏感者建议使用氯替泼诺、氟米龙等低强度的类固醇。皮质类固醇使用4～6周逐渐减量。

奈帕芬胺、酮醇甲胺、溴芬酸钠等NSAIDs滴眼液通过抑制前列腺素E_2的合成和释放来减轻术后的炎性反应。NSAIDs滴眼液多用于预防术后黄斑囊样水肿。对于高危病例，可以在使用皮质类固醇的同时，每天3次，持续使用4～6周。

2. 抗生素　虽然关于术前使用抗生素滴眼液对预防POE尚无定论，但是对于术后使用抗生素的观点比较一致。氟喹诺酮类是最常用的。一些新药，如莫西沙星、左氧氟沙星、加替沙星、贝西沙星等，是对革兰阳性和阴性菌都有效的广谱抗生素，并且眼内穿透性比较好，所以是围术期常用的抗生素[2]。不建议将皮质类固醇和抗生素同时使用，因为皮质类固醇的使用需要4～6周减量使用，抗生素不能如此，否则会造成耐药性。（译者注：根据中华医学会眼科学分会白内障及人工晶状体学组2017年关于我国白内障摘除手术后感染性眼内炎防治的专家共识，因氟喹诺酮类抗生素眼内穿透性强，故建议术后最好采用氟喹诺酮类抗生素滴眼液。术后建议使用抗生素滴眼液1～2周，每天4次。）

3. 散瞳药及睫状肌麻痹药　在非复杂类型的白内障手术中，这类药物不是必需的。但如果前房有中等程度的反应，则应该使用。但尽可能要保持瞳孔的活动性。

4. 其他药物　除了上述药物外，可根据情况酌情使用以下药物。

(1) 抗青光眼药物：眼压增高时使用。

(2) 眼表润滑药物：患者有明显眼表疾病时使用。（译者注：目前对于干眼症患者，可作为术后常规使用。）

三、并发症处理

MSICS 是发展中国家治疗白内障的常用手术方法。患者人数多，但是更安全、更有效、更经济，因此较超声乳化手术更普及 [11–13]。MSICS 是 ECCE 的改良，其重要区别在于自闭式巩膜隧道切口的构建、撕囊、通过完整出核技术将核从囊袋脱位至前房，以及在密闭的前房状态下娩核。每一步都需要有灵巧的手法操作 [14]。与其他手术操作一样，MSICS 会有并发症的发生。我们将就以下几点进行讨论：①麻醉相关性并发症；②眼前段并发症；③眼后段并发症；④术后引起的散光及较大的屈光不正。

（一）麻醉相关性并发症

手术的麻醉方法有许多，MSICS 最常用的是球周或球后麻醉 [15]。这两种麻醉方法都可以达到 MSICS 所需要的麻醉及眼球制动作用，但也存在以下并发症（表 12–1）。

表 12–1　麻醉相关并发症

眼球穿通
球后出血
球结膜水肿及结膜下出血
视神经损伤
眼外肌的损伤
药物过敏

1. 眼球穿通　眼球穿通是球后及球周麻醉的可怕并发症，可以发生在任何眼球，但在高度近视眼轴变长、后巩膜加固术后、合作不佳的患者，及不熟练的麻醉医生手法不当的情况下，发生率会增高 [16]。眼球穿通的发生率为 1/10 000 ～ 1/1000，但在眼轴长度大于 26.00mm 的情况下，发生率会增高 10 ～ 25 倍 [17]。该并发症的特点是突然的剧烈眼球疼痛伴有特别高或低的眼压、红光反射减弱、视网膜下出血、玻璃体腔出血或孔源性视网膜脱离 [18]。

2. 球后出血　发生率为 0.4% ～ 1.7%。这种情况需要重新规划实施操作。好的术后视力需要顺利的手术操作 [19–21]。

3. 球结膜水肿及结膜下出血　这是球周麻醉的常见并发症。常由于球周麻醉后麻药向前弥散，或由于针尖造成的巩膜浅层或球结膜血管出血[21, 22]。这种情况无须治疗，只需要让患者放松即可。

4. 视神经损伤　虽然发生率极低，但会出现在球周或球后麻醉时。可以是由于针尖直接损伤、继发性出血、麻醉药物注入视神经，或视神经周围压力过大造成坏死所致[22]。一些解剖研究表明，视神经损伤最容易发生在眼眶深度小于45mm的患者[23]。这种情况建议使用长度短于31mm的注射针，并且在麻醉时要求患者保持眼位固定。这些建议在CT及MRI检查时得到验证[24, 25]。但也有关于眼局部麻醉的研究中发现，注射针引起的损伤和眼轴长度及针长度没有相关性[26]。

5. 眼外肌的损伤　球周麻醉时对眼外肌的损伤往往是注射针的直接损伤，由于注射的麻醉药物剂量造成的缺血性坏死，或麻醉药物的毒性作用[27]。眼外肌的损伤主要表现为斜视或上睑下垂。眼外肌的损伤也可以发生在手术操作过程中。此外，白内障手术可以使既往的隐斜表现出来。上睑下垂的发生可能会与放置开睑器或进行牵引缝线预置时损伤提上睑肌造成的[28]。

6. 药物过敏　对局麻的过敏反应发生率极低。如果既往有对利多卡因或其他麻醉药物的过敏史，使用前需要进行过敏试验[29]。麻醉后的过敏反应 – 透明质酸酶也会导致过敏反应[30]。此外，过敏反应的发生也与焦虑及操作过程中迷走神经的反应有关[31]。

（二）眼前段并发症

下面将就几类并发症进行讨论（表12–2），包括：①巩膜隧道切口构建相关的并发症；②核从囊袋脱出过程中的并发症；③从前房娩核过程中的并发症；④皮质吸除过程中的并发症；⑤IOL植入过程中的并发症。

表12–2　眼前段并发症

切口相关并发症	不规则或锯齿状的切口 巩膜隧道上按钮样孔洞 过早进入前房 术中出血 巩膜突离断
术中出血	
角膜相关并发症	后弹力层脱离 角膜水肿或褶皱样改变
撕囊相关并发症	撕囊口过大，囊袋撕裂 悬韧带离断

（续　表）

从巩膜隧道娩核操作中的并发症	虹膜脱出 虹膜离断 娩核失败
吸除皮质过程中的并发症	后囊破裂 悬韧带离断
IOL 植入过程中的并发症	偏中心 脱位 葡萄膜炎－青光眼－前房积血综合征

1. 巩膜隧道切口构建相关的并发症　完成自闭式的巩膜隧道切口是 MSICS 手术的重要部分[32]。切口构建不良，不仅影响切口的完整性，也给微生物进入眼内提供了一个入口。在巩膜隧道切口的构建过程中有以下并发症。

(1) 不规则或锯齿状的切口：由于刀片质量、术者经验、眼球深陷或切口部位筋膜囊分离欠佳等原因造成。

(2) 巩膜隧道上按钮样孔洞：理想的巩膜分离是在基质的中部进行。过浅的巩膜分离会造成孔洞出现，并且难以自愈。为防止这种情况发生，在开始做巩膜瓣的时候就要掌握好深度，并且在分离剥瓣时始终保持同样的深度，与巩膜平行的方向。如果发生了穿孔，可以在更深的平面重新进行分离剥瓣，也可以在手术结束时将穿孔部位缝合。

(3) 过早进入前房：如果分离的平面过深，在巩膜隧道瓣完全分离之前，就可能会不经意地进入前房。直接导致切口不能自闭及渗漏。这种情况下，术毕要仔细检查，如果不能水密的话，必须缝合切口。

(4) 术中出血：损伤睫状前动脉穿通支或葡萄膜组织会引起出血，使得 MSICS 操作变得复杂。处理不当的话，会造成术后前房积血。因此一定要明确睫状前动脉穿通支的位置，并且进行烧灼。同样，在进行切口构建的时候，还要注意避免损伤葡萄膜组织。过多的术中出血可以通过空气填充压迫处理。

(5) 巩膜突离断：巩膜隧道分离中的不正确操作会造成局限性的巩膜突离断，从而引起术后的切口开裂、切口渗漏及较大的术源性散光。

2. 晶状体核从囊袋脱出时的并发症　我们非常了解连续环形撕囊的优点[33, 34]。规范的 MSICS 中撕囊是一个重要的步骤。但是术者需要知道撕囊对于超声乳化和 MSICS 的意义根本上是不同的。在前者，晶状体核是在囊袋内被切除的；在后者，被娩出之前，晶状体核是完整地从撕囊孔脱出到前房的。

尽管前囊的弹性和张力都很好[34, 35]，将较大的核从一个较小的撕囊孔脱出仍然会对悬韧带及后囊膜施加一定的压力，引起一些并发症，如出核失败、悬韧带离断、囊膜撕裂、后囊膜破裂。

3. 从巩膜隧道娩核操作中的并发症　MSICS 中的娩核包括将晶状体核引入巩膜隧道

内口，然后通过在外口后唇施压将其娩出。在这个过程中，给前房增加灌注压可以使得操作更为顺利。手术的顺利完成有赖于隧道构建的成功[36]。

如果手术切口构建不顺利，会有以下后果：①虹膜脱出；②虹膜离断；③前房积血；④娩核失败；⑤后囊膜破裂（如果是使用滑板或带灌注圈套器娩核，前房突然变浅会导致后囊膜破裂）；⑥角膜内皮损伤（娩核过程不顺利会导致角膜内皮损伤，甚至后弹力层撕脱）；⑦虹膜组织损伤（反复发生虹膜脱出和回纳的情况下会发生虹膜损伤。虹膜松弛并且反复脱出手术切口的情况下，最好缝合手术切口）。

4. 吸除皮质过程中的并发症　皮质吸除使用单腔管联合前房灌注维持深度的情况下，负压的产生是与超声乳化不同的。后者的吸引负压由机器产生，而 MSICS 是通过抽吸注射器连接的单腔管道来产生，效率及稳定性都不佳。在这个过程中产生的并发症有以下两点。

(1) 后囊破裂或悬韧带离断：后囊膜的破裂往往是在不经意间发生的。处理同 ECCE 操作中后囊破裂的方法。为了减少玻璃体的脱出和丢失，避免反复出现的前房塌陷很重要。使用玻切机进行有效玻璃体切除是很必要的。IOL 的处理与其他白内障手术相似，包括 IOL 类型的选择、植入部位的选择及固定的方式等。手术结束时必须要保证 IOL 的位置稳定、前房没有玻璃体疝。

(2) 皮质吸除不完全：尤其是晶状体囊袋赤道部的皮质清除。使用低效率的抽吸管道或前房维持不佳的情况下容易发生。

5. IOL 植入过程中的并发症　MSICS 术中 IOL 相关的并发症和其他类型的囊外摘除术中发生的相似。都是与 IOL 偏位、IOL 选择错误有关：①偏中心；②脱位；③葡萄膜炎－青光眼－前房积血综合征。

除上述这些并发症外，MSICS 会有以下角膜并发症。

(1) 后弹力层撕脱：与超声乳化手术相比，后弹力层撕脱在 MSICS 中更多。撕脱的部位可发生在主切口位置，也可以发生在侧切口或 ACM 置入的位置。钝性器械的使用也是发生后弹力层撕脱的原因之一。撕脱的范围与手术操作的步骤、发现的及时与否及后续的处理有关。如果发现不及时，根据发生撕脱的部位及面积会有不同程度的术后角膜水肿，及早发现，避免在撕脱部位进入操作器械，会有利于局限撕脱的范围。前房内注入空气或全氟丙烷（C3F8）会有利于后弹力层的贴附[37, 38]。依我们的操作经验，进行后弹力层复位术和使用 C3F8 的效果是一样的[37, 38]。

(2) 角膜水肿或角膜皱褶样改变：有研究对不同囊外摘除手术后角膜内皮丢失率进行了比较[39, 40]，MSICS 术后的角膜水肿的发生率和超声乳化术后的发生率无明显差异。以下情况也是临床会出现的：①术前已存在角膜内皮损伤；②切口闭合不佳、虹膜反复脱出或娩核困难造成的角膜内皮细胞进一步丢失。角膜水肿的特点是在术后短期最严重，此后无须特殊处理也会逐渐恢复透明。但是如果角膜内皮损伤严重，角膜就不会完全恢复透明。这种情况下，为了视力恢复就需要进行角膜内皮移植[41]。

（三）眼后段并发症

MSICS中重要的眼后段的并发症如表12–3所示。

表12–3　眼后段并发症

眼后段并发症
眼内炎
驱逐性出血
玻璃体积血
脉络膜脱离
视网膜脱离
黄斑囊样水肿

1. 眼内炎　与其他白内障手术一样，MSICS存在眼内炎的风险。眼内炎的发生率不同，与无菌操作、术中并发症及术者操作的熟练程度有关[42]。近期关于多位医生的大样本研究显示，MSICS术后眼内炎的发生率为0.04%，与超声乳化术后的发生率相似[43]。许多种微生物都可以引起眼内炎，对于超声乳化手术和MSICS，革兰染色阳性微生物是病原学上最常见的致病菌[44]。充分的术前评估、良好的切口构建和闭合、严格的无菌操作，对于预防眼内炎的发生很重要。

2. 驱逐性出血　驱逐性出血是包括MSICS在内的囊外摘除手术最可怕的并发症[45]。主要表现为红光突然消失、持续前房变浅、玻璃体 / 视网膜 / 葡萄膜脱出瞳孔平面及手术切口[45，46]。由于在MSICS操作中，前房维持器（anterior chamber maintainer）能使前房充盈并闭合，驱逐性出血的发生风险要比常规的囊外摘除手术低[47，48]。处理及时充分的话，驱逐性出血的预后并非都很糟糕。包括及时判断情况、选择巩膜切开放血的时机及二次玻璃体视网膜处理的时机[45，46，49]。

3. 玻璃体积血　白内障术中玻璃体积血的发生率非常低，主要发生于球周麻醉时眼球穿通。脉络膜上腔出血也会连带发生玻璃体积血。单独发生的玻璃体积血较轻，可自行吸收。全面、持续地评估玻璃体积血程度及玻璃体视网膜的病理情况是非常必要的。对于玻璃体积血的治疗根据出血程度及玻璃体视网膜情况可分为观察等其自行吸收或进行玻璃体视网膜手术[50]。

4. 脉络膜脱离　引起MSICS术后睫状体脉络膜脱离发生的原因有多种，包括伤口渗漏、低眼压、重度炎性反应、大量玻璃体丢失及睫状突后旋。表现为低眼压、浅前房、玻璃体腔可见棕黑色脉络膜及眼后段影像证实的睫状体脉络膜脱离。治疗主要针对纠正低眼压、形成前房，以及控制炎性反应。皮质类固醇可以减轻葡萄膜的炎性反应，从而减轻葡萄膜的渗漏。对于仅用药物难以治疗的病例，需要进行脉络膜上腔放液治疗[51]。

5. 视网膜脱离　MSICS 术后发生视网膜脱离的风险和超声乳化手术无差异。术后视网膜脱离的危险因素有：低龄、合并视网膜玻璃体变性的高度近视及术中玻璃体丢失等[52，53]。前房涌动造成及晶状体 – 虹膜隔的过度活动会引起玻璃体的稳定性降低，对玻璃体基底部造成牵拉，引起周边视网膜裂孔及视网膜脱离[54]。

6. 黄斑囊样水肿　黄斑囊样水肿（cystoid macular edema, CME）是白内障术后视力下降的常见原因。其危险因素包括后囊膜破裂玻璃体脱出、手术切口处玻璃体及葡萄膜嵌顿、严重的术后炎性反应及对侧眼既往黄斑水肿病史等。其他的危险因素有高龄、糖尿病及既往眼部炎症病史。诊断可以依靠裂隙灯生物显微镜或者眼后段成像系统如视网膜 OCT 及荧光素眼底血管造影检查。治疗包括非甾体抗炎药物[55]。

（四）手术源性散光及屈光不正

MSICS 的手术切口较超声乳化手术切口大，因此关于前者引起的术后散光是否更大一直是一个有争议的话题。实际上由于切口的构建特点是位置远离视轴，其引起的散光会更小。术后散光相关的因素包括切口的大小、位置及深度。因此，MSICS 引起的术后散光较常规的囊外白内障摘除手术要小[56]。此外，颞侧切口的 MSICS 引起的散光要较上方切口的小[57，58]。

四、结论

在手术医生、手术技术及经济条件缺乏，但白内障患者例数很多的地区，MSICS 是一个较 ECCE 更快速，简单且更经济的选择。术后护理和其他类型的白内障手术相似。该技术很容易通过学习掌握。熟悉并发症及其处理后，所获得的术后效果和其他类型的白内障手术基本一样。

☞ 参考文献

[1] Speaker MG, Menikoff JA. Prophylaxis of endophthalmitis with topical povidone-iodine. Ophthalmology. 1991;98(12): 1769–75.

[2] Yu CQ, Ta CN. Prevention of postcataract endophthalmitis: evidence-based medicine. Curr Opin Ophthalmol. 2012; 23(1):19–25.

[3] Shimada H, et al. Reduction of anterior chamber contamination rate after cataract surgery by intraoperative surface irrigation with 0.25% povidone-iodine. Am J Ophthalmol. 2011;151(1):11–7 e1.

[4] Apt L, et al. The effect of povidone-iodine solution applied at the conclusion of ophthalmic surgery. Am J Ophthalmol. 1995;119(6):701–5.

[5] Ram J, et al. Prevention of postoperative infections in ophthalmic surgery. Indian J Ophthalmol. 2001;49(1):59–69.

[6] Endophthalmitis Study Group, European Society of Cataract & Refractive Surgeons. Prophylaxis of postoperative endophthalmitis following cataract surgery: results of the ESCRS multicenter study and identification of risk factors. J Cataract Refract Surg. 2007;33(6):978–88.

[7] O'Brien TP, Arshinoff SA, Mah FS. Perspectives on antibiotics for postoperative endophthalmitis prophylaxis: potential role of moxifloxacin. J Cataract Refract Surg. 2007;33(10):1790–800.

[8] Galvis V, et al. Cohort study of intracameral moxifloxacin in postoperative endophthalmitis prophylaxis. Ophthalmol Eye Dis. 2014;6:1–4.

[9] Matsuura K, et al. Efficacy and safety of prophylactic intracameral moxifloxacin injection in Japan. J Cataract Refract Surg. 2013;39(11):1702–6.

[10] Matsuura K, et al. Comparison between intracameral moxifloxacin administration methods by assessing intraocular concentrations and drug kinetics. Graefes Arch Clin Exp Ophthalmol. 2013;251(8):1955–9.

[11] Gogate PM, et al. Safety and efficacy of phacoemulsification compared with manual smallincision cataract surgery by a randomized controlled clinical trial: six-week results. Ophthalmology. 2005;112(5):869–74.

[12] Riaz Y, de Silva SR, Evans JR. Manual small incision cataract surgery (MSICS) with posterior chamber intraocular lens versus phacoemulsification with posterior chamber intraocular lens for age-related cataract. Cochrane Database Syst Rev. 2013;(10):CD008813.

[13] Ruit S, et al. A prospective randomized clinical trial of phacoemulsification vs manual sutureless small-incision extracapsular cataract surgery in Nepal. Am J Ophthalmol. 2007;143(1):32–8.

[14] Gogate PM. Small incision cataract surgery: complications and mini-review. Indian J Ophthalmol. 2009;57(1):45–9.

[15] Adekoya BJ, et al. Current practice of ophthalmic anesthesia in Nigeria. Middle East Afr J Ophthalmol. 2013;20(4):341–4.

[16] Hay A, et al. Needle penetration of the globe during retrobulbar and peribulbar injections. Ophthalmology. 1991;98(7): 1017–24.

[17] Schrader WF, et al. Risks and sequelae of scleral perforation during peribulbar or retrobulbar anesthesia. J Cataract Refract Surg. 2010;36(6):885–9.

[18] Berglin L, Stenkula S, Algvere PV. Ocular perforation during retrobulbar and peribulbar injections. Ophthalmic Surg Lasers. 1995;26(5):429–34.

[19] Ahmed S, Grayson MC. Retrobulbar haemorrhage: when should we operate? Eye (Lond). 1994;8(Pt 3):336–8.

[20] Edge KR, Nicoll JM. Retrobulbar hemorrhage after 12,500 retrobulbar blocks. Anesth Analg. 1993;76(5):1019–22.

[21] Rubin AP. Complications of local anaesthesia for ophthalmic surgery. Br J Anaesth. 1995;75(1): 93–6.

[22] Kumar CM. Orbital regional anesthesia: complications and their prevention. Indian J Ophthalmol.

2006;54(2):77–84.

[23] Katsev DA, Drews RC, Rose BT. An anatomic study of retrobulbar needle path length. Ophthalmology. 1989;96(8): 1221–4.

[24] Unsold R, Stanley JA, DeGroot J. The CT-topography of retrobulbar anesthesia. Anatomicclinical correlation of complications and suggestion of a modified technique. Albrecht Von Graefes Arch Klin Exp Ophthalmol. 1981;217(2):125–36.

[25] Liu C, Youl B, Moseley I. Magnetic resonance imaging of the optic nerve in extremes of gaze. Implications for the positioning of the globe for retrobulbar anaesthesia. Br J Ophthalmol. 1992;76(12):728–33.

[26] Riad W, Akbar F. Ophthalmic regional blockade complication rate: a single center audit of 33,363 ophthalmic operations. J Clin Anesth. 2012;24(3):193–5.

[27] Hamed LM. Strabismus presenting after cataract surgery. Ophthalmology. 1991;98(2):247–52.

[28] Ropo A, Ruusuvaara P, Nikki P. Ptosis following periocular or general anaesthesia in cataract surgery. Acta Ophthalmol (Copenh). 1992;70(2):262–5.

[29] Levy J, Lifshitz T. Lidocaine hypersensitivity after subconjunctival injection. Can J Ophthalmol. 2006;41(2):204–6.

[30] Delaere L, et al. Allergic reaction to hyaluronidase after retrobulbar anaesthesia: a case series and review. Int Ophthalmol. 2009;29(6):521–8.

[31] Jackson D, Chen AH, Bennett CR. Identifying true lidocaine allergy. J Am Dent Assoc. 1994;125(10):1362–6.

[32] Haldipurkar SS, Shikari HT, Gokhale V. Wound construction in manual small incision cataract surgery. Indian J Ophthalmol. 2009;57(1):9–13.

[33] Gimbel HV, Neuhann T. Development, advantages, and methods of the continuous circular capsulorhexis technique. J Cataract Refract Surg. 1990;16(1):31–7.

[34] Vasavada A, Desai J. Capsulorhexis: its safe limits. Indian J Ophthalmol. 1995;43(4):185–90.

[35] Thim K, Krag S, Corydon L. Stretching capacity of capsulorhexis and nucleus delivery. J Cataract Refract Surg. 1991; 17(1):27–31.

[36] Malik KP, Goel R. Nucleus management with Blumenthal technique: anterior chamber maintainer. Indian J Ophthalmol. 2009;57(1):23–5.

[37] Jain R, et al. Anatomic and visual outcomes of descemetopexy in post-cataract surgery descemet's membrane detachment. Ophthalmology. 2013;120(7):1366–72.

[38] Chaurasia S, Ramappa M, Garg P. Outcomes of air descemetopexy for Descemet membrane detachment after cataract surgery. J Cataract Refract Surg. 2012;38(7):1134–9.

[39] George R, et al. Comparison of endothelial cell loss and surgically induced astigmatism following conventional extracapsular cataract surgery, manual small-incision surgery and phacoemulsification. Ophthalmic Epidemiol. 2005;12(5):293–7.

[40] Ganekal S, Nagarajappa A. Comparison of morphological and functional endothelial cell changes after cataract surgery: phacoemulsification versus manual small-incision cataract surgery. Middle East Afr J Ophthalmol. 2014;21(1):56–60.

[41] Guzek JP, Ching A. Small-incision manual extracapsular cataract surgery in Ghana, West Africa. J

Cataract Refract Surg. 2003;29(1):57–64.

[42] Das T. National endophthalmitis survey. Indian J Ophthalmol. 2003;51(2):117–8.

[43] Haripriya A, et al. Complication rates of phacoemulsification and manual small-incision cataract surgery at Aravind Eye Hospital. J Cataract Refract Surg. 2012;38(8):1360–9.

[44] Pathengay A, et al. Endophthalmitis outbreaks following cataract surgery: causative organisms, etiologies, and visual acuity outcomes. J Cataract Refract Surg. 2012;38(7):1278–82.

[45] Sharma YR, Gaur A, Azad RV. Suprachoroidal haemorrhage. Secondary management. Indian J Ophthalmol. 2001;49(3): 191–2.

[46] Kuhn F, Morris R, Mester V. Choroidal detachment and expulsive choroidal hemorrhage. Ophthalmol Clin North Am. 2001;14(4):639–50.

[47] Eriksson A, et al. Risk of acute suprachoroidal hemorrhage with phacoemulsification. J Cataract Refract Surg. 1998;24(6): 793–800.

[48] Blumenthal M, Grinbaum A, Assia EI. Preventing expulsive hemorrhage using an anterior chamber maintainer to eliminate hypotony. J Cataract Refract Surg. 1997;23(4):476–9.

[49] Spaeth GL. Suprachoroidal hemorrhage: no longer a disaster. Ophthalmic Surg. 1987;18(5):329–30.

[50] Saxena S, et al. Management of vitreous haemorrhage. Indian J Ophthalmol. 2003;51(2):189–96.

[51] Krishnan MM, Baskaran RK. Management of postoperative choroidal detachment. Indian J Ophthalmol. 1985;33(4): 217–20.

[52] Haug SJ, Bhisitkul RB. Risk factors for retinal detachment following cataract surgery. Curr Opin Ophthalmol. 2012;23(1): 7–11.

[53] Tielsch JM, et al. Risk factors for retinal detachment after cataract surgery. A population-based case–control study. Ophthalmology. 1996;103(10):1537–45.

[54] Coppe AM, Lapucci G. Posterior vitreous detachment and retinal detachment following cataract extraction. Curr Opin Ophthalmol. 2008;19(3):239–42.

[55] Sivaprasad S, Bunce C, Wormald R. Non-steroidal anti-inflammatory agents for cystoid macular oedema following cataract surgery: a systematic review. Br J Ophthalmol. 2005;89(11):1420–2.

[56] Ang M, Evans JR, Mehta JS. Manual small incision cataract surgery (MSICS) with posterior chamber intraocular lens versus extracapsular cataract extraction (ECCE) with posterior chamber intraocular lens for age-related cataract. Cochrane Database Syst Rev. 2012;(4):CD008811.

[57] Mallik VK, et al. Comparison of astigmatism following manual small incision cataract surgery: superior versus temporal approach. Nepal J Ophthalmol. 2012;4(1):54–8.

[58] Kongsap P. Visual outcome of manual small-incision cataract surgery: comparison of modified Blumenthal and Ruit techniques. Int J Ophthalmol. 2011;4(1):62–5.

第13章

Conversion from Phacoemulsification to MSICS
从超声乳化向MSICS的转换

John Welling, John Y. Kim, Maria M. Aaron，著
董　喆，译

一、术式转换的适应证

尽管在发达国家超声乳化手术被视为白内障手术的标准术式，但在术中遇到某些情况时，还是需要将手术方式转换为手法白内障术式。这些情况包括需要进行超声乳化时间非常长的极硬的晶状体核、撕囊时向后裂开、后囊膜撕裂、悬韧带松弛、浅前房、瞳孔缩小、角膜热灼伤或设备发生故障等[1]。在过去的十年中，发展中国家成功开展的MSICS由于其低成本、高质量，使得发达国家对MSICS的兴趣也逐渐增高，尤其是在进行超声乳化不安全的情况下。

二、ECCE与MSICS

传统ECCE手术和MSICS都属于白内障囊外摘除手术。两者的差别在于主切口的位置、大小，以及切口是否需要缝合。随着纤维手术器械的发展，20世纪80年代早期开始有了ECCE术式。

在ECCE操作中，需要完成约12mm长的透明角膜切口，以便完成出核、皮质清除，及保留完整的晶状体囊袋。然后将后房型IOL植入囊袋后缝合角膜切口[2，3]。随着显微手术技术的发展，这一术式最终被超声乳化手术取代——通过一个小得多的手术切口用超

声针头将晶状体粉碎[4，5]。但是尽管ECCE不再是一项常规操作，对于不适合进行超声乳化的病例，仍然是一个合适的选择方法。

MSICS最早是由Blumenthal引入的，其目的是将其作为一个从ECCE向无缝线小切口超声乳化手术转换的过渡方法[6]。2000年，Ruit介绍了一种手法无缝线小切口操作技术，其低成本高质量的特点尤其适合于发展中国家[7]。由于在解决逐年增长的致盲性白内障方面有较好的成本-效益结果，此手术和以往章节介绍的相似的操作技巧在发展中国家广受欢迎。在有巨大病人量的印度和尼泊尔积累的经验显示，MSICS较ECCE有明显的优势，在术后视力和安全性方面基本等同于超声乳化手术，但费用更低[8-13]。

三组ECCE和MSICS的随机对照试验均表明，术后6周时，MSICS组有更好的裸眼视力[8-10]。其原因是MSICS组术源性散光较ECCE组低[10]。Aravind眼科医院对不同年资手术医生进行的超声乳化、ECCE及MSICS进行了12个月的并发症发生率的比较，共有80 000例患者，其中53 603例进行了MSICS，20 438例进行了超声乳化，5736例进行了ECCE。对于各年资的手术医生，ECCE的并发症发生率最高，MSICS的并发症发生率最低。这一结果也与进行ECCE的患者都是因进行MSICS和超声乳化手术风险高而改为进行ECCE有关[11]。MSICS较ECCE的优点还包括更小的自闭式手术切口、手术操作时间短、术后恢复时间短及手术费用更低等方面[14，15]。非随机比较发现，在非计划性改变超声乳化手术方式时，会更多考虑MSICS的手术优势，尤其是自闭式巩膜隧道切口的优势。

（一）附加麻醉

一个世纪以前，白内障手术的麻醉方法就是球后麻醉。尽管球后麻醉在麻醉效果及眼球制动方面有很好的效果，但存在危及视力甚至危及生命的并发症[16]。过去的几十年，大家都意识到需要使用更安全、损伤更小的麻醉方法。20世纪80年代出现的球周麻醉，由于其效果和球后麻醉一样，但安全性更高，被广为应用[17，18]。20世纪90年代出现的筋膜囊下麻醉，由于其安全有效性，也被应用于ECCE、超声乳化及MSICS[19-21]。随着手术技术的发展及手术更小切口的开展，越来越多的医生开始使用表面麻醉，部分在进行手术时会补充球周麻醉、结膜下麻醉、筋膜下麻醉，或前房内麻醉。进行超声乳化手术时使用表面麻醉的效果和球周或球后麻醉是一样的[22-26]。

从超声乳化技术向MSICS转换的过程中是否补充麻醉酌情而定。如果最开始进行超声乳化手术的麻醉方式就是球后或球周麻醉，在向MSICS转换手术方式时无须补充麻醉。关于从超声乳化向MSICS转换时不同麻醉方法的使用比较，没有过多的研究。2005年，Parker及其同事对进行MSICS手术的患者进行了球周麻醉和筋膜下麻醉安全有效性的随机研究分析，结果发现，在术中术后的疼痛和并发症方面及术后视力恢复方面，两组差异无显著性。事实上，在点用表面麻醉药后进行筋膜下麻醉要比进行球周麻醉舒适性好[21]。

2009年，Gupta报道了在MSICS术中表面2%利诺卡因凝胶联合前房内2%利诺卡因使用的研究，结果表明91%的患者无疼痛感觉[26]。尽管研究结果比较乐观，但是在既往的动物模型中显示前房内利诺卡因的使用会造成一过性的角膜内皮细胞毒性反应，因此该方法是有争议的。2012年，Mithal等进行了前瞻性的系列干预性研究，来评估患者在进行MSICS手术仅使用利诺卡因凝胶的情况。研究发现，在128例患者中，95%的患者无疼痛感觉。进行表面麻醉的优点有：缓解患者的紧张情绪、术后视力恢复快、眼球活动自如以及不会发生球后麻醉的并发症等[27]。对有经验的医生进行的初期研究显示MSICS使用表面麻醉的效果很好，但还需要进一步研究MSICS术中单独使用局部麻醉的安全性和有效性。

在进行常规超声乳化手术时，仅用表面麻醉即可。但是在非计划性将手术改为MSICS时，由于手术操作时间的增加，以及构建巩膜隧道切口需要更多的力量，单独使用表面麻醉是否足够，还需要进一步明确。因此，如果是有计划地进行MSICS，我们建议进行球后麻醉或球周麻醉，或筋膜囊下麻醉。

如果临时更改手术方式为MSICS，或者最初仅进行了表面麻醉，我们建议在准备进行巩膜隧道构建的位置，补充给予结膜下注射2%利诺卡因和肾上腺素，或者给予筋膜下阻滞麻醉（可以在任何象限，以鼻下方为首选）。筋膜下阻滞的操作方法是剪开球结膜及筋膜囊后显露巩膜，向后钝性分离（注意避开眼外肌附着处）后，用弯针将麻药注射到赤道后的筋膜囊[28]。经结膜的球周阻滞麻醉（不加肾上腺素）也可以在术中进行，因为在患者铺着盖单的情况下，经皮注射会比较麻烦，而且患者可能更不舒服。

（二）切口

正如前面章节所描述的，成功的MSICS的基础是好的切口构建。在从超声乳化向MSICS转换的时候，一定要考虑切口的位置、大小、结构及稳定性。有计划进行的MSICS会将巩膜隧道切口选择在可以中和角膜散光的位置，从超声乳化向MSICS转换的病例中，切口要根据最开始进行超声乳化的切口位置来选择。为了保证巩膜隧道切口的完整性和稳定性，需要将之前进行超声乳化的手术切口缝合起来并且弃用。巩膜隧道切口在角膜缘有近4个钟点的宽度，需要将其选择在与超声乳化手术切口距离90°的位置。如果手术医生将超声乳化的切口选择在颞侧，那么MSICS的切口就需要在上方构建。如果最初进行超声乳化的切口已经选择在矫正散光的轴位上了，那为了保证MSICS切口的完整性，术后散光只能放在次要因素考虑了。

三、晶状体囊开口

超声乳化手术向MSICS顺利转换的另一个重要因素是囊膜的开口要充分。连续环形撕囊是超声乳化手术中的一个标准化步骤。如果可能的话，在MSICS中也进行连续环形撕囊，完整的撕囊孔边缘有助于后续步骤的顺利完成。撕囊孔的大小要根据晶状体核的大小决定，一般是不小于5.5mm。如果撕囊孔过小，需要进一步扩大。对于有经验的医生，可以剪开已有的撕囊孔边缘，用这个囊膜瓣进行第二次撕囊[29]，这样既扩大了撕囊孔，又保证了撕囊孔边缘的完整性（图13–1A）。另一个方法是用囊膜剪沿着撕囊孔的边缘完成3～5个放射状松解切口（图13–1B）。还可以用囊膜剪或弯制好的26G针头完成小而连续的囊膜撕开（图13–1C）。最后这种方法适用于视野清晰度差的情况下，可以快速完成，没有太高的技术要求。缺点就是前囊膜有向后撕裂的风险，并且有后囊破裂或IOL偏位的风险[30，31]。

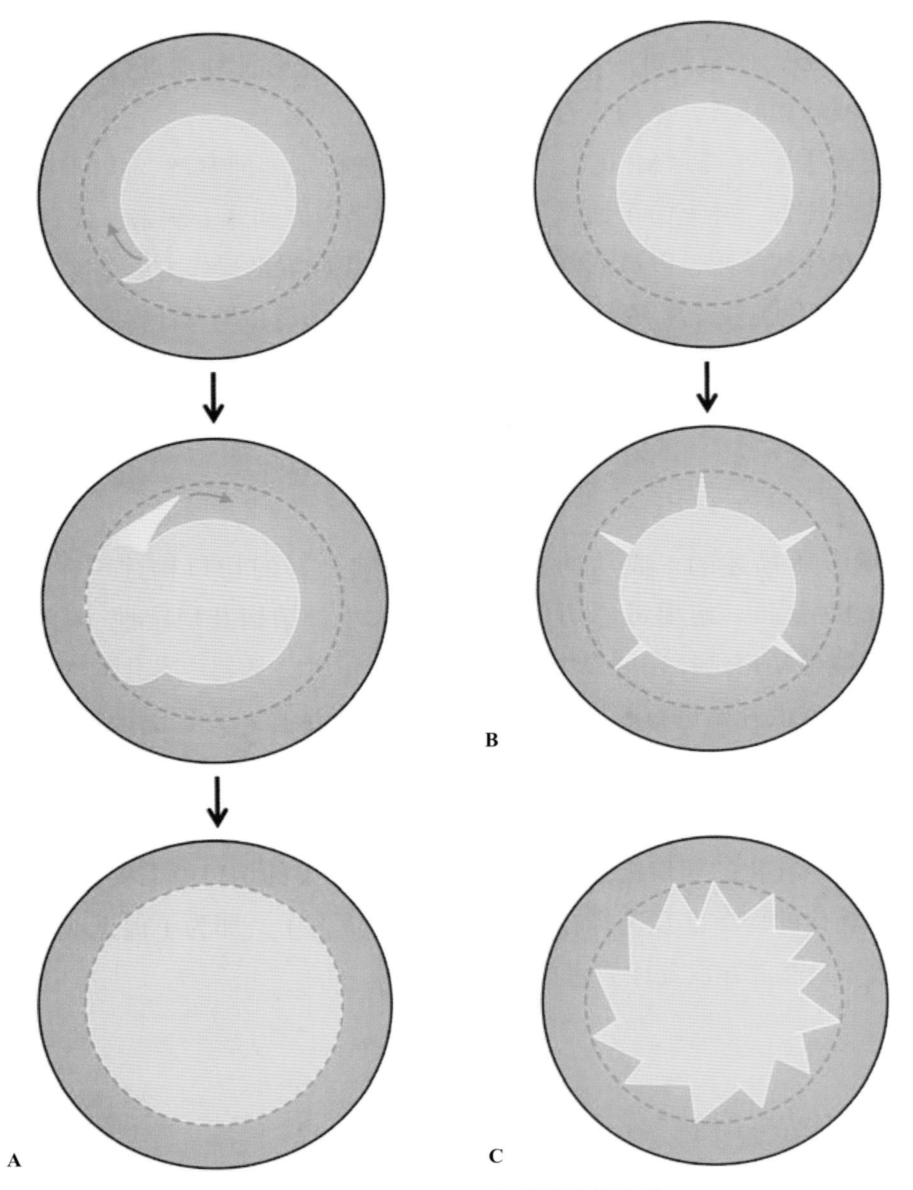

▲ **图13–1　将撕囊孔扩大的方法**

A. 剪开撕囊孔的边缘形成一个新囊膜瓣，然后完成一周的撕囊；B. 完成放射状的松解切开；C. 开罐技术

（一）悬韧带松弛或囊膜破裂情况下的出核

在怀疑有悬韧带受损或囊膜破裂时，要选择既可以出核，又减少对这些组织施压的方法。如果瞳孔过小造成出核受限，需要扩大瞳孔。可以通过双手操作拉开瞳孔的方法，也可使用虹膜拉钩，或者进行瞳孔括约肌的松解切开。囊膜开口过小时，也需要将其扩大。要保证巩膜隧道足够宽，以减少出核时的阻力[29,32]。在确定或怀疑有后囊膜破裂时，要在低灌注下进行皮质吸除，并且要使用黏弹剂，以减少破裂口的扩大。在悬韧带轻中度损伤时，可以考虑使用囊袋张力环来保护后囊膜的完整性。当悬韧带的损伤范围进一步扩大到4个钟点以上，就需要使用巩膜固定式的囊袋张力环，或改良的囊袋张力环[33]。这种情况下就不要尝试将核拨出囊袋，以免整个晶状体向后脱位。发生严重悬韧带离断的情况下，最安全的方法就是进行经平坦部的晶状体切除。在支撑范围不足的情况下，可以选择囊内摘除联合前房型IOL植入，或二期植入虹膜或巩膜缝合固定的IOL。

为减少对脆弱悬韧带或不完整后囊膜的进一步压力损伤，可以选择使用其他的出核方法。Venkatesh介绍了一种使用Sinskey钩和睫状体剥离器的双手操作脱核的方法。将Sinskey钩从巩膜隧道伸入，轻轻向6点钟将核脱出囊袋。一旦核的下端出现，就将睫状体剥离器从侧切口伸入到核的下方，将其作为支点，用Sinskey钩将核拨动转出囊袋。使用这个方法可以使旋转的力量作用在睫状体剥离器上，从而最大程度降低了对囊袋和悬韧带的作用力[29]。这种方法因为使用不同器械而有不同的描述。Fry介绍了一种相似的方法，用带灌注的圈套器来替代睫状体剥离器[34]，通过三明治的方法出核。

1. 前部玻璃体切除　为预防潜在的严重并发症的发生，脱入前房的玻璃体要谨慎处理。脱入并嵌顿在前房的玻璃体会引起玻璃样视网膜牵拉，并进而引起黄斑囊样水肿或视网膜脱离。嵌顿在切口的玻璃体会造成切口渗漏和眼内炎。这种情况下使用高速玻切机进行玻璃体切除是首选。在既往没有玻切机的情况下，会使用多孔海绵进行手动玻璃体切除，但现在已基本不用。因为切除过程中每次海绵的上抬都会造成玻璃体视网膜的牵拉[35]。准备将手术方式从超声乳化向MSICS转换的情况下，需要准备玻切机以备使用。将10∶1稀释的曲安奈德注入前房可以增加玻璃体的可视性，有利于清除。使用曲安奈德的另一个目的是其抗炎作用，可以降低术后黄斑囊样水肿的发生[36]。在曲安奈德染色的帮助下，可以用玻切机彻底切除玻璃体。由于和视网膜牵拉的玻璃体已经被切断，这时可以用多孔海绵将外侧伤口黏附的玻璃体牵拉切断[37]。这样可以降低术后伤口渗漏和眼内炎发生的风险。

2. IOL选择　进行MSICS时，使用3片式的PMMA硬性IOL是最常见的选择。PMMA材料的IOL的优点是价格低、生物相容性好，并且眩光发生率低。3片式IOL的另一个优点是安全，无论是囊袋内植入还是睫状沟植入，都比较稳定。这类IOL的直径在5.00～6.5mm，常用的是6.0mm。这种IOL适合于外口径在6.5～7.0mm的巩膜隧道切口。5.0 ~ 5.5mm 直径的 IOL 在暗环境下由于瞳孔散大后暴露的光学部边缘，会引起明显的眩光现象[38]。

进行超声乳化手术时，医生会选择适合小切口植入的可折叠单片式丙烯酸酯或硅胶材料的 IOL。这类 IOL 在后囊完整、悬韧带稳定的情况下，在改为 MSICS 术式后仍然可以使用。但在后囊膜破裂时，一般还是选择在睫状沟植入的 3 片式 IOL。如果后囊的破孔是稳定的圆形，并且没有玻璃体脱出，则仍然可以选择使用 1 片式折叠 IOL，并将其植入囊袋内。不要将单片式 IOL 植入睫状沟，会由于摩擦虹膜造成葡萄膜炎 – 青光眼 – 前房积血综合征[39]。发现有悬韧带不稳定的情况下，可以先植入囊袋张力环，再将 IOL 植入囊袋或睫状沟[33]。

在决定将 IOL 植入睫状沟的时候，考虑到所植入的睫状沟的位置较囊袋的位置要靠前，所植入的 IOL 度数需要进行调整。如果不考虑这种有效晶状体位置的改变，术后会出现近视性改变。一些研究表明，睫状沟植入所需要的 IOL 度数较囊袋内植入要低 0.5 ~ 1.0D[40，41]。

☞ 参考文献

[1] Mercieca K, Brahma AK, Patton N, McKee HD. Intraoperative conversion from phacoemulsification to manual extracapsular cataract extraction. J Cataract Refract Surg. 2011;37(4): 787–8.

[2] Apple DJ, Solomon KD, Tetz MR, Assia EI, Holland EY, Legler UF, et al. Posterior capsule opacification. Surv Ophthalmol. 1992;37(2):73–116.

[3] Duane T. Textbook of ophthalmology. Philadelphia: Lippincott-Raven; 1986. p. 25.

[4] Norregaard JC, Bernth-Petersen P, Bellan L, Alonso J, Black C, Dunn E, et al. Intraoperative clinical practice and risk of early complications after cataract extraction in the United States, Canada, Denmark, and Spain. Ophthalmology. 1999;106(1): 42–8.

[5] Mehta KR, Mehta C. Teaching standards in phacoemulsification. How realistic are they?. Symposium on phacoemulsification VI ophthalmological congress of SAARC countries; 20 Nov 1999; Kathmandu; 1999.

[6] Blumenthal M, Ashkenazi I, Assia E, Cahane M. Small-incision manual extracapsular cataract extraction using selective hydrodissection. Ophthalmic Surg. 1992;23(10):699–701.

[7] Ruit S, Paudyal G, Gurung R, Tabin G, Moran D, Brian G. An innovation in developing world cataract surgery: sutureless extracapsular cataract extraction with intraocular lens implantation. Clin Experiment Ophthalmol. 2000;28(4):274–9.

[8] Gogate PM, Deshpande M, Wormald RP, Deshpande R, Kulkarni SR. Extracapsular cataract surgery compared with manual small incision cataract surgery in community eye care setting in western India: a randomised controlled trial. Br J Ophthalmol. 2003;87(6):667–72.

[9] George R, Rupauliha P, Sripriya AV, Rajesh PS, Vahan PV, Praveen S. Comparison of endothelial cell loss and surgically induced astigmatism following conventional extracapsular cataract surgery, manual small-incision surgery and phacoemulsification. Ophthalmic Epidemiol. 2005;12(5):293–7.

[10] Gurung A, Karki DB, Shrestha S, Rijal AP. Visual outcome of conventional extracapsular cataract extraction with posterior chamber intraocular lens implantation versus manual smallincision cataract surgery. Nepal J Ophthalmol. 2009;1(1):13–9.

[11] Haripriya A, Chang DF, Reena M, Shekhar M. Complication rates of phacoemulsification and manual small-incision cataract surgery at Aravind Eye Hospital. J Cataract Refract Surg. 2012;38(8):1360–9.

[12] Venkatesh R, Tan CS, Sengupta S, Ravindran RD, Krishnan KT, Chang DF. Phacoemulsification versus manual small-incision cataract surgery for white cataract. J Cataract Refract Surg. 2010;36(11): 1849–54.

[13] Ruit S, Tabin G, Chang D, Bajracharya L, Kline DC, Richheimer W, et al. A prospective randomized clinical trial of phacoemulsification vs manual sutureless small-incision extracapsular cataract surgery in Nepal. Am J Ophthalmol. 2007;143(1):32–8.

[14] Tabin G, Chen M, Espandar L. Cataract surgery for the developing world. Curr Opin Ophthalmol. 2008;19(1):55–9.

[15] Gogate PM, Kulkarni SR, Krishnaiah S, Deshpande RD, Joshi SA, Palimkar A, et al. Safety and efficacy of phacoemulsification compared with manual small-incision cataract surgery by a randomized controlled clinical trial: six-week results. Ophthalmology. 2005;112(5): 869–74.

[16] Garg A. Anesthesia in cataract surgery. In: Garg A, Fry L, Tabin G, Pandey S, Gutierrez- Carmona F, editor. Clinical practice in small incision cataract surgery. New Delhi: Jaypee Brothers Medical Publishers Ltd; 2004.

[17] Davis 2nd DB. Retrobulbar and facial nerve block? No; peribulbar? Yes. Ophthalmic Surg. 1985;16(9):604.

[18] Davis 2nd DB, Mandel MR. Posterior peribulbar anesthesia: an alternative to retrobulbar anesthesia. J Cataract Refract Surg. 1986;12(2):182–4.

[19] Briggs MC, Beck SA, Esakowitz L. Subtenons versus peribulbar anesthesia for cataract. Eye. 1997;11:611–43.

[20] Davis DB, Mandel MR, Nileson PJ, Alerod CW. Evaluation of local anesthesia technique for small incision cataract surgery. J Cataract Refract Surg. 1998;24:1136–44.

[21] Parkar T, Gogate P, Deshpande M, Adenwala A, Maske A, Verappa K. Comparison of subtenon anaesthesia with peribulbar anaesthesia for manual small incision cataract surgery. Indian J Ophthalmol. 2005;53(4):255–9.

[22] Nielse PJ. A prospective evaluation of anxiety and pain with topical anesthesia or retrobulbar anesthesia for small incision cataract surgery. Eur J Implant Ref Surg. 1995;7:6–10.

[23] Maclean H, Burton T, Murray A. Patient comfort during cataract surgery with modified topical and peribulbar anesthesia. J Cataract Refract Surg. 1997;23(2):277–83.

[24] Zehetmayer M, Radax U, Skorpik C, Menapace R, Schemper M, Weghaupt H, et al. Topical versus peribulbar anesthesia in clear corneal cataract surgery. J Cataract Refract Surg. 1996;22(4):480–4.

[25] Johnston RL, Whitefield LA, Giralt J, Harrun S, Akerele T, Bryan SJ, et al. Topical versus peribulbar

anesthesia, without sedation, for clear corneal phacoemulsification. J Cataract Refract Surg. 1998;24(3):407–10.

[26] Gupta SK, Kumar A, Kumar D, Agarwal S. Manual small incision cataract surgery under topical anesthesia with intracameral lignocaine: study on pain evaluation and surgical outcome. Indian J Ophthalmol. 2009;57(1):3–7.

[27] Mithal C, Agarwal P, Mithal N. Outcomes of manual small incision cataract surgery under topical anesthesia with lignocaine 2% jelly. Nepal J Ophthalmol. 2012;4(1):114–8.

[28] Stevens JD. A new local anesthesia technique for cataract extraction by one quadrant sub-Tenon's infiltration. Br J Ophthalmol. 1992;76(11):670–4.

[29] Venkatesh R, Veena K, Ravindran RD. Capsulotomy and hydroprocedures for nucleus prolapse in manual small incision cataract surgery. Indian J Ophthalmol. 2009;57(1):15–8.

[30] Gimbel HV, Neuhann T. Development, advantages, and methods of the continuous circular capsulorhexis technique. J Cataract Refract Surg. 1990;16(1):31–7.

[31] Gimbel H. Capsulorhexis. In: Colvard M, editor. Achieving excellence in cataract surgery. Self-published in Encino, California; 2009. p. 19–25.

[32] Gutierrez-Carmona FJ. Complications and their avoidance in manual small incision cataract surgery. In: Garg A, Fry L, Tabin G, Pandey S, Gutierrez-Carmona F, editors. Clinical practice in small incision cataract surgery. New Delhi: Jaypee Bothers Medical Publishers; 2004. p. 499–502.

[33] Weber CH, Cionni RJ. All about capsular tension rings. Curr Opin Ophthalmol. 2015;26(1):10–5.

[34] Fry L. The phacosandwich technique. In: Rozakis GW, Anis AY, editors. Cataract surgery: alternative small incision techniques. Indian Edition ed. Thorofare, NJ: SLACK Publishers; 1995. p. 71–110.

[35] Charles S. Posterior dislocation of lens material during cataract surgery. In: Garg A, Fry L, Tabin G, Pandey S, Gutierrez-Carmona F, editors. Clinical practice in small incision cataract surgery. New Delhi: Jaypee Brothers Medical Publishers; 2004. p. 542–6.

[36] Kasbekar S, Prasad S, Kumar BV. Clinical outcomes of triamcinolone-assisted anterior vitrectomy after phacoemulsification complicated by posterior capsule rupture. J Cataract Refract Surg. 2013;39(3):414–8.

[37] Chiu CS. 2013 update on the management of posterior capsular rupture during cataract surgery. Curr Opin Ophthalmol. 2014;25(1):26–34.

[38] Ellis MF. Sharp-edged intraocular lens design as a cause of permanent glare. J Cataract Refract Surg. 2001;27(7):1061–4.

[39] Kirk KR, Werner L, Jaber R, Strenk S, Strenk L, Mamalis N. Pathologic assessment of complications with asymmetric or sulcus fixation of square-edged hydrophobic acrylic intraocular lenses. Ophthalmology. 2012;119(5):907–13.

[40] Suto C, Hori S, Fukuyama E, Akura J. Adjusting intraocular lens power for sulcus fixation. J Cataract Refract Surg. 2003;29(10):1913–7.

[41] Osher RH. Adjusting intraocular lens power for sulcus fixation. J Cataract Refract Surg. 2004;30(10):2031.

中国科学技术出版社

眼 科 学 译 著 推 荐

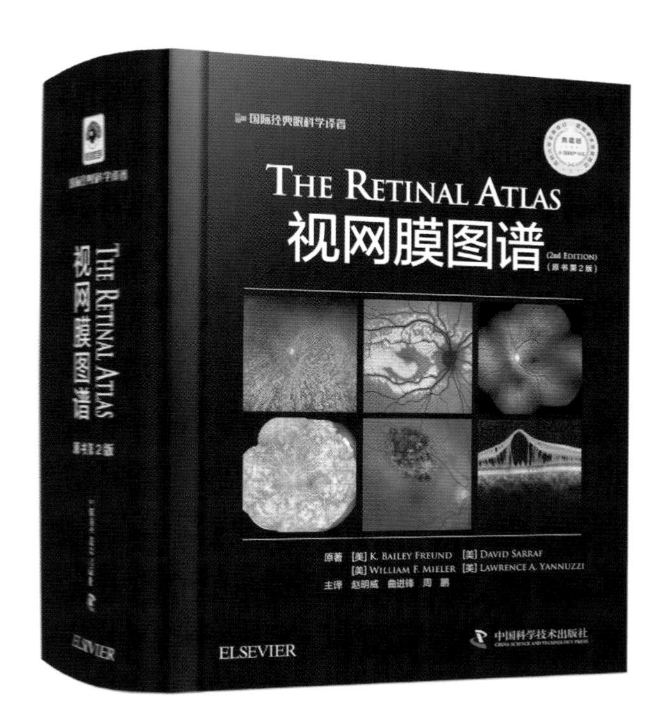

ISBN 978-7-5046-8186-7

原著 [美] K. Bailey Freund
[美] David Sarraf
[美] William F. Mieler
[美] Lawrence A. Yannuzzi

主译 赵明威 曲进锋 周 鹏

定价 598.00元（大16开，全彩精装）

视网膜图谱（原书第 2 版）

THE RETINAL ATLAS（2nd Edition）

内容提要

本书是一部引进自 ELSEVIER 出版社的国际经典眼科著作，由眼底内科学术大师 Lawrence A. Yannuzzi 联合眼科学各领域权威专家倾力打造，是一部新颖、独特、全面的眼科学参考书。本书精选了 5000 余幅极富临床指导意义的眼底图片，完美呈现了眼科学中常见与罕见的各类眼底疾病，涵盖当前所有的视网膜成像方法，包括光学相干断层扫描（OCT）、吲哚菁绿血管造影、荧光素血管造影和眼底自体荧光，还介绍了 OCT 的拓展应用，包括光谱域和面 OCT，以及演进的视网膜成像模式，如超广域眼底摄影、血管造影和自身荧光。本书适合各年资的眼科医师，特别是眼底疾病科的医师、住院医师，以及相关辅助技术人员在临床工作中参考阅读。